J. GABKA, DIE INJEKTION

Joachim Gabka

DIE INJEKTION

Technik - Praxis - Komplikationen

Mit 73 z. T. mehrfarbigen Abbildungen

Walter de Gruyter & Co.

vormals G. J. Göschen'sche Verlagshandlung · J. Guttentag, Verlagsbuchhandlung
Georg Reimer · Karl J. Trübner · Veit & Comp.

Berlin 1968

Vorbemerkung

Neben der oralen und rektalen Applikation von Medikamenten ist die parenterale Verabreichung von Pharmaka eine der Grundlagen unserer heutigen Therapie. Während sich bis vor kurzer Zeit die Injektionstherapie auf die drei klassischen Injektionsformen, also auf die subkutane, die intramuskuläre und die intravenöse Applikation von Medikamenten stützte, ist in der modernen Medizin sowohl die intravenöse Infusionstherapie als auch die arterielle Injektionstechnik zu einem Grundpfeiler unserer Diagnostik und Therapie geworden. Dabei darf jedoch nicht übersehen werden, daß die neueren Erkenntnisse über die Infusionstherapie und die arterielle Punktionstechnik erst teilweise Allgemeingut der Ärzte sind.

Es ist unser Anliegen, mit Hilfe dieses Buches die Injektionstechnik darzustellen. Eine Ausnahme bilden die vielfältigen perkutanen Einspritzungen zur Erzielung der Lokalanästhesie ebenso wie die lumbalen, spinalen sowie subokzipitalen und ähnlichen Punktionen (siehe spezielle Monographien). Anhand dieses Textes, der durch Literaturangaben und -zitate ergänzt wird, und der Abbildungen soll der Student bzw. der Medizinalpraktikant sich über den heutigen Stand der Injektionstechnik orientieren. Es werden die möglicherweise entstehenden Gefahren aufgezeigt, und außerdem wird der Leser auf Komplikationsmöglichkeiten hingewiesen, die gegebenenfalls juristisch von Bedeutung sein können.

Wurden früher bestimmte Komplikationen, also auch iatrogene Schäden juristisch als unabwendbare Folgen angesehen, so ist durch die noch näher im einzelnen zu zitierenden Prozesse über die Injektionstechnik und ihre Folgen der Begriff des Kunstfehlers auch in der Injektionstherapie von den Juristen definiert und teilweise verschiedenartig interpretiert worden. Es ist daher von entscheidender Bedeutung, daß sachverständig zu diesen Fragen Stellung genommen wird.

Aus diesem Grunde wird bei den einzelnen Injektionstechniken die topographisch-anatomische Situation dargestellt, die die Voraussetzung für die sachgemäße Anwendung der Injektionstherapie ist. Gleichzeitig muß der angehende Arzt oder auch jeder Facharzt über die pharmako-dynamischen Wirkungen der verschiedenen Therapeutika orientiert sein, so daß eine falsche Applikation unmöglich wird. Gerade in der heutigen Zeit, in der die moderne pharmazeutische Industrie Tag für Tag neue und verschieden zu injizierende Arzneimittel in den Handel bringt, muß von einem Arzt verlangt werden, daß er sich fortbildet und sich über neuere Präparate beliest. Der sogenannte Beipackprospekt ist ihm hierbei Gedächtnisstütze und macht ihn auf die von den Arzneimittelfirmen angegebenen Applikationsorte aufmerksam. Diese von den pharmazeutischen Firmen herausgegebenen Empfehlungen sind jedoch keineswegs für den Arzt bindend, so daß er bei Kenntnis des Präparates, der Nebenwirkungen und evtl. Folgezustände auch andere Applikationsorte wählen kann.

Dieses Buch soll aber insbesondere dazu dienen, den Famuli und den Medizinalpraktikanten, die Scheu vor der ersten Injektion und einem eventuellen Risiko zu nehmen. Wir wissen, daß täglich Tausende und aber Tausende von Injektionen ohne Zwischenfälle durchgeführt werden. Durch das Schrifttum der letzten zehn Jahre über Komplikationen infolge der Injektionstechnik erscheint jedoch jede Injektion mit einem gewissen Wagnis verbunden. Der Autor hat es mehrfach beobachtet, daß sich junge Kollegen noch nach Einführung in die Injektionstechnik weigerten, ohne Aufsicht intravenöse Injektionen durchzuführen, da sie auf Grund der schon erwähnten Prozesse das Risiko fürchteten.

Durch die Einführung der neuen ultrakurz-wirkenden, intravenös anzuwendenden Narkotika ist es unser besonderes Anliegen, über mögliche Schäden infolge fehlerhafter Injektionstechnik zu orientieren, zumal die industrielle Entwicklung noch weitere speziell anwendbare intravenöse bzw. intraarterielle Pharmaka erarbeiten wird. In diesem Zusammenhang sei kurz auf die Bedeutung der intravenös und intraarteriell zu applizierenden Zytostatika hingewiesen.

Es ist mir ein besonderes Bedürfnis, der Leiterin unserer Anästhesieabteilung, Frau Dr. I. Eckart, Dank zu sagen für viele wertvolle Ratschläge, für die Durchsicht des Manuskripts und für die angenehme Zusammenarbeit. Gerade die Anästhesiologie hat für die moderne Injektions- und Infusionstherapie sehr viele wertvolle Impulse gegeben, so daß wir uns mit Recht der Forderung Pellnitz' u. a. anschließen, Medizinalpraktikanten wenigstens ein viertel bis ein halbes Jahr auf einer Abteilung für Anästhesiologie arbeiten zu lassen, um das therapeutische Rüstzeug zu erwerben, das uns Älteren unsere Lehrer, deren wir hiermit gedenken, mit auf den Weg gaben.

Gleichzeitig möchte ich mich bei Herrn Professor G. A. NEUHAUS, 1. Medizinische Universitäts-Klinik der Freien Universität (FU) Berlin, für die wertvollen Ratschläge hinsichtlich der intraarteriellen Infusionstechnik bedanken.

Herrn Rechtsanwalt E. DEUS und Herrn Dr. H. GOTTSCHLICH danke ich für die Beratung und Unterstützung bei der Abfassung des Kapitels *Die heutige Rechtsprechung bei Fehlinjektionen.*

Unserem Zeichner, Herrn H. WELZ, Berlin, gebührt Dank für die Illustrationen, und nicht zuletzt danke ich dem Verlag für die Herausgabe der Publikation und für die wertvollen Ratschläge, die mir während der Arbeit gegeben wurden.

Berlin-Charlottenburg, Frühjahr 1968 JOACHIM GABKA

Anschrift des Verfassers
Priv.-Doz. Dr. med. Dr. med. dent. Joachim Gabka
Rudolf-Virchow-Krankenhaus, 1 Berlin 65, Augustenburger Platz 1

Inhaltsübersicht

I. GESCHICHTE DER INJEKTIONSTECHNIK

Den Gedanken, die Alterung des Menschen aufzuheben, sie zumindest aufzuhalten und den Körper mit neuem Leben zu erfüllen, indem man nach Eröffnung der Blutgefäße und Entleerung ihres bisherigen Inhalts jugendliches Blut in dieselben überführte, begegnen wir bereits im lateinischen Schrifttum. In OVID's *„Metamorphosen"* wird berichtet, daß Medea dem Vater Jasons die Adern öffnete, um sein Blut durch Einführung eines belebenden Zaubersaftes zu verjüngen. Sicher handelt es sich aber hier nur um die Zubereitung von Tränken aus dem Blute jugendlicher Personen, so daß von einer eigentlichen Infusion oder Transfusion keine Rede sein kann.

Auch bei der Kur des Papstes Innocenz XIII. im Jahre 1482 durch einen jüdischen Arzt handelt es sich nicht um die Transfusion des Blutes von Knaben, sondern um einen aus deren Blut bereiteten Trank.

> Mit der Vorstellung, daß das Blut Sitz des Lebens und der Seele wäre, hing im Altertum — bei primitiven Völkern ebenfalls zu beobachten — die frühgeübte und häufig angewendete Blutentziehung sowie das Trinken des Blutes gegen gewisse Krankheiten (Epilepsie und greisenhafte Hinfälligkeit) zusammen. So gilt der **Aderlaß** als eine der hauptsächlichsten Methoden der medizinischen Behandlung bei den Naturvölkern.

Die Methoden der Blutentziehung sind sehr verschiedenartig. Sie lassen sich aber im wesentlichen auf Skarifikationen, Schröpfungen und Aderlässe zurückführen. Die Skarifikationen wurden je nach dem Bildungsgrad des Volksstammes mit Dornen, Fischzähnen, Steinsplittern, Knochenstückchen oder Messern vorgenommen. Auch Tätowierungen wurden bisweilen aus medizinischen Gründen hinzugefügt. Wie für die Skarifikation, so haben die Naturvölker auch für das Schröpfen sehr verschiedene Methoden, die oft noch mit den ersteren verbunden sind.

Der Aderlaß wird von den Medizinmännern der primitiven Australneger in erster Linie zu dem Zweck vorgenommen, den Geistern Menschenblut zur Nahrung darzubieten. Bei den großen rituellen Festen dieser Völker geschieht es oft, daß sich einige Männer an der Brust, am Unterarm oder am Handgelenk ein Blutgefäß eröffnen und das Blut teils in der Luft versprengen, teils auf die Erde rinnen lassen. Die Umstehenden rufen indessen die Geister an und fordern sie auf, sich an dem Lebenssaft zu erlaben und sich den Kranken gnädig zu erweisen (FÜLÖP-MILLER). Venaesektionen werden von verschiedenen Naturvölkern an verschiedenen Körperstellen lege artis mit Steinsplittern, Dornen oder Messern ausgeführt. (Abb. 1) Oft werden diese umhüllt oder in einem Handgriff verborgen, so daß nur die Spitze hervorragt, die in die Vene eindringen soll (MEYER-STEINEGG und SUDHOFF).

Sehr merkwürdig sind die Formen des Aderlasses, wie sie sich bei zwei sehr weit voneinander entfernt wohnenden Volksstämmen finden, nämlich bei den Isthmus-Indianern und den Papuas in Neu-Guinea. Die Medizinmänner beider Völker bedienen sich kleiner zierlicher Bogen, deren Pfeile mit ganz kurzen Steinspitzen armiert sind. Diese schießen sie aus geringer Entfernung in die Vene, die sie eröffnen wollen (Fuchs).

Aus der Geschichte der Medizin wissen wir, daß der Aderlaß sowohl von den zivilisierten Kulturgruppen, wie auch von den Naturvölkern (s. o.) durchgeführt wurde. Bei den Griechen wurde der Aderlaß weniger häufig vorgenommen. Das hinderte sie jedoch nicht daran, in einzelnen Fällen, insbesondere bei Pneumonien, die Blutentnahme ausgiebig durchzuführen. Falls der Patient Widerstand leistete, wurde der Aderlaß bis zum Eintritt der Ohnmacht durchgeführt. Vor der Aderöffnung bei Schwangeren wurde wegen des drohenden Abortes gewarnt.

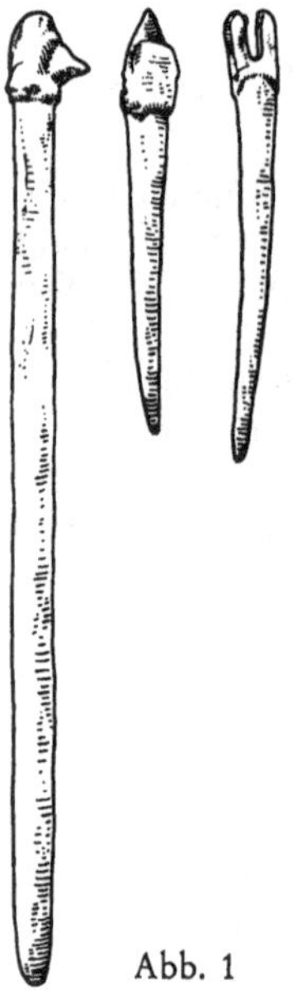

Abb. 1

Abb. 1. Aderlaßinstrumente der Mapuche und Changos (Umzeichnung nach Meyer-Steinegg-Sudhoff).

Sehr beliebt ist das Aderlassen unter der Schwangerschaft bei den Dalmatinern. Dort müssen, wie Derblich berichtet, die schwangeren Frauen — wenn die Entbindung ohne Vorfälle vor sich gehen soll — sich zweimal die Ader öffnen und wenigstens „einige Pfunde" Blut entziehen lassen (!!).

Schon früh begann der Kampf der Ärzte gegen die Unsitte dieses Volksbrauchs und — wie die Griechen — erklärt schon Susruta (um 300 v. Chr.) den Aderlaß in der Schwangerschaft für schädlich. Ob die nach ihm kommenden Brahmanenärzte diesem Verbote Folge geleistet haben, wissen wir nicht. Wohl aber muß bis zu den Zeiten des Arabers Rhazes (850—950 n. Chr.) diese Unsitte wieder einen großen Umfang erreicht haben, denn er muß von neuem dagegen seine warnende Stimme erheben.

Der Aderlaß ist auch heute noch bei manchen Völkern des Orients sehr beliebt, und namentlich bei den Persern wird er vom weiblichen Geschlecht oft angewandt. Während der Schwangerschaft wird besonders im 6. und 7. Monat zur Ader gelassen, jedoch wird eine Blutentnahme in den ersten Schwangerschaftsmonaten, besonders gegen Ende des dritten Monats für schadenbringend angesehen (Ploss-Bartels).

Nach der Hebammenordnung des Lonicerus zu Frankfurt am Main (1573) „soll die Schwangere in den ersten vier Monaten nicht Blut lassen, auch nicht purgieren, denn es sind in diesen Monaten die Bande der Frucht gar weich, zart und schwach". Im Anfang des 17. Jahrhunderts hat ebenfalls Hippolytos Guarinnius in seinem großen Werk vor dem Schaden gewarnt, der für Mutter und Kind aus dem Aderlaß entsteht. Er betitelt das entsprechende Kapitel *„Von dopelt tyrannischen, dopelt verwegenen aller gebür straffwürdigen Aderlaß Greweln, der schwangeren Weibern"*.

Celsus unterscheidet allgemeine und besondere Heilmethoden der Krankheiten. Unter die allgemeinen zählt er neben Abführ- und Brechmittel, Fasten und Schwitzen, die Blutentziehung. Der Aderlaß spielt zu Celsus' Zeiten eine große Rolle in der Therapie.

Bei allgemeinen Krankheiten läßt man am Arm zur Ader, bei Lokalleiden am leidenden Teile. Celsus warnt bei der Venaesectio vor Verletzung der Arterien und Nerven. Man muß genau die Beschaffenheit des Blutes beachten. Dickes und schwarzes Blut ist fehlerhaft, rotes und durchscheinendes gilt als Zeichen der Gesundheit. Man verbindet nach der Venaesectio mit einem in kaltes Wasser getauchten Bäuschchen. Öfter wiederholt man am folgenden Tage den Aderlaß, bis das Blut eine normale Beschaffenheit erreicht hat.

Auch die Germanen übten eine Art von Aderlaß durch Ritzung einer Haut- oder Schleimhautvene mittels eines Dornes, der früher das feinere Messerchen — genannt adersax — ersetzte. Vermutlich kannten sie auch das Ausziehen des Blutes aus der geritzten Schröpfwunde mittels einer Bockhornspitze (Höfler).

Der erste unzweifelhafte Hinweis auf einen direkten Blutaustausch von der Ader eines Menschen zu der eines anderen findet sich im 16. Jahrhundert bei dem Italiener Cardanus und bei Magnus Pegelius, Professor in Rostock.

Die offenbar auf gewinnsüchtige Reklame ausgerichtete Schrift des Pegelius: *„Thesaurus rerum selectarum, magnarum, dignarum, utilium pro generis humani salute oblatus“* hat vor allem infolge der kritisch-satirischen Betrachtung, die ihr Andreas Libavius aus Halle zuteil werden ließ, Beachtung gefunden. Cardanus und Pegelius besprachen die Sache als ein zu damaliger Zeit von verschiedenen Seiten bereits erörtertes Problem, dessen Lösung nach der Anschauung von Cardanus wohl ermöglichen würde, mit dem Blutaustausch auch eine „Mutatio morum“ bei sittlich verkommenen jungen Leuten herbeizuführen; Pegelius dagegen zog das Verfahren auch als Verjüngungs- und Heilmittel in Betracht. Wie weit entfernt man damals von einer wirklichen Ausführung dieses Gedankens war, ergibt sich schon daraus, daß beide Autoren von einer durch Kanülen vermittelten Überleitung des Blutes von Arterie zu Arterie, also von einem an sich erheblich komplizierten Modus der Transfusion sprachen (Helfreich).

Im Jahre 1628 war es der Paduaner Professor Colle, der den von anderer Seite gemachten Vorschlag der Transfusion, allerdings mißbilligend erwähnte.

Mit der Entdeckung des Blutkreislaufes durch Harvey *zu Anfang des 17. Jahrhunderts war auch die unerläßlich anatomisch-physiologische Basis für die Frage der Infusion und Transfusion gewonnen. Fast allenthalben gingen die Versuche der Infusion denen der Transfusion voraus.*

Die allerersten Infusionsversuche scheint ein Rittmeister von Wahrendorff zu Luga (Luhe) in der Ober-Lausitz angestellt zu haben, der seinen Hunden, wenn sie erkrankten, Arzneien, oder um sie betrunken zu machen, Weingeist in die Adern spritzte (Scheel).

England, dem Vaterlande Harveys, gebührt der Ruhm der frühesten planmäßigen Ausübung der In- und Transfusion. Bereits 1638 hatte während einer in dem „Philosophischen Collegium“ in Oxford durch Harvey vorgetragenen Demonstration

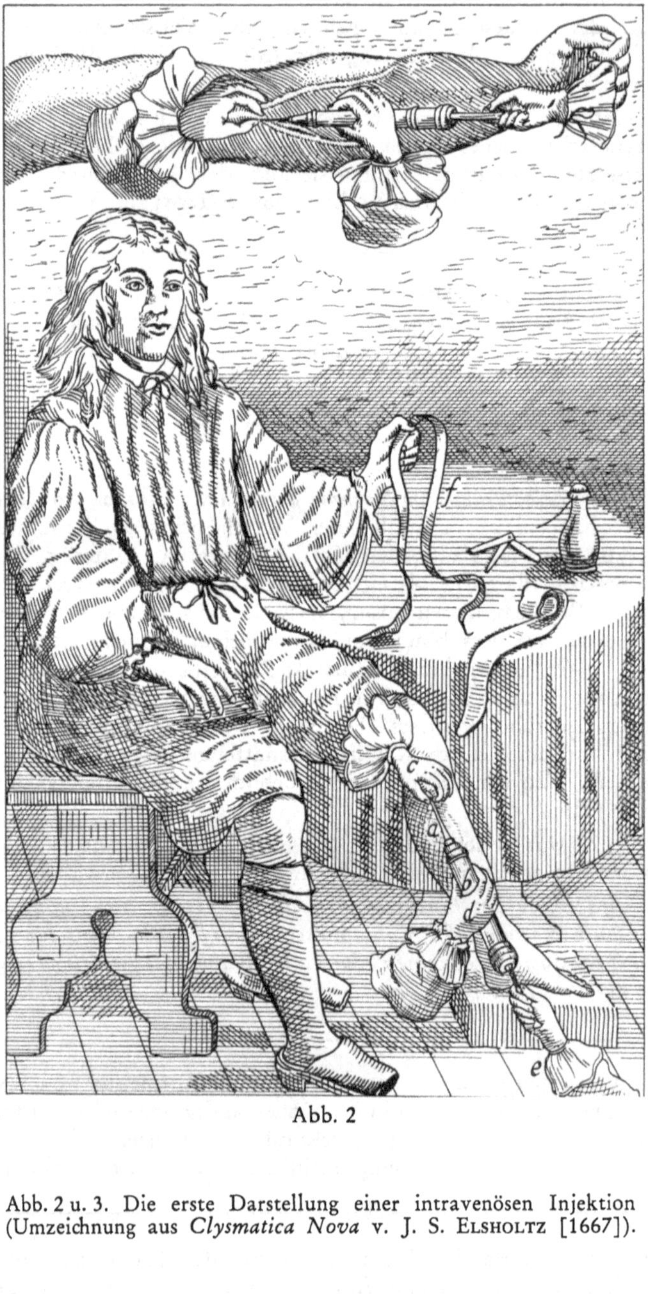

Abb. 2

Abb. 2 u. 3. Die erste Darstellung einer intravenösen Injektion (Umzeichnung aus *Clysmatica Nova* v. J. S. ELSHOLTZ [1667]).

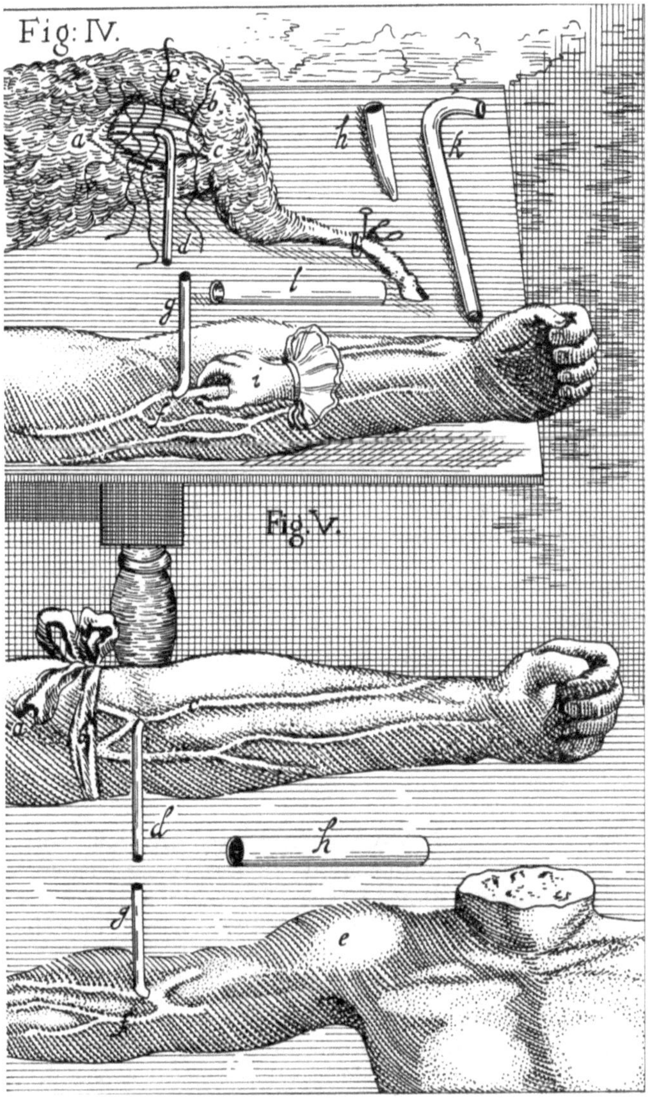

Abb. 3

des Kreislaufes der Theologe POTTER den Gedanken angeregt, ob es nicht möglich sei, das Blut eines Tieres durch das von einem anderen zu ersetzen. Tatsächliche Versuche mit der Infusion unternahmen zuerst WREN (1656), BOYLE und CLARK, wobei speziell letzterer die verschiedenartigsten Medikamente und Flüssigkeiten in die Adern von Tieren spritzte (HELFREICH).

> Der Erste, dem die Transfusion am Tier gelang, war Richard LOWER (1666);

er benutzte mittels eines von ihm konstruierten Apparates die direkte Überleitung des Blutes aus der A. carotis in die V. jugularis und hielt das Verfahren speziell indiziert bei Anämie nach Blutverlusten, bei Wahnsinn und bei Arthritis. Bei Verderbnis des Blutes erachtete er diese Methode wegen der alsbald wieder eintretenden Zersetzung als zwecklos. Edmund KING und Thomas COXE gelang es einige Zeit später, das Tierblut von Vene zu Vene überzuleiten. Im Auftrage der „Philosophischen Societät" (der jetzigen Royal Society) formulierte Robert BOYLE betreffs der Transfusion eine Reihe von Fragen, z. B.: ob man auf diesem Wege alte Tiere verjüngen, junge alt machen, ob man durch öftere Transfusion zwischen verschiedenartigen Tieren ein Tier in das andere umwandeln könnte u. a.

In Frankreich scheint der Benediktiner GABETS (1658) den Gedanken der Transfusion zuerst selbständig erfaßt zu haben; zur Ausführung ist es indessen nicht gekommen.

> Der erste Infusionsversuch am Menschen wurde im Jahre 1657 auf Anregung des französischen Gesandten in London, DE BOUDEAUX, unter dem Beistande von COLLADON, Leibarzt der Königin, unternommen.

Man injizierte einem zum Tode Verurteilten einen „Aufguß" von Crocus metallorum (Schwefel-Antimon mit Antimon-Oxyd). Der Erfolg war von der Art, daß man von weiteren Versuchen Abstand nahm. Die ersten im Jahre 1664 von CLARK und HENSHAW unternommenen Transfusionen hatten keinen Erfolg (HAESER).

> Der Ruhm, zum ersten Male die Transfusion an einem Menschen ausgeführt zu haben, gebührt einem französischen Arzt, dem Professor der Philosophie und Mathematik an der Universität Paris, dem späteren königlichen Leibarzt Jean DENIS.

Nach vielfachen vorausgegangenen Versuchen an Tieren führte DENIS die Operation unter Hilfe des Wundarztes EMMEREZ und mit vollständigem Erfolg am 15. Juni 1667 durch Überführung von arteriellem Tierblut in die Vene des zu Operierenden, einem 16jährigen, durch 20 Aderlässe äußerst anämisch gewordenen Fieberkranken aus. — DENIS' zweite und dritte Operation betrafen einen gesunden Arbeiter, dem unmittelbar vor der Transfusion von 20 Unzen arteriellen Lammblutes 10 Unzen Venenblut entzogen worden waren. — DENIS' vierte und fünfte Transfusion am 24. und 25. Juli 1667 betrafen den Sohn des schwedischen Ministers BOND, der aber noch am letztgenannten Tage starb. Die Sektion zeigte eine durch Intussuszeption bedingte brandige Zerstörung des Darmes. Zum sechsten und siebenten Male verrichtete DENIS die Transfusion an einem Geisteskranken, dem Kammerdiener MAUROY (im Dezember 1667); zum achten Male im Februar 1668 an einer halbseitig Gelähmten. Der letztere Fall nahm einen günstigen Ausgang (HAESER).

Das Verfahren fand indessen bald, hauptsächlich in den von der Pariser Fakultät vorgeschobenen LAMY und MARTIN DE LA MARTINIÈRE, eine heftige Gegnerschaft und erfuhr schließlich infolge von Intrigen eine fast dem Verbote gleichkommende gesetzliche Beschränkung (SCHEEL).

In England wurde die erste Transfusion am Menschen von KING (1667) gemacht, kurze Zeit nach der ersten Operation von DENIS.

In Deutschland beschäftigten sich MAJOR (1664—1669), ELSHOLTZ (1665) und viele andere teils theoretisch, teils experimentell mit der Frage der Infusion, während KAUFMANN und PURMANN (1668) die Transfusion wiederholt, und zwar bei Haut- und Blutkrankheiten, beim Menschen durchführten. Die erste Darstellung einer solchen damals geübten „intravenösen Infusion bzw. Injektion" stammt von ELSHOLTZ (Abb. 2 und 3).

Auch in Italien (MAGNANI, RIVA, MANFREDI, ELSNER) und Holland (REGNIER DE GRAAF VAN HORNE) wurden in der zweiten Hälfte des 17. Jahrhunderts Transfusionsversuche teils an Tieren, teils an Menschen ausgeführt. Diese hatten jedoch weder einen nachweisbaren therapeutischen Effekt, noch einen Fortschritt der Erkenntnis zu erzielen vermocht, so daß die gesamte Infusionstherapie und -technik über 100 Jahre in einen Dornröschenschlaf verfiel.

HELFREICH berichtet in seiner *„Geschichte der Chirurgie"* im von PUSCHMANN-NEUBURGER-PAGEL herausgegebenen *„Handbuch der Geschichte der Medizin"* ausführlich über die weitere Entwicklung der Transfusions- und Infusionstherapie:

„Zu einem eigentlichen Wiederaufleben der Transfusionsfrage kam es erst im 19. Jahrhundert."

> Eine höchst bedeutsame Förderung führte BLUNDELL (1824) durch Begründung der Methode der indirekten, mit Verwendung der Spritze betätigten Überleitung des Blutes herbei, eine Tat, die für die gesamte Injektionstherapie entscheidend war.

Obwohl MÜLLER im Jahre 1953 eine Arbeit unter dem Titel „100 Jahre Injektionsspritze" veröffentlichte, in der er besonders auf die von dem französischen Arzt PRAVAZ entwickelte Injektionsspritze eingeht, möchten wir dieses exakte Datum bezweifeln, da u. E. schon vor 1853 Injektionsspritzen, die sich aus den Klistieren entwickelten, in Gebrauch waren.

PRAVAZ war es jedoch — er gilt als der Erfinder der heutigen Injektionsspritze — der seine Konstruktion trotz der vielen anfänglichen Mißerfolge infolge der septischen Verhältnisse durchsetzte und damit den Weg zur modernen Injektionstherapie ermöglichte.

Durch die Blutgruppenentdeckung im Jahre 1901 durch LANDSTEINER *begann ein neues Kapitel in der Transfusionslehre.* Jetzt erst wurden die entscheidenden Grundlagen und Techniken entwickelt, die bis zum heutigen Tage Gültigkeit haben und die wir teilweise in diesem Buch beschreiben. Mit dieser für die Medizin so entscheidenden Tat wurde aber nicht nur die Therapie, sondern auch die Diagnostik befruchtet, denn durch den Ausbau der verschiedenen Injektionsmethoden rückte in der ersten Hälfte dieses Jahrhunderts die parenterale Zuführung von Medikamenten, aber auch von Diagnostika (Kontrastdarstellungen u. a.) in den Vordergrund.

1905 wurde durch Einführung des ersten verträglichen Lokalanästhestikums *Novocain* ein weiterer Schritt getan, der neue Wege für die perkutane Injektion und damit den Ausbau dieser Technik ermöglichte.

Würden wir nun die Taten der Wissenschaftler und Kliniker einzeln aufzählen, die sich bis zum heutigen Tage um die Injektionstherapie verdient gemacht haben, könnten wir allein damit ein ganzes Buch füllen. Da das nicht Sinn unserer Ausführungen sein soll, wollen wir abschließend zur Geschichte der Injektions- und Infusionstherapie noch über eine Neuerung berichten, die dieser Tage die medizinische Welt erfuhr. TARASSOW berichtete erst kürzlich, daß seit März 1930 im Moskauer Sklifossovskiy-Institut über 36 000 Liter Leichenblut im Rahmen der Ersten Hilfe transfundiert wurden. Das Verfahren sei jetzt klinikreif und wird in Notfällen empfohlen.

Die Leichenblutübertragung bietet im Verhältnis zur Frischbluttransfusion außerdem noch einige andere Vorteile (TARASSOW und PETROW).

Bei dieser Methode träten selten Transfusionszwischenfälle auf und bei der routinemäßigen Entnahme von Leichenblut könne man sicher sterile Bedingungen einhalten, die beim Umgang mit freiwilligen Spendern niemals garantiert sind.

Wenn auch der heutige Stand der Injektionstechnik dem modernen Stand der Medizin entspricht, bahnen sich auf diesem Gebiet weitere Neuerungen an. So soll die von dem amerikanischen Ingenieur LOCKART konstruierte Apparatur erwähnt werden, die es ermöglicht, aus äußerst feinen Düsen Injektionen unter großem Druck mit einer Anfangsgeschwindigkeit von 1000 km/st ohne Einstich in die Haut zu applizieren.

Wenn man sich diese Entwicklung vor Augen hält und nun zusammenfassend die Geschichte der Injektions-, Infusions- und Transfusionstherapie betrachtet, so fällt einem der erhebliche Wandel in den Anschauungen der Menschen von damals bis zum heutigen Tage auf.

Wurde früher mittels Speziallanzetten das Blut gewissermaßen mit der Erde vermischt, um Dämonen zu besänftigen, bzw. diente schon bei kultivierten Völkern der Aderlaß dazu, die Krankheit, das Böse, Unfaßbare aus dem Körper zu entfernen, so ist durch die Entdeckung des Blutkreislaufes und die Möglichkeiten, roborierende Kräfte dem Menschen intravasal zuzuführen, ein entscheidender Weg gefunden worden, der zum Grundpfeiler unserer Behandlung geworden ist, nämlich die Injektionstherapie.

II. DIE INTRAVENÖSE INJEKTION

A. Allgemeines

Die *intravenöse Injektion* und die *intravenöse Dauertropfinfusion* sind für die gesamte medizinische Therapie unerläßlich geworden. Wie aus dem geschichtlichen Überblick über das Gebiet der *Injektion* und *Transfusion* hervorgeht, sind Methoden — insbesondere zum Aderlaß und zum Zweck der Zuführung von Medikamenten — schon lange Zeit bekannt. Jedoch erst in den letzten 50 Jahren, angeregt durch die beiden Weltkriege und die Entwicklung der Anästhesiologie als selbständige Fachdisziplin, hat sich die intravenöse Therapie zur parenteralen Medikation bzw. zum Ersatz von Blut mittels Trans- und Infusion durchgesetzt.

Als Indikation zur intravenösen Injektion gelten alle Krankheitszustände, bei denen das Medikament schnell wirken soll oder das Medikament auf anderem Wege nicht verabreicht werden kann.

> SMITH und QUIMBY und zahlreiche andere Autoren haben sich mit der Zirkulationsgeschwindigkeit des Blutes beschäftigt und errechneten bei intravenösen Injektionen in die Kubitalvene mit Hilfe von $Na^{24}Cl$ eine Zirkulationsgeschwindigkeit von 20 bis 55 Sekunden, bis das zugeführte Präparat am Fuß nachweisbar war.

Diese Messung wurde bei verschiedenen Probanden durchgeführt. So teilt sich das Krankengut auf:

	Fallzahl	Zirkulationsgeschwindigkeit in Sekunden (Kubitalvene — Fuß)
Gesunde	11	20
Arteriosklerose	24	45
Arteriosklerose mit Diabetes	13	42
Arteriosklerose mit Diabetes und Infektion	5	27
Thromboangitis obliterans	12	33
chronischem Ulcus cruris	3	38
Hypertonie	13	41

Diese Untersuchung ergibt insgesamt gesehen einen Mittelwert von 43 Sekunden bei einer Meßdistanz vom Arm zum Fuß. HUBBARD hat ähnliche Untersuchungen durchgeführt.

> Bei einer Meßdistanz von intravenösen Injektionen Kubitalvene zur entgegengesetzten Hand errechnete er mittels $Na^{24}Cl$ in der Ruhe eine Zirkulationsgeschwindigkeit von 17 Sekunden und nach körperlicher Bewegung von 13 Sekunden.

In der Monographie „*Kreislaufdiagnostik mit der Farbstoffverdünnungsmethode*" haben HEGGLIN, RUTISHAUSER und KAUFMANN, LÜTHY und SCHEU sich eingehend mit den Kreislaufzeiten beschäftigt:

„Arm - Ohr - Zeit:
8—14 Sekunden (Erscheinungszeit)
15—24 Sekunden (Rezirkulationszeit)
Lungen - Ohr - Zeit: 3—5 Sekunden
Arm - Finger (Erscheinungszeit): 17,5 ± 4,4 Sekunden
Arm - Zehen (Erscheinungszeit): 24,8 ± 4,3 Sekunden
re. Kammer - li. Vorhof (Erscheinungszeit): 2—4 Sekunden
mittlere Zirkulationszeit: 4—8 Sekunden."

Sie stellen fest: „Die treibende Kraft für die Bewegung des Blutes im Gefäßsystem ist immer ein Druckgefälle. Betrachtet man das Problem ausgehend von den Verhältnissen im Gesamtkreislauf, so besteht im großen Kreislauf das Druckgefälle zwischen dem durch die Herzmuskelkontraktur erzeugten systolischen Druck und dem diastolischen Druck im rechten Ventrikel. Im kleinen Kreislauf liegt das Gefälle zwischen systolischem im rechten und dem diastolischen Druck im linken Ventrikel. Das Zeitvolumen hängt bei gegebener Druckdifferenz vom Gefäßwiderstand ab (Ohmsches Gesetz).

$$\text{Zeitvolumen} = \frac{\text{Druckdifferenz}}{\text{Widerstand}}$$

Eine Abnahme des Zeitvolumens bei unverändertem Querschnitt der Strombahn bedeutet geringere Blutgeschwindigkeit und damit längere mittlere Kreislaufzeit entsprechend der Formel:

$$\text{mittlere Kreislaufzeit} = \frac{\text{Blutvolumen im Abschnitt}}{\text{Zeitvolumen}}$$

Die Verbindung zwischen Druck und Kreislaufzeit ist damit gegeben:

$$\text{mittlere Kreislaufzeit} = \frac{\text{Blutvolumen im Abschnitt}}{\text{Zeitvolumen}} \times \text{Widerstand."}$$

So haben die verschiedensten Faktoren Einfluß auf die Kreislaufzeit, beispielsweise: Herzzeitvolumen, Puls, Temperatur, Emotionen. Körperlage und verschiedene Krankheiten wie: Hyper- und Hypothyreose, Anämie, Herzfehler mit Rechts- und Linksshunt u. a. TÖLLNER hat erst kürzlich den Einfluß des Pulses auf die Arm-Ohr- und Lungen-Ohr-Zeit untersucht. Er stellt fest, daß bei einer Pulserhöhung um 10 eine Verkürzung der Arm-Ohr-Zeit um 0,5 Sekunden und eine Verkürzung der Lungen-Ohr-Zeit um 0,2 Sekunden auftritt.

> Aus diesen Daten ist schon zu erkennen, daß der Wirkungseintritt (Ankunft ist nicht gleichbedeutend mit Wirkung) eines intravenös zugeführten Medikaments außerordentlich schnell ist.

Ein typisches klinisches Beispiel dafür bietet die Injektion von Kalzium- oder Vitamin-B-Präparaten. Noch während der Injektion verspürt der Patient bei der Kalzium-Injektion ein Wärmegefühl unter der Zunge und bei den Vitamin-B-Präparaten einen der Hefe ähnlichen eigenartigen Geschmack.

Eine weite Verbreitung fand die Kreislaufmessung am Krankenbett mit der Einführung der *Decholin*-Methode durch WINTERNITZ, DEUTSCH und BRÜLL und der Ätherinjektion durch HITZIG.

Beim *Decholin* wird der bittere Geschmack auf der Zunge, beim Äther der Geruch in der Ausatmungsluft des Patienten verwertet. Werden die beiden Substanzen in einer Mischspritze injiziert (Bock 1938, Bischoff 1948) so können die Zeiten von zwei verschiedenen Kreislaufabschnitten in einem Untersuchungsgang gemessen werden.

Auf Grund der hohen Zirkulationsgeschwindigkeit ist es für jeden Arzt außerordentlich wichtig, daß er sich über die Konzentration und den damit verbundenen Blutspiegel des jeweils angewendeten Medikaments orientiert. Da hier viele Faktoren, so beispielsweise Verteilung, Gewebsbindung, Lipoidlöslichkeit, Elimination u. a. m. eine große Rolle spielen, sei hier auf die Monographie *„Der Blutspiegel"* von Dost verwiesen, die über diesen Komplex eingehend Auskunft gibt.

Dieser Blutspiegel ist von nicht zu unterschätzender praktischer Bedeutung, da schon eine schnelle intravenöse Injektion von 10 ml zehnprozentigen Evipans innerhalb von Sekunden letal enden kann. Allein schon bei einer raschen Verabreichung eines einfachen Kalzium-Vitamin-Präparates kann es zu einem schweren Kollaps kommen. Besonders wichtig sind diese Blutspiegelkontrollen bei der Anwendung von Antibiotika, da hier nur eine genügend hohe Konzentration in der Lage ist, die Infektion zu beherrschen.

Wie schon in unserer Einleitung ausgeführt wurde, wollen wir nicht nur eine technische und methodische Anleitung für den angehenden Mediziner geben, sondern wir wollen *Verständnis für die vielfältigen Komplikationsmöglichkeiten bei der intravenösen Injektionstherapie* erwecken und die damit im Zusammenhang stehenden biologischen Veränderungen aufzeigen. Leriche, der besonders durch *„Die Chirurgie des Schmerzes"* bekannt geworden ist, hat sich eingehend mit der Gewebsbiologie der Venen beschäftigt und im Laufe vieler Jahrzehnte außerordentlich interessante Befunde erheben können. So hat beispielsweise Leriche folgendes beobachtet:

1. Die sogenannte interstitielle Verlängerung der Venen und die arterio-venöse Koppelung

Der Autor stellt fest, daß sich *bei vielen Menschen im Laufe des Lebens die Venen verlängern.* So verlaufen viele Venen, die im jugendlichen Alter noch einen geradlinigen Verlauf zeigten, im höheren Alter geschlängelt. Doch entsprechen diese Schlängelungen keineswegs einer Notwendigkeit. Sie besagen lediglich, daß eine Vene für ihre Strecke zu lang geworden ist. Entsprechend dieser Feststellung hat man in frü-

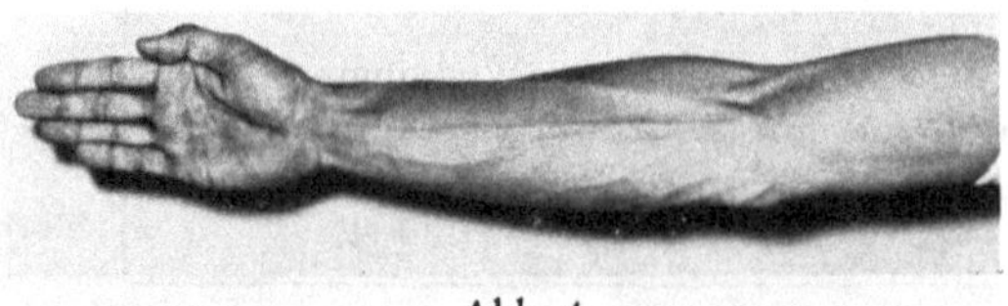

Abb. 4

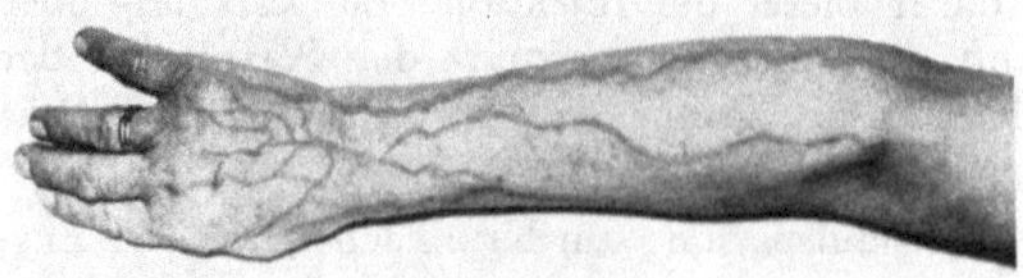

Abb. 5

Abb. 4 u. 5

Gegenüberstellung des Venenverlaufs bei einem jugendlichen und einem älteren Patienten aus der deutlich hervorgeht, daß im jugendlichen Alter die Venen einen geradlinigen Verlauf, im höheren Alter eine deutliche Verlängerung und Schlängelung aufweisen.

heren Jahren häufig den Verlängerungskoeffizienten berechnet. Doch hat sich gezeigt, daß sich diejenigen Venen, die diese Verlängerungstendenz aufweisen, auch leicht erweitern (Abb. 4 und 5). Ein typisches Beispiel für diese Venenverlängerungen und -schlängelungen ist das Verhalten der Venen unter der Schwangerschaft. Wollheim und Zissler betonen die Wichtigkeit der Venenklappen, die hydrostatisch bedingte Überdehnungen der peripheren Venen verhindern können. Die Venenklappen beteiligen sich außerdem am Rücktransport des Blutes zum Herzen durch die sogenannte venöse Koppelung (Schade).

Die Fortleitung der arteriellen Pulswelle in die gemeinsamen Gefäßscheiden von Arterien und Venen wirkt als Pumpmechanismus herzwärts.

Auch Staubesand betont die Wichtigkeit der arterio-venösen Koppelung:

„Neben der ‚Vis a tergo‘ und den intrathorakalen Kräften spielen, vor allem im Bereich der Extremitäten, die Druck- und Saugwirkungen des Bewegungsapparates und die arterio-venöse Koppelung für die Förderung des venösen Rückstromes eine besondere Rolle. Die Aktionen der Skelettmuskulatur stellen dabei eine sehr wesentliche, doch auch wechselhafte Energiequelle dar. Demgegenüber wirken sich die paternoster-artig aufeinander folgenden arteriellen Pulswellen, durch das Prinzip der arterio-venösen Koppelung, als eine kontinuierliche Unterstützung der herzwärts gerichteten Venen aus.“

2. Kaliberschwankungen der Venen

Abgesehen von den mechanischen Einflüssen ändern die Venen mehrmals am Tage ihren Durchmesser. Das kann man sehr leicht an sich selbst feststellen. So werden die Venen durch Wärme, Kälte, Muskelarbeit usw. beeinflußt. Kügelgen hat wertvolle Einsichten in den konstruktiven Bau einzelner Venenstrecken gewonnen. „Verhältnismäßig weitmaschige, diffus elastische Fasernetze aus rundlichen und flachen Stäben sind vorwiegend in der Längsrichtung der Venen orientiert. Sie leisten weniger gegen Querdehnung (wie bei den Arterien) als gegen Längsdehnung Widerstand. Die Strukturen des elastischen Längsnetzes werden von innen nach außen harmonisch gröber, sind genau übereinander geordnet und durchflechten sich gegenseitig mit der in diese Ordnung mit einbezogenen Muskulatur. Elastisch muskulöse Systeme sind doch nicht entwickelt.

Die in der Arterie durch Spannmuskeln variable, reversible Dehnbarkeit des elastischen Materials ist demnach in der Venenwand nicht regulierbar, da die Venenmuskulatur eine gewisse Unabhängigkeit vom elastischen Faserkontinuum besitzt.

Die Muskelbündel bilden lockere Schraubenzüge, die in den mittleren Lagen der Venenwand oft fast quer, in den inneren und äußeren dagegen steiler verlaufen. Die stärkere Entwicklung der Muskulatur in den Venen der unteren Körperhälfte verglichen mit den Venen der Kopf-Hals-Region dürfte mit der hydrostatischen Belastung der Bein- und Beckenvenen im Zusammenhang stehen“ (Staubesand).

LERICHE weist besonders darauf hin, wie groß die *Venenkaliber- bzw. Wandschwankungen beispielsweise nach einer Stellatumblockade* sind. Gewöhnlich schwellen die Venen der Hand und des Unterarmes sowie die V. jugularis der gleichen Seite unmittelbar nach einer Stellatumanästhesie an. Sie werden weit, ein Zeichen, daß die Aufhebung der vasokonstriktorischen Aktivität diese Venendilatationen bewirkt. Doch auch hier ist die Gewebsgeschmeidigkeit entscheidend. Bei Sklerodermien bzw. Narbenrestzuständen können die obigen Beobachtungen nur dann gemacht werden, wenn nach entsprechenden Eingriffen — meistens Sympathektomien — eine Gewebsgeschmeidigkeit wieder eintritt. Eine sehr interessante Beobachtung von LERICHE muß u. E. unbedingt erwähnt werden. Das sind

3. Die blutleeren Venen

Ebenso wie bei den eben erwähnten Sklerodermien Venen jahrelang inapparent bleiben können, so gibt es in relativ vielen Fällen Venen, die tatsächlich blutleer sind. LERICHE hat sich davon bei entsprechenden Venendurchtrennungen vergewissern können, und die histologische Untersuchung hat gezeigt, daß die Venenstruktur nicht verändert und ihr Lumen nicht verlegt war.

Bei Gefäßkranken sind häufig am Fuß und Unterschenkel Venen nachzuweisen, die sich als Hohlbildung abzeichnen. Diese venösen Rinnen sind ein deutliches Zeichen eines schlecht kompensierten arteriellen Verschlusses.

Hier bewirkt die von LERICHE so eingehend propagierte Sympathikuschirurgie eine wesentliche Besserung. Und LERICHE gibt das Verschwinden dieser blutleeren Venen als Test zum Ermessen der Besserung von Gefäßkrankheiten an. Er bemerkt jedoch ausdrücklich, daß durch Funktionslosigkeit und Inaktivität der Vene keine Thrombose oder endotheliale Verdickung entsteht.

4. Die Venenspasmen und -kontraktionen

stellen einen sehr wichtigen Befund dar.

„So ist bekannt, daß Venen sich selbst dann heftig kontrahieren, wenn sie verlängert oder geschlängelt sind. Jeder Erfahrene weiß, daß es Venen gibt, die den Einstich zu fliehen scheinen, weil sie sich bei der Berührung der Adventitia durch die Nadel sehr stark zusammenziehen. Ein eigenartiges Phänomen begleitet diese venösen Kontraktionen. Manchmal wird die Haut auf ihrer ganzen Verlaufsstrecke blau, so wie sie sich entlang einer entzündeten Lymphbahn rötet. Das beweist eine *vasomotorische Koppelung von Haut und Vene,* von der in den Schemata der Vasomotilität kaum die Rede ist. Die venöse Kontraktur kann bestehen bleiben.

Nach intravenösen Injektionen sieht man von Zeit zu Zeit, daß die Vene hart und rigide bleibt. Erst glaubt man an eine Thrombophlebitis, doch wird schon nach einigen Tagen die Vene wieder geschmeidig und mit bloßem Auge erkennbar durchgängig. Manchmal wird der venöse Spasmus von sehr stark ausstrahlenden Schmerzen begleitet, wie sie normalerweise nur für die versehentliche intraarterielle Injektion angegeben werden" (LERICHE).

Der auch von anderen diskutierte Venenspasmus (LÖHR, WAGNER, SUNDER-PLASMANN, JENSEN u. a.) wird von TAGARIELLO überhaupt abgelehnt. LOOSE wies nach, daß bei den klinisch als Venenspasmus imponierenden Krankheitsbildern nach operativer Freilegung perivasale Verschwielungen an den Venen vorlagen (HASSE). RATSCHOW schließt sich beinahe diesem Standpunkt an:

„Eventuelle Kontraktionen von Arterien und Venen sind jedenfalls nicht so hochgradig, daß es zu nachweisbaren Weitenveränderungen des Lumens kommt. Die Frage der sogenannten Gefäßspasmen ist noch immer nicht gelöst. Wenn diese überhaupt eine Rolle spielen, dann nur im Bereich der Praearteriolen und Arteriolen."

Dagegen bestätigt auch RATSCHOW den Gefäßschmerz. Er betont, daß die Einspritzung hypertonischer Lösungen in eine Arterie oder Vene „durchreißende Schmerzen" verursachen kann. LERICHE hat zweimal eine über Wochen bestehende heftige Kausalgie der ganzen oberen Extremität beobachtet. Die Stellatuminfiltration beseitigte die genannten Beschwerden, so daß eine Resektion der Vene nicht erforderlich war. Der zitierte Autor hat sie jedoch zweimal angesichts indurierter, bei Berührung mit dem Finger sehr schmerzhafter Venen durchgeführt. Die Vene war verdickt, doch war sie nicht thrombosiert.

Solche Venenkontrakturen können auch reflektorisch entstehen; beispielsweise durch einen entfernt lokalisierten Einstich in eine Vene oder eine Arterie. DOS SANTOS hat ein sehr schönes Beispiel hiervon anläßlich einer Arterieographie der A. brachialis mit sofort anschließendem Phlebogramm gesehen. Ebenso berichten LERICHE, CORNIL, MOSINGER und AUDIER, MELAN und PUGLIONISI über

5. Veno-Venöse, veno-arterielle und arterio-venöse Reflexe

Sie erklären gewisse klinische Erscheinungen der Venen- und Arterienentzündungen. Wir kennen eine phlebitische Form der arteriellen Thrombose mit starkem Ödem, die im allgemeinen durch Grenzstanginfiltrationen sofort beeinflußt wird. Außerdem besteht bei vielen Phlebitiden ein arterieller Spasmus, der, wenn er sehr stark ist, zur sogenannten blauen Phlebitis (GREGOIRE) führt.

KAPPERT hat diese Erkrankung im *„Leitfaden und Atlas der Angiologie"* erwähnt, er nennt sie Phlegmasia coerulea dolens. Er glaubt, daß es sich bei dieser Form um eine Thrombophlebitis handelt, auf die sich plötzlich ein arteriell ischämisches Syndrom aufgepfropft hat.

> Kommt es zur vollen Ausbildung dieser Phlébite bleue, kann es nach einer meist sehr schmerzhaften Anschwellung einer Extremität mit zunehmender rötlicher zyanotischer Färbung zur Weiterentwicklung dieses Ödems und damit zur Ausbildung einer Gangrän kommen.

RATSCHOW beschreibt bei dieser Erkrankung arterielle Durchblutungsstörungen bei hochsitzenden venösen Thrombosen, ohne daß sich ein Verschluß der arteriellen Gefäße nachweisen läßt.

LERICHE hat in den letzten Jahren wiederholt bei schweren in den ersten Tagen durchgeführten Phlebitisoperationen ein erhebliches Ödem der gemeinsamen Gefäßscheide in der arteriellen Adventitia gesehen.

„Die Wand der Arterie war in einem kaum vorstellbaren Ausmaß rot verfärbt, hypervaskularisiert und ödematös verändert. Bakteriologische Untersuchungen ergaben jedoch, daß es sich um eine aseptische entzündliche Reaktion handelte. Die Veränderung der Arterienwand erfolgt also gleichzeitig mit der Venenthrombose, so daß man eines nicht ohne das andere sehen kann. Die Arterie war immer klein und kontrahiert".

Sehr wahrscheinlich spielt dieser arterielle Spasmus eine Rolle in der Symptomatologie bei Restzuständen nach Phlebitiden. LERICHE hat bei Operationen alter Phlebitiden sehr oft das Verbackensein von Vene und Arterie und die Entzündung der Adventitia per continuitatem festgestellt, die histologisch von CORNIL, MOSINGER und AUDIER nachgewiesen wurde. 1944 publizierte LERICHE eine Beobachtung, bei der in vivo der venoarterielle Reflex zu erfassen war, und wobei sich ergab, daß der Spasmus unmittelbar durch die venöse Entzündung bedingt ist. Die Resektion der thrombosierten Vene ließ ihn im Augenblick verschwinden. Inzwischen hat BROUSTET ein fast ähnliche Beobachtung mitgeteilt, und LEMAIRE hat über zwei Beobachtungen von arteriellem Spasmus nach einfacher Venenpunktion berichtet.

Diese Feststellungen sind von großer Bedeutung bei der Betrachtung und Beurteilung der Zwischenfälle nach Einführung der neuen ultrakurz wirkenden intravenösen Narkotika. Im Kapitel „Irrtümliche intraarterielle Injektion" (S. 67) kommen wir noch darauf zurück, doch kann schon in diesem Zusammenhang festgestellt werden, daß diese arterio-venösen Reflexe beim Zustandekommen von Komplikationen der intravenösen Injektionstherapie eine große Rolle spielen.

Abschließend sei noch auf die

6. Venenthrombose und den initialen Venenspasmus sowie auf physiologische und pathologische Besonderheiten des Ausbaus der Venenwand

hingewiesen. Im allgemeinen unterscheiden sich die Venen von den Arterien durch die geringere Stärke der Muskulatur. Die Adventitia mittlerer und kleinerer Venen enthält, mit fortschreitendem Alter zunehmend, auch längsverlaufende Muskelfasern. Die Stärke der Mediamuskulatur schwankt; während die Knochen-, Dura- und Piavenen fast muskelfrei sind, weisen andere Venen, besonders die im Bereich der kaudalen Extremitäten, z. B. die Vv. politeae eine bemerkenswert starke Muskulatur auf. Sonst sind die Extremitätenvenen meist relativ dünnwandige Gefäße, die zu erheblichen Veränderungen von Länge und Querschnitt fähig sind.

Die Venenklappen stellen bindegewebige endothelüberkleidete Intimavorsprünge ins Lumen dar. Sie finden sich meist zu zweien auf gleicher Höhe, vornehmlich distal der Einmündung von Nebenästen und besonders an den kaudalen Extremitätenvenen.

> Die Venen der Extremitätenperipherie sind untereinander durch zahlreiche Anastomosen verbunden, die in der Regel im Falle venöser Verschlüsse in Funktion treten.

Die Widerstandsfähigkeit der Venenwände ist erheblichen, erblich bedingten Varianten unterworfen, was aus den unterschiedlichen Auswirkungen langdauernder intravenöser Druckerhöhung, z. B. bei arteriovenösen Fisteln oder bei chronischer Herzinsuffizienz, ersichtlich ist.

„Jede Schicht der Venenwand hat ihre besondere Physiologie und demnach auch Pathologie. Die Adventitia ist mit sensiblen und motorischen Nerven versorgt. Die Schmerzempfindung beruht vor allem auf einer Sensibilität gegenüber der Dehnung des Gefäßes, die mehr einer „müden Schwere“ als einem echten Schmerz gleicht, und die meist eher diffus als lokalisiert ist. Ohne pathologischen Befund ist Schmerzempfindung selten vorhanden. Es gibt vor allen Dingen eine Reflexsensibilität: Die Mehrzahl der Venen kontrahiert sich auf den Stich, wie es die Varizenverödung so gut zeigt. Entsprechende Beispiele sowie solche von der Existenz einer Reflexauswirkung auf die benachbarten Venen und Arterien sind weiter oben gegeben worden.

Es gibt auch eine Sensibilität des Endothels, die um so paradoxer anmutet, als man histologisch keine Endothelnerven kennt. Viele lege artis ausgeführten intravenösen Injektionen lösen aber eine Empfindung von Brennen oder einen Krampf aus. Das hängt von der Isotonie der injizierten Substanz, von ihrer chemischen Struktur und ihrer Konzentration ab. Manchmal ist die Empfindlichkeit gegen den Schmerz sehr ausgeprägt. Der Schmerz kann auch ständig fortbestehen.“ (Leriche).

B. Applikationsorte

Wir unterscheiden mehrere typische Applikationsorte für die intravenöse Zuführung von Medikamenten. Da der Ort des Einstiches häufig für den Verlauf einer Injektion einschließlich der eventuell auftretenden Komplikationen entscheidend ist, wollen wir im folgenden Kapitel die topographisch-anatomische Situation der typischen Applikationsorte für die intravenöse Injektion darstellen. Es ist erforderlich, daß der die Injektionen bzw. Infusionen ausführende Arzt die Wahl des Applikationsortes individuell festlegt. So wird in der überwiegenden Anzahl sowohl in der Klinik als auch in der Praxis die intravenöse Injektion im Bereich der oberen Extremitäten verabreicht. Hier kommt dem von Mehlhorn empfohlenen „Fingerspitzengefühl“ eine gewisse Bedeutung zu. Mit Recht macht dieser Autor darauf aufmerksam, daß bei jedem, der sich einmal die Zeit nimmt, das Fingerspitzengefühl seiner Finger zu testen, erhebliche Differenzen zwischen links und rechts und zwischen den einzelnen Fingern überhaupt bestehen (z. B. bei geschlossenen Augen eine unter die nicht allzu dünne Tischdecke gelegte Nähnadel zu ertasten u. ä.). Jeder Arzt kann also durch diesen einfachen Test den seiner Finger herausfinden, mit dem er am besten palpieren kann. Diese Übungen erleichtern zweifellos das Auffinden nicht sichtbarer aber palpabler Venen und sind für die Durchführung von intravenösen Injektionen besonders in der Praxis wichtig.

Im Gegensatz zur poliklinischen Tätigkeit stehen bei stationären Patienten von vornherein mehrere Applikationsorte zur Verfügung. Das betrifft besonders Frauen und Kinder, deren Venen im oberen Extremitätenbereich infolge eines relativ starken Fettpolsters nicht so ausgeprägt sind. Um Fehlinjektionen zu vermeiden, können die gut darstellbaren Venen der unteren Extremitäten punktiert werden.

Um eine Übersicht über diese Applikationsorte zu gewinnen, soll im folgenden eine Schilderung der topographischen Anatomie gegeben werden, deren Zusammenstellung wir den grundlegenden Werken von Hyrtl, Rauber-Kopsch, Corning, Hafferl, Gardner, Pernkopf, Wachsmuth-Lanz u. a. verdanken.

1. Topographische Anatomie der Ellenbeuge, des Unterarms und der Hand

a) Entwicklung der oberen Extremitätenvenen

Die oberflächlichen Venen bilden schon in der schaufelförmigen Anlage der Extremität einen Bogen, in den die Vv. digitales einmünden. An der oberen Extremität gehen die Armvenen proximalwärts in einen Stamm über, der später die V. basilica bildet und deren Fortsetzung die V. axillaris und V. subclavia darstellt. Dieser Stamm entspricht der ursprünglichen ulnaren Randvene; später tritt die V. cephalica auf, die sich aus Venen der Radialseite des Dorsum manus bildet und anfangs in die V. jugularis, später in die V. axillaris einmündet (Corning).

b) Topographie der Ellenbeuge

Die Ellenbeuge war bis vor kurzer Zeit der häufigste Applikationsort für intravenöse Injektionen. Auch heute noch dominiert diese Punktionsstelle. Demgegenüber wird in den letzten zehn Jahren von einer großen Anzahl Kollegen bereits der Unterarm bevorzugt.

Bei der Beschreibung der topographischen Anatomie der Ellenbeuge macht es Freude, dem *„Handbuch der topographischen Anatomie und ihrer praktisch-medizinisch-chirurgischen Anwendung“* von Josef Hyrtl zu folgen. Dieses Lehrbuch ist noch heute ein Kleinod jedes wissenschaftlich Tätigen, da es sowohl anatomische wie auch chirurgische Belange vereint. Aus diesem Grunde werden einzelne Teile des Textes hier übernommen.

Die Haut im Bereich der Ellenbeuge ist wie an allen Beugeseiten dünn, zart, für die subkutanen Venen durchscheinend und leicht verschieblich. Daher läßt sie sich bei der intravenösen Injektion sowie bei Anlage einer intravenösen Infusion nach beiden Seiten gut spannen. An der äußeren Gegend des Ellenbogens wird die Haut derber und zeigt bei kräftigen Armen einigen Haarwuchs. Sie besitzt auch bei Jugendlichen mehr oder weniger deutliche Querfurchen und Runzeln, die im Maximum der Beugung in einer einzigen tiefen Falte verborgen werden (wichtig für das Verrutschen bzw. das Durchstechen der Kanüle bei Abwehrbewegungen während der intravenösen Infusion). Das Unterhautbindegewebe ist zuweilen — besonders bei Frauen — so fettreich, daß das Auffinden der Venen mehr durch das Gefühl als durch das Auge gelingt. Eine Fascia superficialis findet sich nur bei mageren Personen, wo sie deutlich aus zwei Blättern besteht, zwischen denen die oberflächlichen Lymphknoten liegen und die subkutanen Venen verlaufen. Die Anordnung und Verbindung dieser oberflächlichen Venen ist sehr verschieden. Der regelmäßigste, aber nicht der gewöhnlichste Verlauf ist folgender:

> Die V. cephalica steigt an der radialen Seite der Ellenbogengegend, die V. basilica an der ulnaren herauf. Zwischen beiden liegt die V. mediana antebrachii, die von der Mitte der inneren Vorderarmfläche heraufkommt und sich in zwei Äste teilt, deren stärkerer als V. mediana basilica sich mit der V. basilica, deren schwächerer als V. mediana cephalica sich mit der V. cephalica verbindet. Die V. cephalica gibt einen meist stärkeren Verbindungsstamm, die V. mediana cubiti, zur V. basilica ab. Von dieser V. mediana cubiti oder einem ihrer Teilungsäste geht nach Zusammenfluß mit der V. basilica oft eine Verbindung — die V. mediana profunda — durch eine Öffnung der Aponeurose in die Tiefe zur V. cubitalis. (Abb. 6)

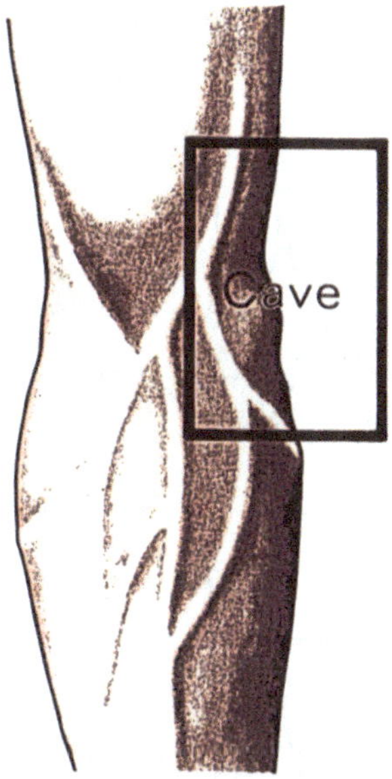

Abb. 6a. Darstellung der Ellenbeuge im gestreckten Zustand. Man erkennt deutlich die oberflächlich gelegenen Venenstämme. Die ulnare Seite ist trotz der guten Venendarstellungen zu meiden!

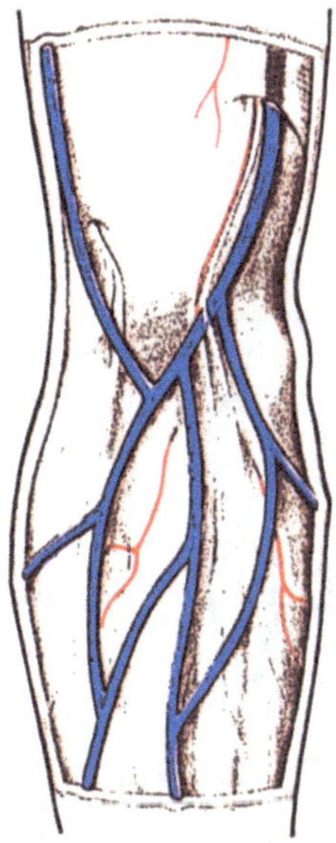

Abb. 6b. Darstellung der wichtigsten oberflächlichen Venen der Ellenbeuge die zur intravenösen Injektion benutzt werden.

Sie führt Blut aus den tiefliegenden Armvenen in das System der hochliegenden und erklärt durch ihr konstantes Vorkommen, warum die beiden Äste der V. mediana antebrachii, deren einer zur Basilica, der andere zur Cephalica geht, stärker sind als der ungespaltene Stamm der V. mediana antebrachii.

Aus den folgenden Zeichnungen sind verschiedene Formen von Venenverzweigungen in der Ellenbeuge zu erkennen (Abb. 7).

Da u. E. die Topographie der Unterarm- und Ellenbeugengegend für die Injektionstechnik von entscheidender Bedeutung ist, und wie oben beschrieben verschiedene Variationen vorkommen, sei noch einmal kurz wiederholt:

Drei größere Venenstämme ziehen am Unterarm proximalwärts. Die **V. basilica** sammelt das Blut aus der Vorderseite der Hand und dem medialen Teil des Unterarms und liegt am Ulnarrand, die **V. cephalica** kommt vom Dorsum der Hand und der lateralen Seite des Unterarms, sie liegt am Radialrand, die **V. mediana antebrachii** endlich stammt aus der Vorderseite des Unterarms und verläuft zwischen den beiden anderen Venen zur Ellenbeuge. Hier gehen aus der V. mediana antebrachii zwei Venen hervor, von denen die V. mediana cephalica nach lateral zur V. cephalica aufsteigt, die V. mediana basilica sich nach medial zur V. basilica wendet. Wenn Hyrtl von einem M-förmigen Verlauf spricht, so bezieht Hafferl seine Y-Form auf die Teilung der V. mediana antebrachii. Außerdem steht diese Vene meistens mit den tiefen Venen der Fossa cubitalis durch die V. mediana profunda in Verbindung. In anderen Fällen fehlt die Aufteilung der V. mediana antebrachii, und es findet sich eine Verbindungsvene, die von der V. cephalica schräg nach ulnar und proximal durch die

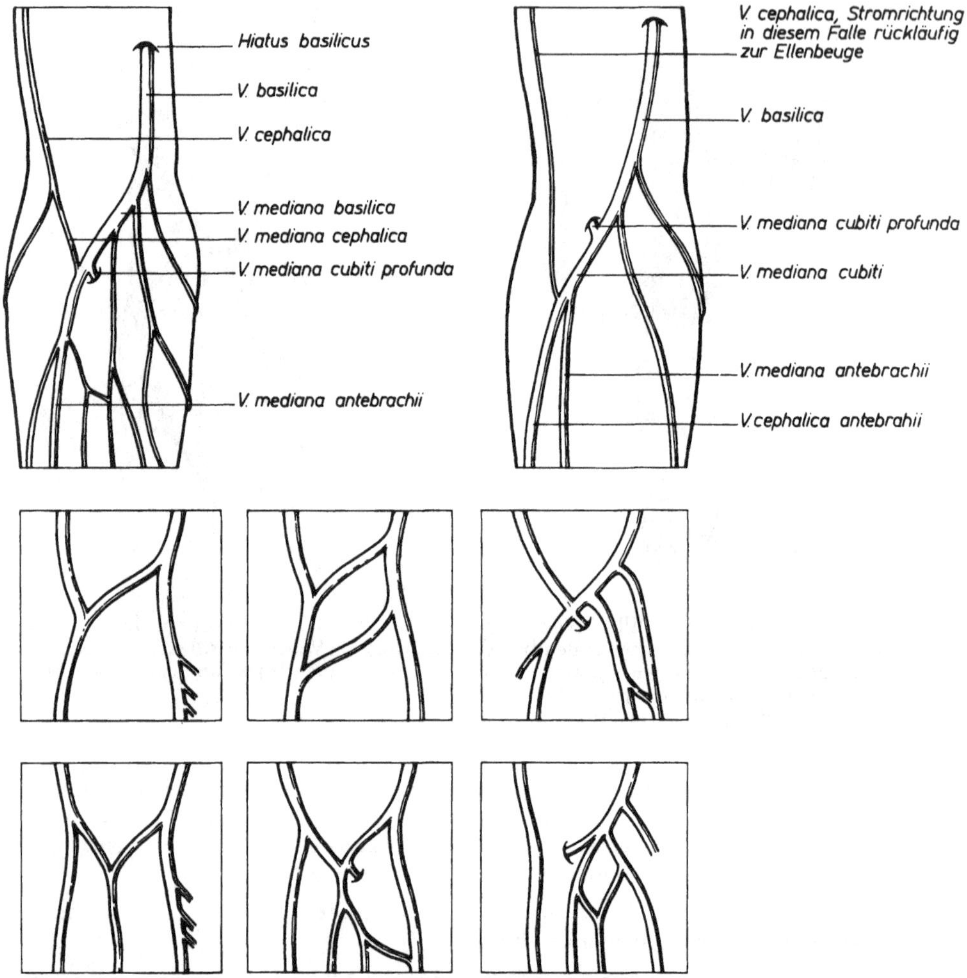

Abb. 7. Verschiedene Venenverzweigungen in der Ellenbeuge.

Ellenbeuge zur V. basilica zieht. Diese als **V. mediana cubiti** bezeichnete Vene nimmt dann die V. mediana antebrachii auf. Sie ist also ein Ast der V. mediana cephalica.

Im ersten Fall findet sich sowohl im Sulcus bicipitalis medialis als auch im Sulcus bicipitalis lateralis eine gut entwickelte oberflächliche Vene, von denen die V. basilica die stärkere ist. Im Sulcus bicipitalis medialis ist auch im zweiten Fall eine Vene (V. mediana cubiti) vorhanden, während die V. cephalica im Sulcus bicipitalis lateralis nicht inspektabel und nur mit Mühe palpabel ist.

Früher wurde im allgemeinen sowohl zur Blutentnahme wie auch zur intravenösen Injektion die V. basilica benutzt. Dabei ist jedoch zu beachten, daß die Vene über die Aponeurose des Bizepsmuskel hinwegzieht, hinter der die A. brachialis verläuft.

Außerdem wird die V. basilica von N. cutaneus antebrachii medialis begleitet, der mit ihr zusammen subkutan verläuft und sich neben der Vene, manchmal auch vor ihr befindet. In der Abb. 8 ist der N. cutaneus antebrachii medialis schon vor seinem Durchtritt durch die Faszie in seine beiden Endäste, R. ventralis und R. ulnaris zerfallen, aber auch hier ist die V. basilica von einem Hautnerven, dem R. ulnaris begleitet, der selbst wieder in zwei Zweige zerfällt.

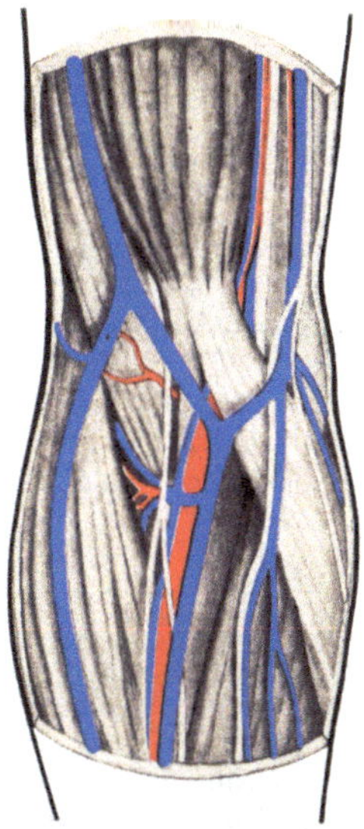

Abb. 8. Darstellung der Venen, Arterien und Nerven der Ellenbeuge.
Aus dieser Abbildung ist besonders deutlich zu erkennen, daß die früher geübte Injektion in die V. mediana basilica bzw. in die V. mediana cephalica zu Fehlpunktionen in die A. brachialis führen konnte. In der Ellenbeuge sollte man daher zur i. v. Punktion nur die radial — also lateral liegende V. cephalica benutzen.

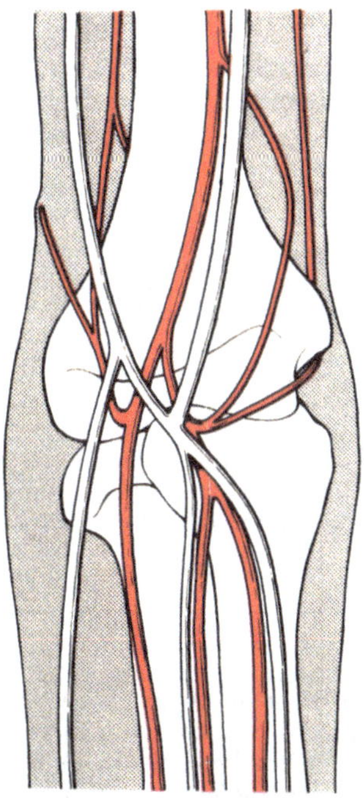

Abb. 9. Die Arterien der Ellenbeuge.
Die schematische Darstellung soll zeigen, daß im Bereich der V. cephalica nur in der Tiefe Arterien liegen. Dagegen finden wir im medialen Teil der Regio cubiti einen Bereich, in dem Venen und Arterien benachbart liegen. Das betrifft besonders die V. basilica und die V. mediana basilica.

Aus dem topographischen Verlauf der Gefäße in diesem Bereich — und von den Arterien interessiert hier nur die A. ulnaris, die A. recurrens radialis und ihre Verbindung zur A. brachialis — läßt sich unschwer ableiten, daß, wenn überhaupt schon in der Ellenbeuge injiziert wird, die V. mediana cephalica und die V. cephalica in Frage kommen (Abb. 9). HYRTL schreibt dazu folgendes:

„Unter dem Lacertus fibrosus lagert die A. cubitalis, die Fortsetzung der A. brachialis in so ziemlich gleicher Richtung mit der V. mediana basilica. Die Verletzung dieser Arterie beim Aderlaß durch Ungeschicklichkeit des Wundartzes oder durch einen Ruck des Kranken im Moment des Stiches kann zur Entstehung eines Aneurysma varicosum Anlaß geben, gegen welches, wenn die Kompression fruchtlos angewendet worden wäre, die Unterbindung der A. brachialis angezeigt ist. Wahrscheinlich aus übertriebener Furcht vor der Verwundung der A. brachialis erklärt LISFRANC die V. mediana cephalica trotz ihres schwächeren Kalibers als die geeignetste für den Aderlaß. Übrigens sind die unglücklichen Folgen von Aderlässen (Phlegmone, Aneurysma varicosum, längere Zeit andauernde Steifigkeit des Ellenbogens usw.) leider häufig genug beobachtet worden, um es zu rechtfertigen, daß mehrere Kliniker nach dem Beispiel BLANDINS nur auf dem linken Arm zur Ader lassen, um den rechten zu schonen."

Ebenso wie HYRTL haben sich WACHSMUTH und LANZ mit der praktischen Anwendung der Anatomie beschäftigt. Da uns der Arterienverlauf im Bereich der oberen Extremitäten insbesondere für das Kapitel „Irrtümliche intraarterielle Injektion" (S. 67) interessiert, sei im folgenden anhand der Abbildung 10 der Arterienverlauf im einzelnen dargestellt. Es sind verschiedene Variationen möglich.

Prinzipiell sei festgestellt, daß der Arm durch einen Arterienstamm, die A. brachialis versorgt wird. Es ist von besonderer Wichtigkeit zu wissen, daß die A. brachialis sich in einen oberflächlichen und einen tiefen Ast aufteilen kann. Der oberflächliche Ast, die A. brachialis superficialis ist beim Menschen im allgemeinen verkümmert, „der tiefere Ast versorgt als A. brachialis den Unterarm (74 %).

In 15 % hat sich der tiefe Ast mehr oder weniger zurückgebildet, und nur der oberflächliche Ast ist als A. brachialis superfacialis erhalten und versorgt den Unterarm, wobei er über der Fascie subkutan verlaufen kann.

Dabei kann die A. radialis wie auch die A. ulnaris aus dem ausgebildeten tieferen Ast (A. brachialis) wie aus der A. brachialis superficialis entspringen. Bleiben beide Stämme nebeneinander erhalten (10 %) — A. brachialis und A. brachialis superficialis — kann der Ursprung der Vorderarmarterien auch getrennt sein. In diesen Fällen hat die oberflächlichere A. radialis ihren Ursprung in der A. brachialis superficialis, die tiefere A. ulnaris in der A. brachialis. Die A. interossea communis entspringt meist aus der A. brachialis. Nicht ausgeschlossen ist, daß sich die Vorderarmarterien auch umgekehrt aus den erhaltenen und voll ausgebildeten Arterien beider Arterienstämme fortsetzen" (LANZ-WACHSMUTH).

Das heißt insgesamt: *Was als normaler Verlauf des arteriellen Gefäßes in der Ellenbeuge bekannt ist, kommt nur in etwas weniger als 74 % der Fälle vor.* Im übrigen ist damit zu rechnen, daß arterielle Gefäße von verschiedener Stärke im Bereich der Ellenbeuge oberflächlich verlaufen, sogar einmal über dem Lacertus fibrosus.

„Die sogenannte hohe Teilung der Oberarmarterien, von der bei versehentlichen intraarteriellen Injektionen berichtet wurde, erweckt den Eindruck einer vorzeitigen Teilung der A. brachialis, in seltenen Fällen auch der A. brachialis superficialis in die Unterarmarterien." (MERKEL).

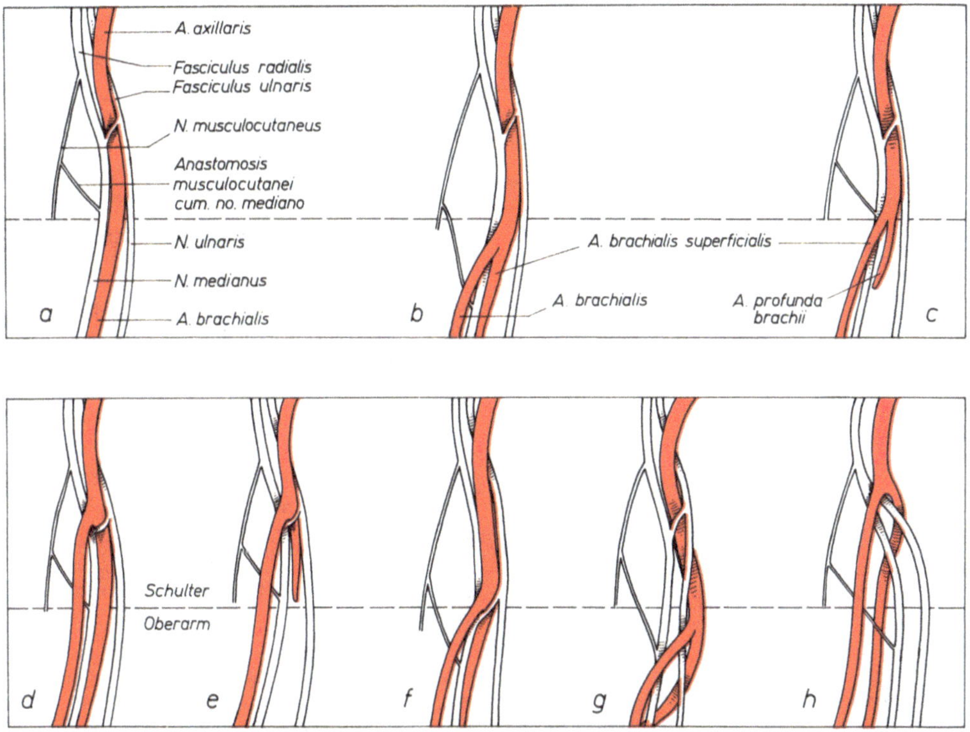

Abb. 10. Verlauf der A. brachialis nach den Untersuchungen von WACHSMUTH-LANZ.

Wie die weiteren Legenden zeigen, finden sich in 25 % aller Fälle Anomalien des Arterienverlaufes.

a) 74 %. Normal hohe Medianusgabel (70 %), tiefe Gabel (1 %), lateraler Plexus (3 %), keine A. brachialis superficialis.

b) 6 %. Normal hohe Medianusgabel. A. brachialis verläuft zum Unterarm, A. brachialis superficialis entspringt am Oberarm.

c) 12 %. Normal hohe Medianusgabel. A. brachialis erschöpft sich im Oberarm, A. brachialis superficialis entspringt am Oberarm.

d) Normal hohe Medianusgabel. A. brachialis verläuft zum Unterarm. A. brachialis superficialis entspringt in der Achsel.

e) Normal hohe Medianusgabel. A. brachialis erschöpft sich im Oberarm. A. brachialis superficialis entspringt in der Achsel.

f) Die Medianusgabel wird erst am Oberarm gebildet. A. brachialis kann den Unterarm erreichen oder auch nicht. A. brachialis superficialis kann vorhanden sein oder auch nicht.

g) Normal hohe Medianusgabel. A. brachialis verläuft zum Unterarm. A. brachialis superficialis entspringt am Oberarm. Der N. ulnaris wird radial umgriffen.

h) Der Plexus brachialis liegt vollständig lateral von der A. axillaris. A. brachialis kann den Unterarm erreichen oder auch nicht. A. brachialis superficialis kann vorhanden sein oder fehlen.

c) Topographie des Unterarms

Die Haut ist dünn, für die darunter liegenden Venen durchscheinend, verschieblich, wenig behaart, und bei Frauen — wie das ganze Integument des Vorderarmes — oft von blendend weißer Farbe, was von Dichtern und Laien für ein besonderes Attribut weiblicher Schönheit gehalten wird, bei Ovid heißt es von Helena:

„Illa autem reducem niveis amplectitur ulnis" (Hyrtl).

(Jene aber werde ich wieder heimgeleiten,
um mit Liebe zu umschließen den schneeweißen Arm.)

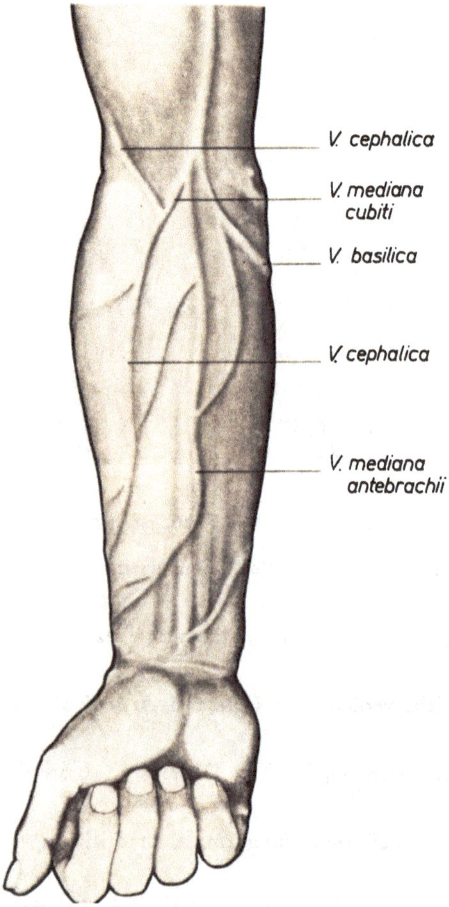

Das Unterhautbindegewebe ist mehr oder weniger fettreich, und gibt dem Arm seine gerundete Form, die bei sehnigen Armen in die eckige übergeht, indem jeder Muskelbauch, und die zu ihm gehörende Sehne einen besonderen, der Länge des Armes mehr oder weniger parallelen Vorsprung bildet. Unter dem Unterhautbindegewebe folgt eine fettlose Fascia superficialis und in diese eingeschlossen liegen die Vv. subcutaneae, mit ihren weiten inselförmigen Anastomosen.

„Man kann an ihnen den Einfluß gut studieren, den die Gravitation auf die Blutbewegung und auf die größere und geringere Turgeszenz der Venen ausübt, wenn man einen Arm eine Zeitlang in die Höhe hält, und den anderen ruhig herabhängen läßt. Es ist deshalb ein großer Fehler der Zeichnung, dem man auch an Meisterwerken begegnet, wenn beim gekreuzigten Christus die Armvenen strotzen." (Hyrtl). (Abb. 11 zeigt deutlich den Verlauf der Venen). Im Unterarmbereich können alle oberflächlich liegenden Venen punktiert werden. Eine „gefährliche" Nachbarschaft zu den tief liegenden Arterien besteht hier nicht.

Abb. 11. Darstellung eines Unterarmes mit den oberflächlichen Venen.

„Bei nicht zu starkem, subkutanen Fettpolster erkennt man zwei Muskelwülste, ulnar den Wulst der Flexoren, radial den Wulst der sogenannten radialen Muskelgruppe, die kranial die Fossa cubitalis begrenzen und in ihrer Fortsetzung am Unterarm den Sulcus antebrachii radialis flankieren. Dieser liegt daher zwischen dem M. brachioradialis und M. flexor carpi radialis. Im distalen Teil des Unterarms treten bei Bewegung im Handgelenk die Sehnen der Flexoren teilweise deutlich hervor. Es sind vor allem zwei Sehnen, die an mageren Armen auffallen, radial die Sehne des M. flexor carpi radialis, ulnar davon die Sehne des M. palmaris longus. Der letztere Muskel fehlt nicht selten. Ulnar ist im proximalen Abschnitt des Unterarms keine Furche ausgebildet; distal sieht man den schwachen Sulcus antebrachii ulnaris. Seine radiale Begrenzung sind die Sehnen des M. flexor digitorum superficialis, seine ulnare der M. flexor carpi ulnaris. In der radialen Rinne ist der Puls der A. radialis, manchmal auch in der ulnaren der der A. ulnaris zu palpieren. Das distale Ende des Radius und der Proc. styloideae radii sind deutlich zu tasten" (HAFFERL).

Bei dünner Haut sind die oberflächlichen Venen in der lockeren Subkutis leicht in ihrem Verlauf zu verfolgen. Abgesehen von zahlreichen Anastomosen findet man drei größere Venenstämme, die **Vv. mediana antebrachii, basilica und cephalica.** Die beiden letzteren kommen vom Dorsum der Hand, schlingen sich oberhalb des Handgelenks um den ulnaren bzw. radialen Rand des Unterarms auf dessen vordere Seite und steigen hier bis zur Fossa cubitalis auf. **Diese Venenstämme eignen sich besonders zur Venenpunktion.** Auch die zarten Venen aus der Subkutis des Handtellers finden ihren Abfluß in das Netz der vorderen subkutanen Venen des Unterarms. Im Unterarmbereich liegen die Arterien im Bereich der radialen und ulnaren Gefäß-Nervenscheide. Die Arterien des Unterarm liegen in den Muskelspatien (Abb. 12) — also entschieden tiefer als die Venen —, deren wir uns zur Punktion bedienen.

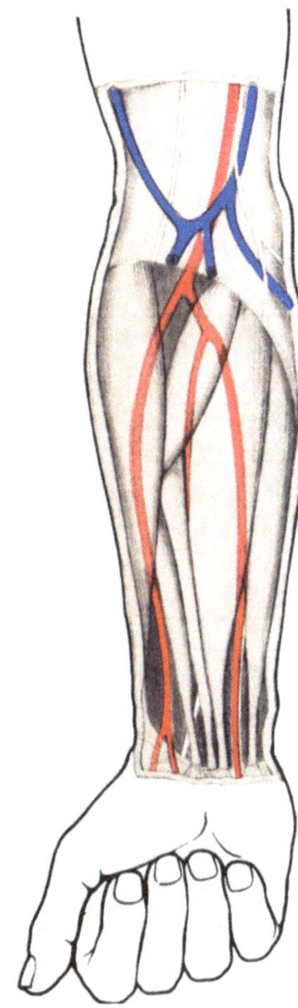

Abb. 12. Arterienverlauf im Bereich des Unterarmes. Aus der Abbildung geht deutlich hervor, daß die Arterien im Unterarm tiefer liegen, so daß hier meist keine Gefahr besteht, eine Fehlinjektion durchzuführen. Dagegen findet sich im oberen Anteil der Zeichnung die subkutane Schicht mit den größeren Kubitalvenen, wobei wieder die Nachbarschaft zwischen A. brachialis und den ulnar gelegenen Venen zum Ausdruck kommt.

d) Topographie des Handrückens

Die Haut ist hier leichter verschieblich und durch Ödeme gleichförmiger ausdehnbar als an der Volarseite. Man fühlt das Köpfchen der Ulna und den Griffelfortsatz des Radius sehr deutlich, und sieht bei nervigen Händen die Strecksehnen des Daumens stärker als die der übrigen Finger vorspringen. Am Handrücken selbst kann die dorsale Fläche des Karpal- und Metakarpalknochen getastet werden. Bei abwechselnder Beugung und Streckung der Finger heben sich die Sehnen der Streckmuskeln am Dorsum der Hand von der Unterlage etwas ab und sind in ihrem fächerförmigen Verlauf deutlich sichtbar.

Bei Abduktion und Dorsalflexion des Daumens wird am Radialrand der Hand eine deutliche Grube sichtbar, die foveola radialis. Bei älteren französischen Anatomen

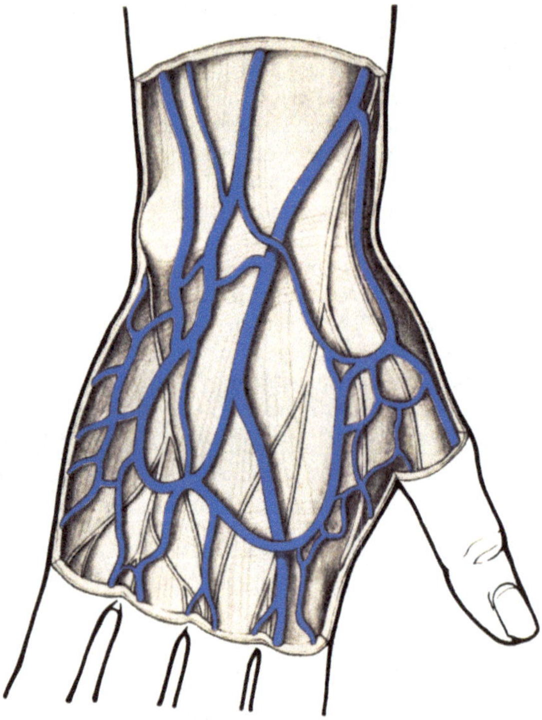

Abb. 13. Die Venenverzweigungen im Bereich des Handrückens. Auf der Abbildung ist deutlich das Rete venosum dorsale manus zu erkennen.

führt diese Grube den Namen „la Tabatiere" von ihrer bekannten Verwendung bei Schnupfern, die den Tabak von dieser Grube aus und nicht mit den Fingerspitzen zur Nase führten. Die oberflächliche Faszie des Handrückens ist eine Fortsetzung der Fascia antebrachii, die in der Gegend des proximalen Handgelenks durch straffe Züge verstärkt wird, die vom Radius und den anschließenden Handwurzelknochen schräg gegen die Ulna und die benachbarten Knochen der Hand verlaufen.

Im Subkutangewebe liegen als oberflächliche Gebilde die Venen und Nerven. Die Haut ist dünn, bei älteren Personen derb und infolge der guten sensiblen Versorgung bei Injektionen schmerzhaft, jedoch leicht verschieblich. Die Venen sind besonders bei alten Menschen deutlich unter der Haut sichtbar. Die Vv. metacarpeae dorsales bilden das Rete venosum dorsale manus, das das Venennetz vom Dorsum der Finger aufnimmt. Der Abfluß der Rete venosum dorsale manus erfolgt an der radialen Seite, wo das Venennetz sehr gut entwickelt ist, in den Anfang der V. cephalica, an der schwächer entwickelten ulnaren Seite in die V. basilica des Unterarms. Selbstverständlich steht das Rete venosum dorsale manus auch mit dem Venennetz in der distalen Partie des Unterarms durch Zweige in Verbindung (Abb. 13 und 14).

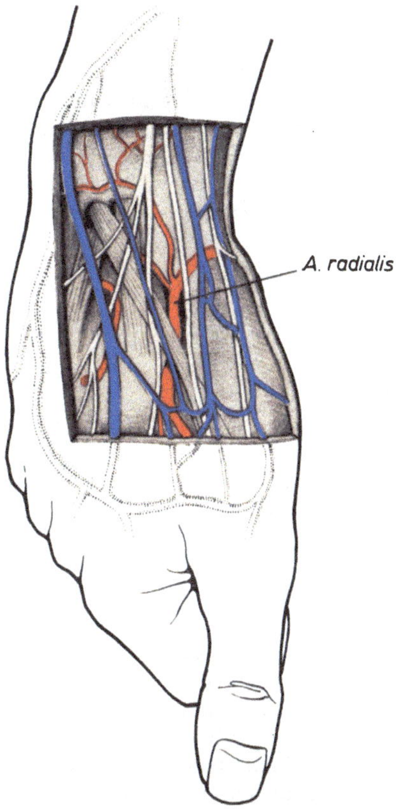

Abb. 14. Radialer Anteil des Handrückens bei mäßig gebeugter Hand. In dieser Stellung läßt sich sehr gut die Vene im Bereich der Handwurzel punktieren, die Daumen und Zeigefinger versorgt.

Die Punktion der Venen erfolgt bei extremer Dorsalflexion — die Hand des Patienten muß dabei zur Faust geballt sein — und bevorzugt die radial gelegene V. cephalica. Bei älteren Personen sind diese Venen deutlich ausgeprägt, jedoch weitgehend arteriosklerotisch verändert, so daß man den typischen Ausdruck Rollvenen verwenden kann. Hier ist die direkte Punktion (S. 35) zu empfehlen.

b) Topographie des proximalen Anteils des Fußrückens

a) Entwicklung der unteren Extremitätenvenen

An der unteren Extremität bildet sich sehr früh die V. saphena parva, die zunächst mit einer V. ischiadica, dann mit der V. poplitea in Verbindung tritt. Erst später entspringt die in die V. femoralis einmündende V. saphena magna (CORNING).

b) Topographie des proximalen Anteils des Fußrückens

Die Dorsalfläche des Fußes hat eine geringere Ausdehnung als die Sohlenfläche, da erstere nur bis zum Sprunggelenk, letztere aber bis zum Fersenhöcker reicht. Die Haut des Fußrückens ist bei weitem feiner als an der ventralen Seite des Unterschenkels, sie ist leicht verschieblich und läßt die zahlreichen subkutanen Venen, besonderes nach längerem Stehen durchscheinen und ebenso die Sehnen der Streckmuskeln erkennen. Die Subkutis fällt durch ihre Fettarmut auf, ist aber imstande, zwischen ihren Bindegewebsbälkchen sehr leicht Flüssigkeit aufzunehmen, so daß eine Schwellung des Fußrückens aus verschiedenen Ursachen, z. B. Kreislaufstörungen, schon sehr frühzeitig auffällt.

In der Subkutis (Abb. 15) verlaufen zahlreiche schon durch die Haut sichtbare Venen. Die Vv. metatarseae dorsales sammeln sich aus je zwei Vv. digitalis dorsales und münden in den Arcus venosus dorsalis pedis, der über den Ossa metatarsalia liegt. Er steht mit dem Rete venosum dorsale in Verbindung, erhält aber auch Zuflüsse aus der Tiefe des Sohlengebiets. Proximalwärts sammeln sich die Venen an der tibialen Seite zur **V. saphena magna,** die den Unterschenkel vor dem Malleolus tibialis erreicht. An der fibularen Seite finden wir die **V. saphena parva,** die hinter dem Malleolus fibularis dorsalwärts zum Unterschenkel verläuft (Abb. 16).

Tiefer als die meisten Venen liegen die subkutanen Nerven. Sie sind Endäste der Nn. suralis peronaeus superficialis und saphenus. Aus der Abb. 17 läßt sich deutlich erkennen, daß erst in der Tiefe die Aa. dorsalis pedis, tibialis anterior bzw. der Ramus perforans a. peronaeae verlaufen. HYRTL beschrieb in seinem Handbuch interessante Einzelheiten über die Anatomie des Fußrückens, so daß er im folgenden hier wieder zitiert wird:

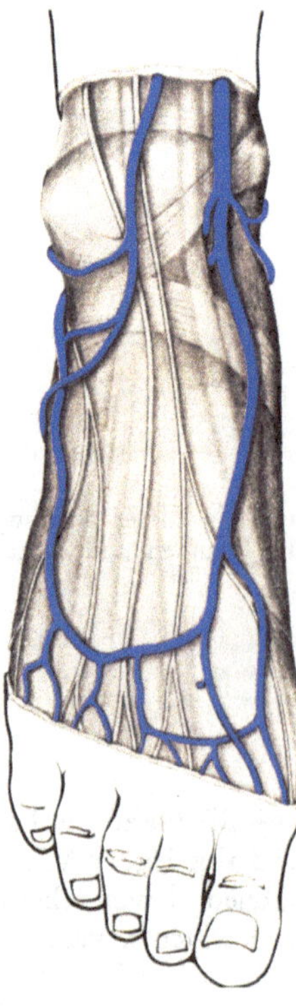

Abb. 15. Die oberflächlichen Venen des Fußrückens. Man erkennt hier besonders deutlich die Vv. saphena magna et parva sowie den Arcus venosus dorsalis pedis.

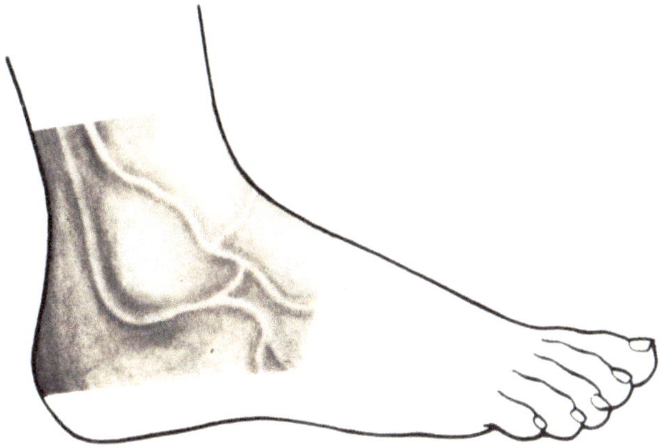

Abb. 16. Schematische Darstellung des fibularen Anteils des Fußes mit der V. saphena parva.

„Das subkutante Bindegewebe enthält die Hautnerven des Fußes und den Arcus venosus dorsalis, welcher nach längerem Stehen oder Gehen, oder nach dem Gebrauch eines warmen Fußbades bedeutend strotzt. Das äußere Ende des Bogens setzt sich in die V. saphena externa (s. parva) fort. Das innere Ende ist der Anfang der V. saphena interna (s. magna), welche vor dem inneren Knöchel und Unterschenkel emporsteigt und an dieser Stelle oder auch auf dem Fußrücken zur Vornahme der Aderlässe am Fuß dient. Die V. saphena externa (s. parva) ist wohl zu schwach, um die nötige Menge Blut zu geben (?). MALGAIGNE rät, sich in acht zu nehmen, den Knochen bei diesem Aderlaß nicht durch einen zu tiefen Einstich zu treffen, da die Spitze der Lanzette abbrechen und in der Wunde bleiben könnte. Sollte es wohl je notwendig sein, solche Vorsichtsmaßregeln einem Operateur zu empfehlen? Daß jedoch Vorsicht nicht ganz unnötig ist, beweisen mancherlei unangenehme Folgen des Aderlasses am Fuß.

GUATTANI z. B. hat nach einem Aderlaß am Fußrücken ein Aneurysma varicosum durch Verletzung der A. dorsalis pedis entstehen gesehen; und einen Abszeß vor dem inneren Knöchel, nach einem Aderlaß entstanden, wurde von mir gesehen. Die Venaesectio am Fuß gibt übrigens selten den vollen kräftigen, im Bogen springenden Blutstrahl, selbst wenn die Öffnung der Vene größer gemacht wird, als es im Armbug zu geschehen pflegt. Sehr oft rieselt das Blut nur und würde gänzlich aufhören zu fließen, wenn man den Fuß nicht in laues Wasser halten ließe, welches immer bereit ist, da man schon vor dem Aderlaß den Fuß einige Zeit in solches Wasser halten läßt, um die Venen besser anschwellen zu machen. Es ist auch denkbar, daß die Venenwunde darum wenig blutet, weil die Binde zu fest angezogen wurde. Lüften der Binde kann deshalb hier wie am Arm vorteilhaft sein.“

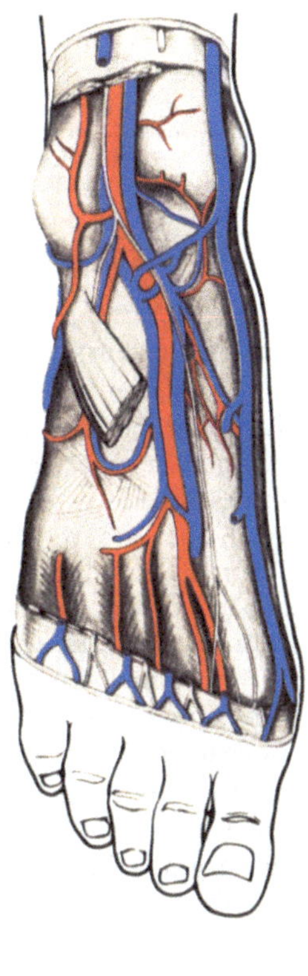

Abb. 17
Aus dieser Abbildung geht sehr deutlich hervor, daß die den Fuß versorgenden Arterien wesentlich tiefer als die zur Injektion gebräuchlichen Venen liegen.

3. Topographische Anatomie der Säuglingsgalea

Da die intravenösen Injektionen im Kleinstkinderalter auch heute manchmal noch im Bereich der Säuglingsgalea — und zwar je nach Kaliber des Gefäßes — vorgenommen werden, sei die venöse Versorgung des Schädeldaches und der Stirn aufgeführt (Abb. 18).

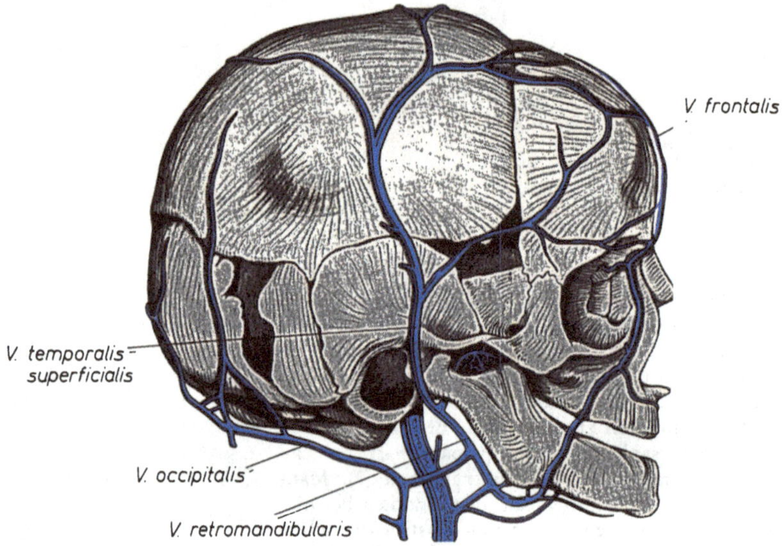

Abb. 18. Seitliche Ansicht eines Säuglingsschädels mit der Venenversorgung. Aus der Abbildung ist deutlich erkennbar, daß die Punktion der V. temporalis superficialis sowie die der V. frontalis am günstigsten ist.

Das venöse Blut des Kopfes wird in einem intrakraniellen und einem extrakraniellen System gesammelt. In diesem Zusammenhang interessiert nur das extrakranielle Venensystem.

„Unter den extrakraniellen Venen sammelt die V. facialis (s. facialis ant.) das Blut aus dem Gebiete der A. facialis. Ihr Beginn steht als V. angularis mit der V. ophthalmica superior in Verbindung. Sie nimmt dann die V. infraorbitalis, die Vv. labiales superiores et inferiores aus der Ober- und Unterlippe auf und gelangt vor dem Ansatz des M. masseter an den Unterkiefer, wo sie im seitlichen Halsdreieck die V. retromandibularis (s. V. facialis posterior) aufnimmt und in die V. jugolaris interna einmündet. Vor dem Ohr entstehen aus dem Gebiet der A. temporalis superficialis die Vv. temporales superficiales aus einem R. frontalis et parietalis. Sie ziehen dann als V. retromandibularis (s. V.facialis posterior) durch die Glandula parotis. Diese Vene nimmt innerhalb der Drüse die Vv. maxillares auf. Diese übernehmen das Blut aus dem Gebiet der A. maxillaris. (Abb. 19)

Die V. retromandibularis (s. V. facialis posterior) mündet in die V. facialis (s.V. facialis anterior) und mit ihr gemeinsam in die V. jugularis interna; dieser gemeinsame Stamm führte früher den Namen V. facialis communis. — Am Hinterhaupt verläuft die V. occipitalis und hinter dem Ohr die V. auricularis posterior mit den gleichnamigen Arterien. Das Gebiet der V. occipitalis steht mit der V. cervicalis profunda im Zusammenhang, die aus starken Venen der Nackenmuskulatur hervorgeht, nach hinten unten verläuft und sich erst im kaudalen Abschnitt des Halses mit der V. vertebralis vereinigt, die mit der A. vertebralis verläuft." (HAFFERL.)

Nach diesen exakten Angaben möchten wir das Kapitel durch einige Bemerkungen HYRTL's über die topographische Anatomie im allgemeinen und im speziellen ergänzen. HYRTL sagt in der Vorrede zur dritten Auflage seiner Anatomie:

„Wenn das Buch also einigen zu kurz gehalten, anderen zu groß erscheint, so haben beide Teile recht. Die aphoristische Kürze wird jene nicht belästigen, welche beim Lesen auch denken, und wer nur die Topographie des menschlichen Leibes kennenlernen will, ohne Hinweise auf medizinisch-chirurgische Folgerungen, der findet Not- und Hilfsbüchlein genug, die in seinem Geschmacke geschrieben sind", oder in seiner Vorrede zur vierten Auflage: „daß ich aber ernste Gegenstände zuweilen mit mehr satirischer Kurzweil als eingehender Gründlichkeit abfertige, betrachte ich als einen Temperamentssegen, welcher, trotz der durch äußere Verhältnisse meiner Stellung mir auferlegten Resignation, zuweilen den heiteren Gesellen Humor mitreden läßt, der es nun nimmer lernen mag, das Sublime gepriesener exakter Forschungen, wo es nahe an Humbug streift, mit dem Ernst frommer Gläubigkeit wiederzugeben."

So schreibt HYRTL über die Venenversorgung der Weichteile des Schädeldaches:

„Die Blutadern sammeln sich zu drei größeren Stämmen: Die V. frontalis (nasofrontalis), die sich in die vordere Vene fortsetzt, ist häufig unpaarig und zuweilen durch mehrere kleinere ersetzt. Zweitens die V. facialis posterior (V. retromandibualaris als Fortsetzung V. temporalis superficialis) und drittens die V. occipitalis, welche wohl umfänglicher als die V. frontalis erscheint, aber der Dicke und Dichte des über ihr gelegenen Integuments wegen, äußerlich nicht abzusehen ist und deshalb auch noch keine Bekanntschaft mit der Aderlaßlanzette machte.

Diese Venen sind für den Chirurgen eigentlich nur durch ihre Teilnahme an erektilen Geschwülsten wichtig. Wichtiger ist ihre Kommunikation mit den Blutleitern der harten Hirnhaut, wodurch äußere Phlebitis auf die Sinus verpflanzt werden kann und die heilsamen Wirkungen äußerer Blutentziehungen auf Depletion der Sinus zustande kommt.

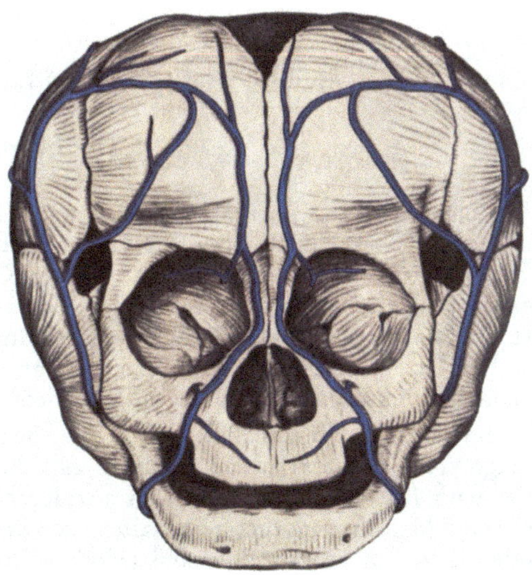

Abb. 19
Frontansicht der Stirn eines Säuglings mit den Hauptvenenstämmen.

Die V. frontalis (nasofrontalis) welche, ihres äußerlich kennbaren Verlaufs wegen, bei älteren Anatomen auch V. praeparata genannt wird, wurde vor Zeiten zur Venaesectio benutzt, kann aber nie viel Blut geben. Eine sonderbare Art am Kopfe Blut zu lassen, sah ich unter den Beduinen, welche die Kopfhaut mit einer Art großen stark konvexen Skalpells in ihrem ganzen Umfange mit unzähligen Hieben zerhakken, bis das Blut in hellen Strömen über Gesicht und Nacken rieselt. (Gegen Sonnenstich und Schwindel, von welchem diese Söhne der Wüste nicht weniger zu leiden haben als von Ungeziefer, trotz der täglichen Waschungen, welche bei Wassermangel mit Sand vorgenommen werden, so wie sich die Sperlinge bei uns auch im Sande baden.)

Die **V. frontalis (nasofrontalis)** hält, wenn sie einfach vorhanden ist, die Mitte der Stirn und weicht nach der linken, seltener nach der rechten Seite ab, um in die V. facialis anterior (facialis) überzugehen. Bei ihrer Eröffnung, um zur Ader zu lassen, wäre die Verwundung der Arteria oder des Nervus frontalis nicht zu fürchten, da diese ziemlich weit von ihr entfernt und zugleich tiefer liegen. Mittels der in der Incisura supraorbitalis aus der Diploe des Stirnbeins auftauchenden V. diploetica, welche selbst mit den Blutadern der harten Hirnhaut anastomosiert, hängt sie mit den inneren Venen des Schädels zusammen. Die Eröffnung dieser Ader, deren Volumen zuweilen sehr ansehnlich ist, wurde mit Unrecht aus der Praxis verbannt. Die Schließung der Wunde an ihr ist nicht weniger schwierig als jene der V. jugularis externa, und benötigt so wenig wie diese einen Zirkelverband."

Die Blutentnahme bzw. die intravenöse Zuführung von Medikamenten bei Säuglingen aus den oder in die Vv. nasofrontalis oder supratrochlearis erinnert manchmal an das von Hyrtl bei den Beduinen gesehene Verfahren. Bei in dieser Technik Ungeübten kommt es häufig zum Durchstechen mehrerer Venen, so daß das Blut auf Stirn und Augen tropft. Es ist daher ein Verdienst der Anästhesiologie, die Blutentnahme bei Säuglingen bzw. die Anlage von intravenösen Tropfinfusionen am Säuglingsfuß vorzunehmen. Hier wird der frühentwickelten V. saphena parva, bzw. in manchen Fällen auch der V. saphena magna der Vorzug gegeben (*Topographische Anatomie des Fußrückens* S. 28 und *Venaesectio* S. 96).

C. Die fachgerechte Injektionstechnik

1. Der Aderlaß

v. Kress gab im „*Lehrbuch der inneren Medizin*", herausgegeben von Schwiegk und Jores, therapeutisch-technische Hinweise, unter denen er den Aderlaß kurz beschreibt. Wegen der Kollapsgefahr, meint v. Kress, soll ein Aderlaß immer an liegenden Patienten vorgenommen werden. Diese Vorsichtsmaßnahme ist besonders zu betonen, da auch bei einfachen intravenösen Injektionen, die im Sitzen durchgeführt werden, Kreislaufstörungen vorkommen können. Aus diesem Grunde soll die intravenöse Technik bevorzugt am liegenden Patienten durchgeführt werden.

Um bei einer Blutentnahme — wie zum Beispiel beim Aderlaß — eine genügende Menge von Blut zu erhalten, empfiehlt es sich, eine Manschette des Blutdruckapparates nach Riva-Rocci am Oberarm anzulegen. Nach Messung des Blutdrucks wird derjenige Manschettendruck beibehalten, der den arteriellen Zufluß ungehindert verlaufen läßt, den venösen Rückfluß jedoch völlig staut. Hierbei ist zu beachten, daß der Manschettendruck etwas unter der Höhe des diastolischen Drucks gehalten werden muß (ECKART). Das gleiche gilt für die direkte Bluttransfusion, insbesondere dann, wenn der Spender in vereinzelten Fällen sehr große Mengen Blut spenden muß (1000 ml). Eine normale Staubinde kann in Notfällen auch genügen, doch ist hier nur die klinische Kontrolle möglich, die wir besser mit Hilfe des Blutdruckapparates „objektivieren“ sollten.

Eine dicke Nadel, am besten eine Flügelkanüle, ist deshalb zweckmäßig, weil bei den Zuständen, die einen Aderlaß indizieren, das Blut oft eine erhöhte Viskosität aufweist und in dünnen Nadeln bald gerinnen würde. Vor der Venenpunktion zum Aderlaß wird die Haut so gespannt, daß die Vene fixiert ist. v. KRESS betont, daß beim Einstich in die Haut immer so zu verfahren ist, daß die schräg angeschliffene Seite der Kanüle der Haut zugekehrt ist. Demgegenüber verfährt der Autor genau umgekehrt. Bei einer allgemeinen Umfrage wird von den meisten Klinikern und Anästhesisten (BOSCHANN, ECKART u. a.) auch die Meinung des Autors bestätigt, KOLB gibt eine interessante und außerordentlich einleuchtende Variation der Kanülenführung an. Die angeschliffene Seite der Kanülenspitze wird im Verhältnis zur ml-Einteilung der Spritze um 90 Grad gedreht, diese angeschliffene Spitze schaut also nach Punktion in die Subkutis gewissermaßen die Vene an und wird dann erst in diese eingeführt. Diese Technik - KOLB hat entsprechende Flügelkanülen konstruiert - wird besonders beim Aderlaß, aber in noch größerem Umfang bei intravenösen Tropfinfusionen angewendet.

Die von BOSCHANN, ECKART, GABKA, GRÜNHAG u. a. geübte Technik, die zweifellos am verbreitetsten ist, bei der also die angeschliffene Kanülenspitze in Verlängerung

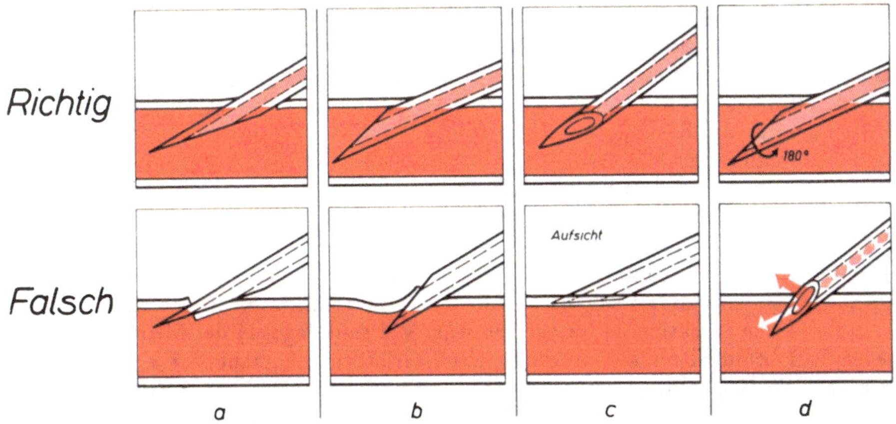

Abb. 20. Verschiedene Arten der Kanülenführung bei der intravenösen Injektion.
a) Die von v. KRESS empfohlene Kanülenführung, bei der der Schliff der Kanüle hautwärts zeigt.
b) Die von uns bevorzugte Kanülenspitzenführung.
c) KOLB empfiehlt, das angeschliffene Lumen der Injektionsnadel bei indirekter Punktion um 90 Grad gedreht einzuführen. Die Vene wird daher von der Seite her punktiert.
d) Kanülenführung nach NOLTE und WIETHOFF, die nach der Punktion die Knüle um 180 Grad drehen.

der ml-Einteilung der Spritze liegt, ist im Gegensatz zu dem v. KRESSschen und KOLBschen Verfahren schmerzloser, doch theoretisch ist die Gefahr für eine paravenöse Injektion bei diesem Verfahren ungleich größer als bei dem Verfahren von v. KRESS und KOLB (Abb. 20). Bei dem letzteren Verfahren kann eine Blutaspiration erst vorgenommen werden, wenn das ganze angeschliffene Kanülenende in der Vene liegt, wohingegen bei unserem Verfahren die Möglichkeit besteht, daß allein schon mit der Kanülenspitze Blut aspiriert wird. ECKART macht mit Recht darauf aufmerksam, daß bei beiden Methoden erst Blut aspiriert werden kann, wenn die Kanülenspitze die Venenwand durchbohrt hat. Das ist aber davon abhängig, wie kurz oder wie lang die Kanüle angeschliffen ist und in welchem Winkel sie in die Vene eingeführt wird. Die Gefahr bei unserer Technik liegt darin, daß bei zu steiler Punktion von der Kanülenspitze bereits die Hinterwand der Vene durchbohrt wird, so daß eine paravenöse bzw. eine intra- und paravenöse Injektion resultiert. NOLTE, der sich auch unserer Technik bedient, empfiehlt, die Injektionsnadel, nachdem sie im Venenlumen liegt, um 180 Grad zu drehen.

Die oberhalb der Einstichstelle angebrachte Blutdruckmanschette, bzw. Staubinde bleibt während des Blutabflusses liegen. Wie schon betont, muß die Stauung immer so ausgeführt werden, daß der arterielle Zustrom erhalten bleibt und lediglich der venöse Rückfluß gehemmt wird (Blutdruckmanschette!). Vom Arzt ausgeführte, unter Druck vorgenommene streichende Bewegungen am Unterarm des Patienten verstärken den Abfluß des Blutes. Ebenso kommt es durch kräftigen und wiederholten Faustschluß des Patienten vor dem Einstich zu einer ausgeprägten Stauung und einem Hervortreten der Venen. Ein heißes Unterarmbad vor der Venenpunktion erleichtert ebenfalls das Auffinden der Venen.

Bei der Venenpunktion ist wie bei allen anderen Punktionen oder Injektionen strenge Asepsis nötig. Nadeln, Kanülen und Spritzen müssen sorgfältig sterilisiert sein. Die Hautstelle, an der der Einstich erfolgt, soll vorher mit 70—96prozentigem Alkohol bzw. mit Äther oder Benzin abgerieben werden.

Bei Blutalkoholproben darf auf keinen Fall die Punktionsstelle mit Alkohol gesäubert werden. Hier steht eine Sublimatlösung zur Verfügung, die das Ergebnis der Alkoholprobe nicht in Frage stellen kann. In letzter Zeit hat DANN die theoretische Grundlage für die Routinedesinfektion der Haut vor Injektionen in der Allgemeinpraxis diskutiert. Er erwähnt dabei die für diesen Zweck üblichen Desinfektionsmittel und kommt zu dem Schluß, daß diese Verfahren zur Verhütung einer Infektion von geringem Wert und deshalb überflüssig sind. Seine Auffassung stützt er auf die Feststellung, daß nach 1078 ohne vorherige Hautbehandlung bei unausgewählten, aber nicht unter antibakterieller Behandlung stehenden Patienten verabreichten Injektionen — vorwiegend subkutan, aber auch intramuskulär, intravenös und intrakutan — keine Infektion zu beobachten war. Wir sind dagegen der Meinung, daß auf jeden Fall schon allein aus psychologischen Gründen die Haut vor einer Injektion gesäubert werden sollte.

2. Die intravenöse Injektion und Infusion bei Männern

Die intravenöse Injektion bzw. die intravenöse Infusion läßt sich bei Männern fast immer sehr gut durchführen. Bis vor kurzem wurde die Venenpunktion im Bereich der Kubitalvenen vorgenommen und erst in letzter Zeit ist — infolge der möglichen Zwischenfälle — die Einstichstelle distalwärts, also zum Unterarm verlegt worden. Durch die bei Männern gut ausgeprägten und sichtbaren drei großen Venenstämme, der V. cephalica, V. mediana antebrachii und V. basilica und ihrer Verbindungsäste, besonders der V. mediana cubiti, bei relativ dünnem Unterhautfettgewebe, ist die intravenöse Injektion in der Kubitalgegend zweifellos am leichtesten.

Wie wir schon anhand der topographisch-anatomischen Situation der Applikationsorte beschrieben haben,

> ist hier besonders darauf zu achten, daß, wenn schon im Kubitalbereich injiziert wird, nur die radialwärts gelegenen Venen, also die V. cephalica oder die V. mediana cephalica zu punktieren sind.

Es empfiehlt sich prinzipiell die Vene nicht direkt, sondern indirekt anzustechen. Bei guter Darstellung der Venen durch Stauung mittels eines Schlauches, einer Staubinde oder der Manschette eines Blutdruckapparates, die am Oberarm angelegt werden, kommt es zu einem deutlichen Hervortreten der Venenstämme und ihrer Kommunikationen. Die Stauung soll nicht ein Abbinden bewirken, die arterielle Blutzufuhr bleibt also erhalten, während der venöse Rückfluß gestaut wird.

Der Unerfahrene und Anfänger wird häufig, wie er meint aus Sicherheitsgründen, die Vene direkt über ihrem Verlauf punktieren, es wird ihm dabei auch fast immer gelingen, in die Vene einzudringen. Diese direkte Technik hat aber den großen Nachteil, daß man sehr häufig die Vene wohl anpunktiert hat, jedoch infolge der direkten Stoß- und Stichrichtung die Vene durchsticht und eventuell paravenös injiziert. (Abb. 21.) Wie wir aus unseren physiologischen Vorbetrachtungen gehört haben, kommt es allein schon durch die Venenberührung oft zu einer Kontraktion des Gefäßes, so daß bei diesem Vorgehen die Vene häufig zu entweichen scheint. Aus diesem Grunde bevorzugen wir die indirekte Technik, wobei die Kanülenspitze etwa 3 bis 6 mm neben der Vene eingestochen wird, die Injektionsnadel durch das Unterhautfettgewebe gleitet und infolge der mit der linken Hand angespannten Haut direkt in das Gefäßlumen mündet. Diese Technik ist um so wichtiger, da im Gegensatz zu

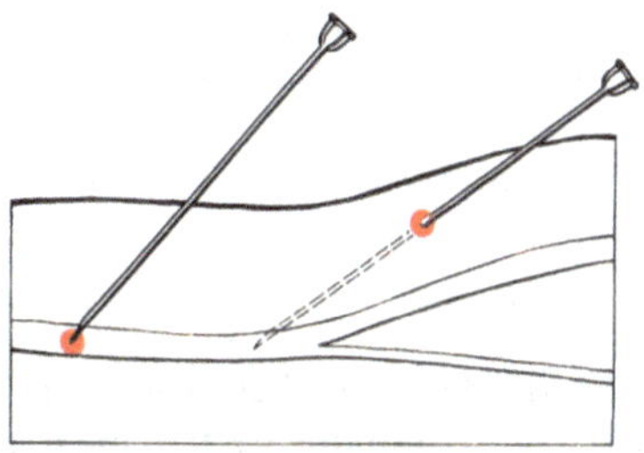

Abb. 21
Schematische Darstellung einer direkten und indirekten Punktion einer Vene.

früheren Zeiten heute die intravenöse Dauertropfinfusion zu einem der wirkungsvollsten Therapeutika der Medizin geworden ist. Durch das Einführen von Spezialkanülen, die für solche Infusionen gern benutzt werden, hat sich die indirekte Technik, und zwar möglichst distalwärts von der Kubitalgegend am besten bewährt.

a) Technik der intravenösen Injektion

Nachdem wie oben schon ausgeführt der Stauschlauch, bzw. die Manschette des Blutdruckmessers nach Riva-Rocci angelegt worden ist und eine einwandfreie Stauung erzielt ist, wird die schon relativ dünne und zarte Haut der Kubitalgegend mit der linken Hand gespannt, wobei sich die linke Hand nach Möglichkeit abstützen soll und der Arm des Patienten sich in gestreckter Haltung befindet. Um den Stauungseffekt zu erhöhen und das Heraustreten der Venen noch sichtbarer zu machen, empfiehlt man dem Patienten, eine Faust zu bilden bzw. die Hand mehrmals zu öffnen und zu schließen, um in Fauststellung zu verbleiben. Mit der rechten Hand wird jetzt ein Alkoholtupfer (70—96prozentig) genommen, der die vorgesehene Punktionsstelle ausgiebig säubert. WIETHOFF empfiehlt eine vorherige Reinigung der Haut mit Waschäther. Durch mehrfaches Klopfen mit Hilfe des Alkoholtupfers auf die zu punktierende Vene ist diese noch sichtbarer, bzw. noch palpabler. Dann nimmt man die Injektionsspritze, an der die scharf angeschliffene Kanülenspitze zumeist so sitzt, daß die Verlängerung der ml-Einleitung mit der Lumenöffnung der Kanüle übereinstimmt. Wie schon beim Aderlaß besprochen, gibt es hier verschiedene Ansichten, auf die wir erneut bei der Technik der intravenösen Infusion eingehen werden.

Ist die Injektionsspritze dem Arzt überreicht worden, bzw. hat er sie sich selbst genommen, hat sich der Arzt prinzipiell davon zu überzeugen, daß das vorgesehene Injektionsmittel mit dem tatsächlichen Inhalt der Spritze übereinstimmt. Das geschieht dadurch, daß die Hilfskraft dem Arzt die aufgesägte Ampulle zeigt. In der Mehrzahl der Fälle wird die aufgesägte sterile Ampulle über die Injektionsnadel gestülpt und bietet so die entsprechende Kontrollmöglichkeit. Ist diese Prüfung vollzogen, hat der Arzt die Pflicht, sich noch einmal genauestens die Injektionsspritze anzusehen. Obwohl in den meisten Fällen die Schwester, bzw. die Hilfskraft, beim Aufziehen der Injektionslösung darauf geachtet hat, daß überflüssige Luft im Spritzenlumen nicht mehr enthalten ist, muß der injizierende Arzt dennoch darauf achtgeben und noch einmal die Injektionsspritze auf eventuell vorhandene Luftblasen überprüfen. Das ist besonders wichtig, da es eine Anzahl von schaumbildenden Medikamenten gibt, so daß erst die zweifache Kontrolle ausreicht, die Spritze luftleer zu machen. Dabei wird die Injektionsspritze senkrecht nach oben gehalten und durch langsames Heraufdrücken des Stempels luftleer gemacht.

Eine Luftembolie durch Punktion der Venen im Bereich der oberen Extremitäten gehört zu den absoluten Seltenheiten. Aus Kollegenkreisen wird manchmal angeführt, daß eine Luftembolie durch Punktions- bzw. Injektionsmaßnahmen, die in dem Bereich der oberen Extremitäten durchgeführt werden, nicht entstehen könne. HALLERMANN hat jedoch erst kürzlich einen sehr interessanten Fall veröffentlicht, der zeigt,

> wie auch bei einer intravenösen Injektion im Kubitalbereich, das Zusammentreffen mehrerer unglücklicher Zufälle einen tödlichen Zwischenfall infolge Luftembolie auslösen konnte.

„Bei einer 23jährigen Patientin sollte eine Venendruckmessung vorgenommen werden, mit der eine eingearbeitete Famula beauftragt wurde. Es bestand nach vorausgegangener linksseitiger Lungenlappenresektion wegen Tuberkulose eine umfangreiche Verschwartung der linken Brusthöhle mit kompensatorischer Vergrößerung und Funktionssteigerung der rechten Lunge bei hohem negativem Druck und starker Sogwirkung rechts. Nach der Punktion der Vene — es war zunächst Blut zur Senkung entnommen — kam es beim Absetzen der Nadel von der Spritze (um den Konus der Venendruckbürette aufzusetzen) zu einer Ansaugung von Luft durch die in der Ellenbeuge liegende 1,8-mm-Kanüle, die sofort zur tödlichen Luftembolie führte. Die Sektion ergab eine ungemein starke tödliche Luftfüllung des rechten Herzens.

Hier war zweifellos eine Kombination verschiedener unglücklicher, z. T. zufälliger, z. T. nicht klar voraussehbarer Umstände maßgeblich für den tödlichen Zwischenfall. Während des Wechsels der Kanülen war ein heftiger Hustenanfall aufgetreten, der nicht gestillt werden konnte und gerade in dem Augenblick wirksam wurde, als beim Umwechseln von Spritze auf Bürette die Stauung etwas gelockert war und nun bei den besonderen Verhältnissen des Brustraumes der starke Sog auftrat. Bei dieser angestrengten Einatmung durch den Hustenerstickungsanfall mit tiefem Sog im Inspirium erhöhte sich der negative Druck im Brustraum weiterhin, der Venendruck wurde noch stärker herabgesetzt und es verwirklichte sich die sonst kaum gegebene Gefahr der Luftembolie bei einer Venenpunktion.

Obwohl der Tod kausal durch den Eingriff bedingt war, konnte eine Verletzung der auch in diesem speziellen Fall erforderlichen Sorgfalt nicht sicher festgestellt werden. Es wurde keine Anklage erhoben, jedoch bietet gerade dieser „Zwischenfall" Veranlassung, sich auch der Gefahren bei „harmlosen" und „üblichen" Untersuchungen bewußt zu sein."

Nach diesen Kontrollmaßnahmen — zuletzt die Injektionsspritze auf eventuell vorhandene Luftblasen zu überprüfen — kann mit der eigentlichen Injektion begonnen werden. Hierbei ist die Kanülenspitze etwa 3—6 mm neben der zu punktierenden Vene mit einem Ruck einzustechen, damit der Patient möglichst wenig Schmerzen empfindet. Die sensible Empfindlichkeit steigert sich an der oberen Extremität distalwärts, was ohne Zweifel mit der hochentwickelten Funktion der Hand in Verbindung steht. So wird eine Kubitalvenenpunktion viel angenehmer empfunden als eine intravenöse Injektion in den Unterarm bzw. Handrücken. Bei dieser indirekten Punktion ist der Hauteinstich in beliebiger Winkelstellung durchzuführen — die meisten bevorzugen einen Winkel von etwa 35—45 Grad — wohingegen das Annähern der Nadel an die Venenwandung immer unter einem flachen Winkel, also beinahe parallel zum Gefäß erfolgen soll (10—15 Grad). Nachdem nun die Kanülenspitze im Unterhautfettgewebe liegt, wird die Kanüle der Vene genähert. Hier ist von Bedeutung, daß sich die Nadel im oberen Anteil des Unterhautfettgewebes bewegt, so daß sie nach Annäherung an die Vene wie von selbst in diese hineingleitet. Der Erfahrene merkt den zarten Widerstand, den das Gefäß noch bietet und kontrolliert die richtige Lage der Injektionsnadel durch das Aspirieren. Hierbei fließt fast immer dunkles, also Blut mit einem erniedrigten O_2-Gehalt in das Spritzenlumen.

Die Frage der Blutfarbe als Nachweis der intravenösen, bzw. intraarteriellen Lage der Kanüle ist schon des öfteren diskutiert worden. Viele Chirurgen, beispielsweise E. Gohrbrandt, glaubten, daß allein die Blutfarbe zur Differentialdiagnose: venöse oder arterielle Punktion ausreichen würde. Von anderen wurde sogar der pulsierende Blutstrom angeführt, der nicht einmal mit Sicherheit bei einer arteriellen Punktion nachweisbar sein muß. Kein Kliniker sollte sich jemals darauf verlassen, durch Blutfarbenunterschiede, die allein schon durch die Injektionsmittel verändert werden können, eine exakte Diagnose, ob eine venöse oder arterielle Punktion vorliegt, zu stellen. Zweifellos können diese Tatsachen als Hilfsmittel benutzt werden, und wir selbst haben uns einmal mit Gohrbrandt eingehend über diese Frage unterhalten: er stand auf dem Standpunkt, daß die intravenöse Injektion neben der Erfahrung auch eine Frage des Gefühls sei, und wir müssen ihm in dieser Hinsicht recht geben. Gerade das Einführen der Kanüle in das jeweilige Gefäß gibt einen bestimmten Widerstand, der deutlich zu verspüren und zu differenzieren ist. Dabei ist es verständlich, daß bei einem starken Widerstand, wie ihn beispielsweise die Arterienwand bieten würde, und dem zusätzlichen Aspirieren von hellrotem, also O_2-gesättigtem Blut, der Verdacht naheliegt, mit der Kanüle intraarteriell zu liegen.

Da es bis zum heutigen Tage bei diesem einfachen therapeutischen Eingriff noch nicht gelungen ist, ein Kriterium auszuarbeiten, ob die Kanülenspitze intraarteriell bzw. intravenös liegt, ist es Sinn dieses Buches, dem jungen Kollegen

> jene Venen zu empfehlen, bei denen er erfahrungsgemäß nicht intraarteriell punktieren kann.
> In der Ellenbeuge sind das alle radialwärts gelegenen Venen, insbesondere der Venenstamm der V. cephalica.

Die ulnare Seite ist schon deshalb nicht zu empfehlen, da wie wir in dem Kapitel „Topographische Anatomie der Ellenbeuge" (S. 21) ausgeführt haben, hier sowohl die A. ulnaris, die A. recurrens radialis und ihre Fortsetzung, die A. brachialis, insbesonders in der Nähe der V. basilica und ihrer ulnaren Zweigäste bzw. Kommunikationen liegen. Wie aus Abb. 8 ersichtlich ist, begleitet der R. ulnaris des N. cutaneus antebrachii medialis die V. basilica, der häufig hautwärts verläuft.

Nachdem man überzeugt ist, daß die Kanüle richtig liegt, wird nach nochmaliger Blutaspiration — Injektionsspritze also nie mit Injektionsflüssigkeit überladen — die Staubinde bzw. die Blutdruckmanschette geöffnet und dem Patienten eine lockere, zwar gestreckte Haltung des Armes mit entspannter Hand empfohlen. Es ist darauf

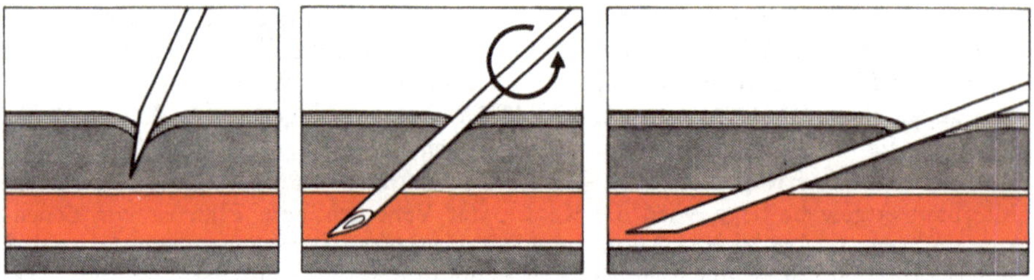

Abb. 22. Die direkte Venenpunktion sollte nach Möglichkeit so vorgenommen werden, daß nach erfolgtem Einstich in das Venenlumen mit nach oben gerichtetem Schliff der Einstichwinkel gesenkt und die Kanüle im Gegenuhrzeigersinn gedreht wird, daß das Lumen nach unten zeigt.

zu achten, daß bei der Injektion der Arm des Patienten abgestützt ist, er muß also entweder auf einem Tisch, auf einer Stuhllehne, bzw. auf dem Knie des Arztes ruhen. Die Injektion selbst muß bei allen Medikamenten relativ langsam vorgenommen werden, es sei denn, die Herstellerfirmen fordern eine schnelle Injektion, wie z. B. beim *Epontol*, um in diesem speziellen Fall eine genügende Konzentration zu erhalten und die Narkose schnell einzuleiten. Das langsame Injizieren entspricht gewissermaßen auch dem Empfinden des Patienten und ist daher als psychologisches Moment zu werten da der Patient von der Injektion eine Besserung seines Zustandes erwartet. Es ist durchaus zu vertreten, daß sich der Arzt während der Injektion mit dem Patienten unterhält, der Patient wird somit abgelenkt und der harmlose Schmerz unter der Injektion gemildert. Es empfiehlt sich, mit dem Patienten über die Anamnese bzw. über die letzten Krankheitsereignisse zu sprechen, denn jeder Leidende — mag das Leiden noch so harmlos sein — spricht gern über seine Beschwerden.

Obwohl, wie wir schon eingangs betonten, die Injektionsspritze vor Beginn der Punktion luftleer gemacht worden ist, sollte man das Medikament so injizieren, daß im Spritzenlumen noch 0.1—0.2 ml verbleiben. Es kommt nämlich des öfteren vor, daß unter der Aspiration etwas Luft in die Injektionsspritze gelangt, wenn beispielsweise die Injektionsnadel nicht ganz fest auf der Injektionsspritze sitzt, oder wenn Spritzenstempel und Gehäuse nicht exakt zueinander passen. Das spielt besonders dann eine Rolle, wenn, wie es häufig vorkommt, mehrere Medikamente nacheinander verabreicht werden.

Hierbei empfiehlt sich folgende Technik:

Beispielsweise soll nach einer *Strophanthin*-Injektion eine intravenöse Verabreichung von *Euphyllin* vorgenommen werden. Nachdem die erste Injektion verabfolgt worden ist — man hat darauf achten lassen, daß die mit *Euphyllin* gefüllte Injektionsspritze luftleer ist — wird man erst dann die Kanüle von der Spritze lösen, wenn man mittels Fingerdruck des linken Zeigefingers auf Kanülenlumen und Vene zugleich, den Blutaustritt verhindert. Nachdem nun die zweite Injektionsspritze an der in der Vene liegenden Injektionsnadel fixiert ist, und zwar fest fixiert ist *(cave Lufteintritt)*, wird eine *erneute Aspiration vorgenommen* und langsam dieses zweite Mittel injiziert.

Diese Injektionstechnik muß jedoch manchmal modifiziert werden. Bei älteren Männern, die schon eine ausgeprägte Arteriosklerose haben, findet man häufig sogenannte Rollvenen. Hier empfiehlt sich die direkte Technik. D. h. nachdem mit der linken Hand die Haut straff gespannt wird — und zwar in Verlaufsrichtung der Vene, damit die Venenschlängelung weitgehend aufgehoben ist — um die Venenwandungen möglichst zu fixieren, wird man mit einem kurzen kräftigen Stich Haut und Vene zugleich punktieren. Bei diesem Verfahren ist der Kanülenneigungswinkel von vornherein relativ flach zu wählen, also etwa 20—30 Grad. Manche Kollegen bevorzugen jedoch bei dieser direkten Technik einen sehr steilen Winkel (70—80 Grad) insbesondere dann, wenn die Vene deutlich hervortritt. Dann sollte jedoch nach erfolgter Punktion der Einstichwinkel gesenkt und eventuell die Kanüle um 180° gedreht werden (Abb. 22).

Abschließend wird die Kanüle ruckartig herausgezogen. Die Punktionsstelle, aus der zumeist noch etwas Blut fließt, mit einem Alkoholtupfer komprimiert und der Arm in äußerste Beugestellung geführt. MEHLHORN macht demgegenüber darauf aufmerksam, daß es gerade durch dieses Abwinkeln des Armes mit Herandrücken des Tupfers zu Stauungen und Intimaschädigungen und damit letztlich zur Undurchgängigkeit der Vene kommen kann. Aus diesem Grunde empfiehlt er insbesondere dann, wenn er die Vene für weitere Injektionen erhalten will, als schonendste Behandlung nach der Injektion das Hochheben des ausgestreckten Armes und das leichte Gegenhalten und nicht Gegendrücken des Tupfers.

„Bei Benutzung des feuchten Reinigungstupfers kann es auch zu Hautnekrosen und echten Thrombophlebitiden kommen. Die gleichen Schäden können auftreten, wenn zum Schutz der Wäsche vor einem etwa nachsickernden Bluttropfen, wie vielfach beobachtet, ein Leukoplaststreifen auf die Einstichstelle geklebt wird" (MEHLHORN).

Demgegenüber stehen wir jedoch auf dem Standpunkt, daß es infolge von Reinigungstupfern keineswegs zu Hautnekrosen oder sogar zu Thrombophlebitiden kommen kann. Der Pflasterstreifen, der von den meisten Kollegen benutzt wird, ist nur dann nicht anzuwenden, wenn eine sogenannte Leukoplastüberempfindlichkeit bekannt ist.

Sobald sich an der Einstichstelle eine Schwellung entwickelt oder der Kranke über brennende Schmerzen klagt, ist die Injektion abzubrechen.

Salyrgan, Novurit, Esidron, Neosalvarsan, Strophanthin und andere Präparate können sehr langanhaltende Schmerzen, Schwellungen und selbst Nekrosen erzeugen, wenn auch nur wenige Tropfen paravenös gelangt oder injiziert sind. In solchem Falle ist es nützlich, sofort das umliegende Gebiet mit mehreren ml physiologischer Kochsalzlösung zu infiltrieren, um das paravenös gelangte Präparat zu verdünnen. Auf diese Komplikationen und die Therapie kommen wir später zurück.

Die intravenöse Injektion im Bereich der Ellenbeuge verliert jedoch aus Sicherheitsgründen immer mehr an Bedeutung. Es wird zwar eine große Anzahl von Kollegen geben, die nach dem Standpunkt verfahren

Minima non curat praetor

(Um Kleinigkeiten kümmert sich der Prätor — der erfahrene Kollege — nicht)

und die meinen, bei ihrer eigenen Injektionstechnik wäre ein Zwischenfall undenkbar. Nun wissen wir jedoch, und das haben wir vor allen Dingen bei der biologischen Betrachtung der Venenstruktur versucht zu zeigen, daß eine Vielzahl von Möglichkeiten zusammen kommen muß, um Komplikationen auszulösen, die in manchen Fällen nicht auf die Injektionstechnik des Kollegen zurückzuführen sind.

Die topographische Anatomie der Innenfläche des Unterarms sowie diejenige des Handrückens hat uns gezeigt, daß hier genügend große Venenstämme vorhanden sind, um eine fachgerechte intravenöse Injektion vorzunehmen. Das gilt in erheblich stärkerem Maße noch für das Anlegen einer

b) Intravenöse Dauertropfinfusion bzw. Bluttransfusion

Wie schon mehrfach betont, ist die Transfusions- und Infusionstherapie für alle Gebiete der Medizin zu einem Therapeutikum geworden, das schlechthin nicht mehr wegzudenken ist. Da das Anlegen einer intravenösen Dauertropfinfusion und die Verabreichung einer Blutkonserve eine einheitliche Technik erfordern, wird in diesem Zusammenhang auf die Technik der Bluttransfusion nicht im einzelnen eingegangen. Es soll aber nicht versäumt werden, eine erst kürzlich erschienene Arbeit von WIETHOFF zu zitieren, der sich eingehend mit der modernen Infusionstechnik beschäftigt hat.

Vorbereitung einer Infusion

„Art der Infusionslösung, Dosierung und Infusionsgeschwindigkeit sollten schriftlich festgelegt werden. Es kann nicht oft genug betont werden, wie wichtig die quantitative bilanzmäßige Überwachung der Flüssigkeitstherapie ist.

Im folgenden sind die für die intravenöse Infusion benötigten Geräte angeführt.

1. Infusionslösung.
2. Infusionsständer.
3. Überleitungsgerät: für Infusionsflaschen mit Belüftung, bei einigen Infusionslösungen mit Filter.
4. Venenpunktionskanüle, falls nicht Gerät oder Verlängerungsstück damit ausgerüstet ist (bei Erwachsenen im allgemeinen Nr. 1). (Wir benutzen gern die STRAUSSsche Kanüle, die wegen ihrer Fixierungsmöglichkeit mittels eines eingeschnittenen Plastikstreifens besser befestigt werden kann.)
5. Injektionsspritze (2 ml).
6. Tupfer, Pflasterstreifen, Desinfektionslösung, Schere, 2 Arterienklemmen, gepolsterte Schiene, breite Mullbinde, Stauschlauch.

Meistens ist es nicht notwendig, die Infusionslösung auf Körpertemperatur zu erwärmen. Das wird aber von einigen Autoren dann für notwendig gehalten, wenn große Flüssigkeitsmengen schnell infundiert werden müssen. Bei Zusatz von Medikamenten sind die Angaben der Herstellerfirmen hinsichtlich kompatibeler Infusionslösungen ebenso zu beachten wie die Einhaltung steriler Kautelen.

Es ist zum Teil üblich, Überleitungsgeräte und Infusionsbehälter bereits am Vorabend zu verbinden. Diese Handhabung ist nicht zweckmäßig, da eventuell mit dem Gerät in die Lösung gebrachte Keime in dem Zeitraum stark genug wachsen könnten, um Nebenwirkungen zu verursachen.

Vene und Venenpunktion

Bei der Wahl einer bestimmten Technik und einer Vene sind Anwendungsdauer und Infusionsgeschwindigkeit zu berücksichtigen. Bei länger dauernder Infusionstherapie ist es zweckmäßig, zunächst möglichst distal gelegene Venen zu benutzen, um bei eventueller Thrombosierung später auf durchgängige proximal gelegene zurückgreifen zu können. (Auf jeden Fall müssen Venen im Bereich der Gelenke vermieden werden — Handgelenk, Ellenbeuge — weil bei Bewegungen trotz der Fixierung die Kanülenspitze die Venenwand leicht durchstechen kann.)

Vor- und Nachteile sowie Lokalisation häufiger verwendeter Venen sind hier zusammengestellt.

Handrückenvenen	Für langfristige Therapie ungeeignet, leicht perforierbar, paravenöse Injektionen besonders schmerzhaft.
Unterarmvenen	Besonders geeignet.
V. mediana cubiti	Die Venen der Ellenbeuge (einschließlich der V. mediana cephalica) sollten wegen der bei ihrer Verwendung erforderlichen Streckhaltung vermieden werden.
V. cephalica	Für langfristige Infusionstherapie recht gut geeignet, da keine wesentliche Einschränkung der Armbewegung.
V. saphena parva seu magna	Gebräuchlich für Venenkatheterisierung mittels Venae sectio dicht oberhalb des Innenknöchels bei Säuglingen und Kleinstkindern. Bei Erwachsenen im Hinblick auf eventuelle Dauerschäden nach Thrombosierung möglichst zu vermeiden.

Man sollte den geringen Mehraufwand an Zeit nicht scheuen, sich zu setzen, die Venen sorgfältigst zu inspizieren und zu palpieren und die Punktion in möglichst bequemer Haltung durchzuführen. Eigentlich selbstverständlich ist, daß der Patient vor Anlegen einer Infusion gelagert werden muß.

Die Darstellung einer Vene läßt sich manchmal verbessern, wenn Unterarm und Hand in feuchtwarme Umschläge gewickelt werden und einige Minuten frei hängen. Außerdem ist es zweckmäßig, anstelle des üblichen Stauschlauches die Blutdruckmanschette zu verwenden, die bis zu einem knapp unterhalb des diastolischen Blutdrucks liegenden Wert aufgeblasen wird. Vor allem nach vorhergehender Wärmeapplikation kann die Verwendung einer kalten antiseptischen Lösung für die Hautdesinfektion eine lokale Vasokonstriktion verursachen.

Über die optimale Kanülengröße divergieren die Ansichten. Für die Infusion von Elektrolytlösungen ist eine Kanüle Nr. 12 (u. E. zu dünn, günstiger Nr. 1 bzw. STRAUSSsche Kanüle) geeignet. Wichtig sind ein guter Schliff und eine scharfe, widerhakenlose Spitze. Es ist zweckmäßig, die Kanüle so zu führen, daß bei großen Venen der Schliff nach oben, bei kleinen nach unten zeigt. Dadurch lassen sich auch kleine Venen mit relativ großen Nadeln punktieren, ohne daß durch Perforation ein Hämatom entsteht bzw. die Kanüle durch die anliegende Venenwand okkludiert wird. Eine andere Möglichkeit ist, nach erfolgter Punktion des Venenlumens mit nach oben gerichtetem Schliff die Kanüle im Gegenuhrzeigersinn zu drehen, so daß der Schliff nach unten zeigt (Abb. 20 und 22).

Weitaus mehr als bei einer Injektion kommt der sorgfältigen Hautdesinfektion bei der Infusion Bedeutung zu. Falls Alkohol verwendet wird, sollte die Haut vorher mit Äther entfettet werden. Sobald der desinfizierte Bezirk getrocknet ist, wird die Vene mit linkem Zeigefinger und linkem Daumen fixiert und gestreckt. Der Einstich der Kanüle erfolgt gegenüber der Spitze des (desinfizierten) Zeigefingers.

Vielfach wird es vorgezogen, die Punktion in zwei Abschnitten auszuführen, zunächst Haut und Unterhautfettgewebe zu durchstechen und erst dann mit der Kanüle das Venenlumen aufzusuchen. (Indirekte Methode.) Es empfiehlt sich dabei, in der ersten Phase die Nadel im Winkel von 45 Grad, in der zweiten dagegen so parallel wie möglich zur Hautoberfläche zu führen.

Das weitere Vorgehen hängt davon ab, welche der drei folgenden Möglichkeiten benutzt werden:

1. Kanüle mit aufgesetzter Spritze
2. freie Kanüle
3. Kanüle mit fester Verbindung zum Infusionsüberleitungsgerät.

Die richtige Lage der Kanüle wird in den beiden ersten Fällen durch die mühelose Aspiration von Blut mittels Spritze bzw. das Erscheinen der ersten Blutstropfen am Konus angezeigt. Daraufhin wird die Stauung weggenommen. Der luftleere, bis zum Konus mit Flüssigkeit gefüllte Schlauch des Überleitungsgerätes wird von der Schwester gereicht und auf den Kanülenkonus gesteckt. Wenn die Flüssigkeit ungehindert in die Vene einfließt, wird die Tropfenfolge in der Tropfkammer sichtbar nicht abreißen. Sobald das feststeht, wird die Tropfzahl durch Zusammendrücken der Schlauchklemme bzw. durch Verstellung der Rollklemme eingestellt. Bei Verwendung von kanülenarmierten Überleitungsgeräten gibt ein Bluteinstrom in den Schlauch des Gerätes den Hinweis auf die einwandfreie Kanülen-Lage. Die Stauung wird daraufhin entfernt, die richtige Tropfgeschwindigkeit eingestellt, fixiert wird die Kanüle nach Unterlegen eines Tupfers durch einen Pflasterstreifen, der über den Konus gelegt wird. Ebenso wird der Schlauch des Überleitungsgerätes gesichert und — wenn notwendig — der Arm bzw. das Bein des Patienten auf der gepolsterten Schiene unter Vermeidung jeglicher Stauung fixiert.

Technische Varianten bei intravenöser Flüssigkeitszufuhr

Wie sich in den vergangenen 20 Jahren mit steigender Anwendungshäufigkeit der intravenösen Flüssigkeitstherapie deutlich gezeigt hat, weist die übliche Kanüle für die Infusion Nachteile auf, die sich bei der Injektion nicht bemerkbar machen. So ist es nicht erstaunlich, daß zahlreiche Vorschläge publiziert worden sind, die Kanüle durch Änderungen zu verbessern oder durch ein anderes System zu ersetzen.

Eine vollständige Darstellung aller Varianten würde den Rahmen des vorliegenden Beitrages sprengen. Ich beschränke mich vorwiegend auf solche Systeme, die mir aus eigener Erfahrung bekannt sind.

Becksche Kanüle

Von verschiedenen Autoren sind Doppelkanülensysteme entwickelt worden, die aus einer äußeren, stumpf endenden Verweilkanüle und einer spitzen Innenkanüle zur Durchführung der Venenpunktion bestehen. Auf Grund des relativ großen Durchmessers derartiger Doppelkanülen ist es manchmal notwendig, vor Einführen in die Vene eine Hautinzision zu machen (u. E. sehr selten notwendig). In Deutschland wird die Becksche Kanüle häufiger verwendet, die der in England beliebten Guest's Vein Trocar and Cannula sehr ähnlich ist.

Viele der speziell für die intravenöse Infusion entwickelten Metallkanülen haben heute nur noch historisches Interesse, zum Beispiel die Mandrinkanülen, so daß auf ihre Beschreibung verzichtet werden kann.

Perkutaner Venenkatheterismus

Zu länger dauernden Infusionen benutzen wir gern die Venoflex-Methode. Nach Punktion der Vene mit der BECKschen Kanüle wird der durchbohrte Mandrin entfernt und durch den in der Vene liegenden äußeren Mantel ein Dauer-PVC-Katheter langsam in das Gefäß eingeschoben. Hier ist besonders darauf zu achten, daß der Schlauch steril eingeführt werden muß, daß er also nicht die Haut berühren darf und auch nicht mit unsterilen Fingern angefaßt werden darf.

Sobald etwa 10 cm des Katheters intravaskulär liegen, entfernt man die Kanüle unter gleichzeitiger Fixierung der PVC-Kapillare durch Daumendruck. Der extravaskulär liegende Anteil der Kapillare sollte gut gegen ein akzidentelles Abreißen und Abwandern in das Kreislaufsystem gesichert werden. Besonders geeignet ist dafür eine von LENZEN angegebene Arretierungsplatte. Die Verbindung zum Infusionsschlauch wird über eine Spezialkanüle hergestellt, auf die der PVC-Katheter aufgezogen wird, der im übrigen mit den Durchmessern (außen) von 1, 1,5 und 2,1 mm zur Verfügung steht.

Venoflex-System

Vorteile des Venoflex-Systems sind die geringe Behinderung des Patienten (die Bewegungsmöglichkeit des Armes) und die Möglichkeit, zusätzliche Injektionen einfach ausführen zu können. Die Anwendung ist allerdings dadurch limitiert, daß der Durchmesser der Kanüle zu groß ist, um kleinere Venen punktieren zu können.

Vorgehen nach Koch

Im Prinzip handelt es sich bei der Venoflex-Methode selbstverständlich um einen perkutanen Venenkatheterismus, für den KOCH eine andere Technik entwickelt hat. Sie basiert auf dem von SELDINGER für die Angiographie ausgearbeiteten Vorgehen, den Katheter über einen Führungsmandrin (leader) in das Gefäß einzuführen. Die KOCHsche Methode wird mit einem Einweg-Instrumentarium unter streng sterilen Kautelen durchgeführt. Nach Desinfektion der Punktionsstelle und Abdecken der Umgebung punktiert man die Vene und führt den im Besteck enthaltenen Mandrin von 45 cm Länge vorsichtig durch die Kanüle ein. Sobald der Mandrin in einer dem Venenkatheter entsprechenden Länge im Venenlumen liegt, wird die Punktionskanüle entfernt und der Katheter auf dem als Führung wirkenden Mandrin in die Vene geschoben. Anschließend wird der Mandrin entfernt und der mit einem Konus ausgestattete Katheter mit dem Infusionsgerät verbunden.

Durch die Anwendung des Verfahrens wird es vielfach möglich sein, auch bei schwierigen Venenverhältnissen, zum Beispiel im Schock, eine Venaesektio zu umgehen.

Kunststoffverweilkanüle (Braunüle)

Nach der Darstellung von Verfahren perkutaner Venenkatheterisierung sollte folgerichtig die Beschreibung der Katheterisierung nach Freilegung der Vene (Venae sectio) folgen. Es scheint aber zweckmäßig, zuvor auf die in den letzten Jahren allmählich ausgereifte Entwicklung einzugehen, die sich wachsender Beliebtheit erfreut, die Kunstoffkanüle (*Braunüle*).

Dieses System ist aus einer Punktionsinnenkanüle auf Metall aufgebaut, der eine etwas kürzere, konisch endende, dicht anliegende Kunststoffkanüle aufgeschoben ist (Abb. 23). Der Übergang zwischen beiden Kanülen ist dank präziser Verarbeitung stufenlos, so daß eine die Penetration des Gewebes erschwerende Verformung der konischen Kanülenspitze bei richtiger Handhabung nicht auftritt.

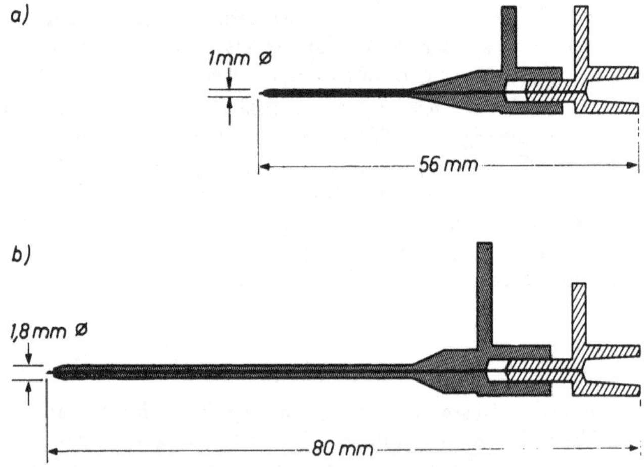

Abb. 23. Kunststoffkanülensystem (Braunüle). a) Größe 0, b) Größe 1,0.

Bei der nach üblichem Vorgehen ausgeführten Punktion faßt man — nach Gegeneinanderverschieben der beiden Griffplatten um etwa 90 Grad — die Innenkanülen-Griffplatte. Dadurch wird gewährleistet, daß deren Spitze während des Vorganges der führende Teil bleibt. Sobald eine einwandfreie Lage im Venenlumen erreicht ist, entfernt man die Metallkanüle. GÖTT macht darauf aufmerksam, daß es bei kleinen Venen zweckmäßig ist, nach Erreichen des Venenlumens die Innenkanüle zu entfernen und die Kunststoffkanüle allein weiter voranzuschieben. Der verwendete Kunststoff weist die gleiche Gewebsindifferenz auf wie die übliche Kanüle. Eine Intimareizung oder gar Perforation der Gefäßwand wird weitgehend vermieden durch die konische Ausbildung des Kanülenendes, das die Forderung nach einem stufenlosen Übergang von Innen- zur Außenkanüle viel besser erfüllt, als es bei industriell hergestellten, analog aufgebauten Metallsystemen realisiert werden kann. Die Flexibilität des Materials gestattet der Kunststoffkanüle, sich dem Verlauf des Gefäßes anzupassen".

Wir pflegen die *Braunüle* folgendermaßen anzulegen (Abb. 24): Nachdem die Kanüle etwa 1/2 bis 1 cm in das Venenlumen eingeführt ist, wird der Metallmandrin so weit zurückgezogen, daß er jetzt im Lumen der Plastikkanüle liegt. Nun wird die Kanüle bis zum Griffansatz in das Venenlumen bei noch gestauter Vene vorgeschoben. Dadurch wird verhindert, daß die Metallspitze des Mandrins die Venenwand verletzt, die Kanüle behält jedoch die notwendige Festigkeit, um nicht beim Vorschieben durch den Hautwiderstand abzuknicken. (ECKARTGABKA).

Das *Braunülen*-System steht in verschiedenen Größen zur Verfügung, mit denen eigentlich alle Venen — vielleicht mit Ausnahme besonders feiner, wie sie zum Beispiel bei Säuglingen vorliegen — punktiert werden können. Durch eine Reihe sinnvoller Ergänzungen (Venenkatheter, Mandrinverschluß, Verlängerungsstück usw.) wird seine Anwendungsbreite noch größer. Die Anwendung der *Braunüle* oder eines der Verfahren zur perkutanen Venenkatheterisierung dürfte häufig die direkte Venenkatheterisierung nach Venaesectio unnötig machen.

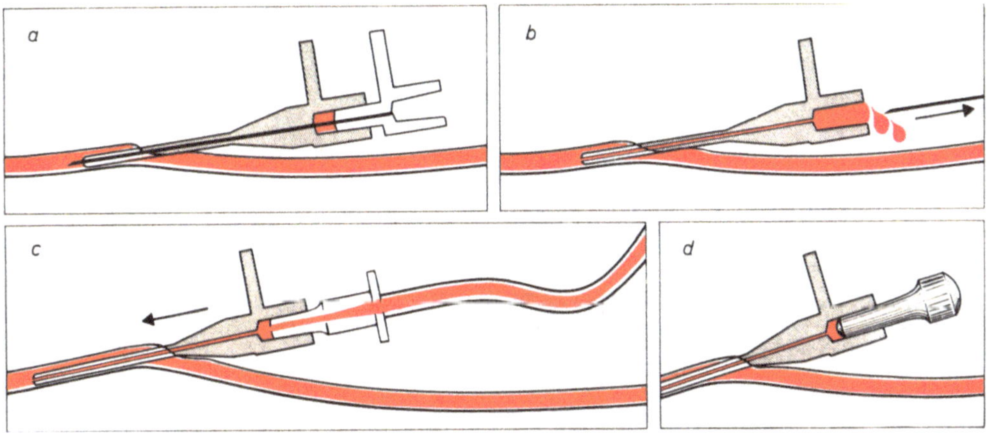

Abb. 24. Schematische Darstellung der Verwendung einer Braunüle.

a) Punktion der Vene, wobei die Innenkanüle als Führung die Vene ansticht.

b) Durch zartes Herausziehen der Führungskanüle füllt sich das Lumen der Plastikkammer mit Blut.

c) Durch weiteres Vorschieben der Kunststoffkanüle kommt es zur richtigen Lage der Braunüle, so daß nun die Injektionsspritze bzw. wie hier dargestellt, das Infusionssystem angeschlossen werden kann.

d) Soll die Vene für weitere Zwecke offengehalten werden, kann die Braunüle mittels genormten Stopfens vorübergehend verschlossen werden.

Hilfsmittel für die Infusion

Überleitungsgeräte. „Von wenigen Ausnahmen abgesehen, wie zum Beispiel Aminosäurelösungen, stehen heute Infusionslösungen sowohl abgefüllt in Glasflaschen als auch in Plastikampullen zur Verfügung. Diese werden in der Regel nur einmal verwendet, wie auch die Überleitungsgeräte, die den Lösungsbehälter mit Venenkanüle oder -katheter verbinden (Abb. 25).

Grundsätzlich sind Überleitungsgeräte aus Tropfkammer, Schlauch mit Konus und einer Abklemmvorrichtung aufgebaut. Sie müssen steril und frei von extrahierbaren toxischen Substanzen sein. Die Tropfkammern werden aus klaren Kunststoffen, etwa Polysterolen, Polyamid oder Polypropylen gespritzt.

Schläuche bestehen meistens aus Weich-PVC, das physiologisch einwandfrei sein muß. Bei Verwendung von Infusionsflaschen ohne zusätzliche Belüftungsvorrichtung ist es notwendig, Geräte zu verwenden, die den zum Druckausgleich notwendigen

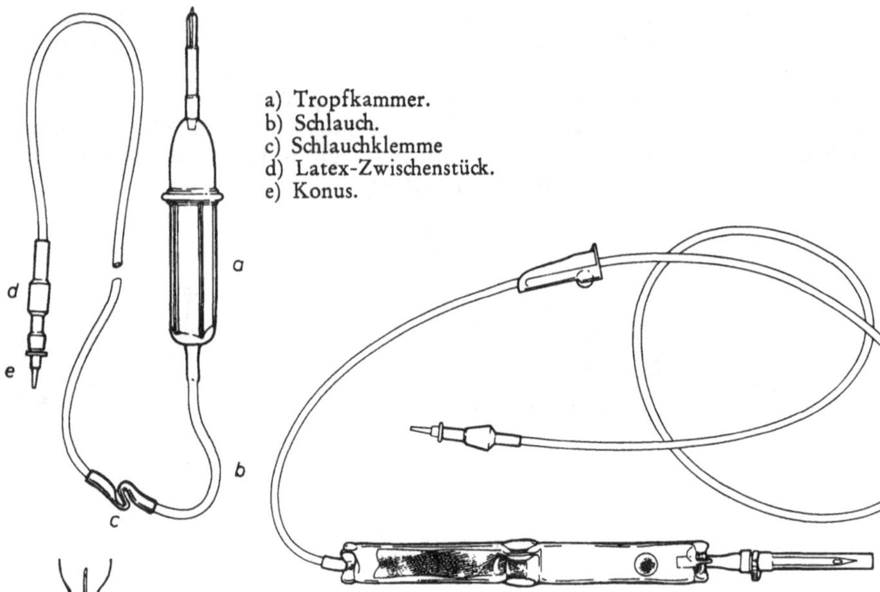

a) Tropfkammer.
b) Schlauch.
c) Schlauchklemme
d) Latex-Zwischenstück.
e) Konus.

Abb. 25. Verschiedene Überleitungsgeräte.

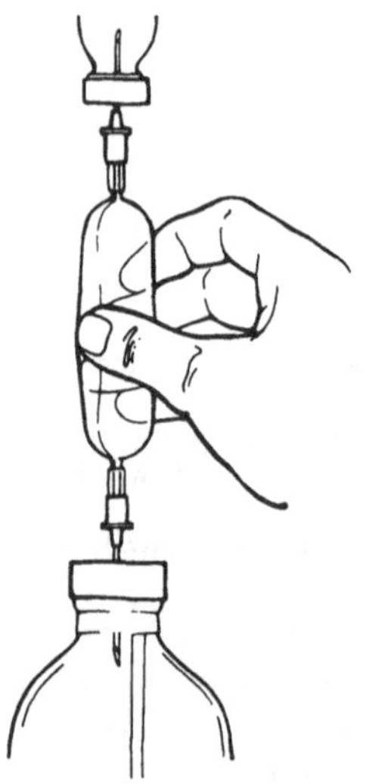

Lufteintritt in die Flasche gewährleisten. Selbstverständlich soll die Belüftung einen Filter aufweisen, der eine bakterielle Verunreinigung der Infusionslösung verhindert. Plastikampullen benötigen keine Belüftung. (Muß eine Schnellinfusion durchgeführt werden, sollte am oberen Ende der Plastikampulle ein Loch eingeschnitten werden, um einen schnelleren Austritt der Infusionsflüssigkeit zu ermöglichen.) Für einige wenige Infusionslösungen, zum Beispiel bestimmte Plasmaexpander und übersättigte (hochprozentige) Manitollösungen, werden Geräte mit filterbestückten Tropfkammern empfohlen, ähnlich wie sie für Transfusionen zur Verfügung stehen.

Als Abklemmvorrichtung, die auch zur Regulierung der Tropfenfolge dient, weisen handelsübliche Geräte unter anderem sogenannte Schlauch- oder Rollklemmen auf (Abb. 25). Den auf *Record-* oder *Luer-Los*-Kanülen passenden Konen ist vielfach ein kurzes Latex-Schlauchstück vorgeschaltet, das die zusätzliche Applikation von Medikamenten während der Infusion ermöglicht.

Für spezielle Zwecke steht eine Fülle von Abwandlungen und Zusatzeinrichtungen (z. B. das von der Firma *Braun* entwickelte Gerät zur Venendruckmessung) zur Verfügung, von denen hier nur eine kleine Auswahl berücksichtigt werden kann.

Simultaninfusion-Zwillingsgerät/Verbindungsstück. Die gleichzeitige Infusion von zwei Lösungen kann einmal mit dem herkömmlichen Zwillingsgerät erfolgen, das in abgewandelter Form auch für die peritoneale Dialyse gebraucht wird. Als andere Möglichkeit ist ein sogenanntes Verbindungsstück zu erwähnen, das auf die Venenkanüle aufgesteckt und mit den beiden Überleitungsgeräten verbunden wird.

Simultaninfusion und -drucktransfusion. Wichtig für die operative Chirurgie, erlaubt ein von PFLÜGER entwickeltes Gerät. Der entscheidende Punkt der Konstruktion ist, daß die Infusionsrate nicht durch Änderung der auf der Konserve ruhenden Druckbelastung beeinflußt wird.

Hier ist zu beachten, daß eine Schnellinfusion unter Druck die Gefahr einer Luftembolie in sich birgt. Bei solchen Schnellinfusionen sollte man also prinzipiell bei 50 ml noch vorhandener Infusionslösung den Flaschenwechsel vollziehen.

Travenolsystem. Bei Schnellinfusionen ist auch ein grundlegender Wandel durch das Aufkommen des sogenannten *Travenol*-Systems eingetreten.

Von der alten Methode der Drucktransfusion (Schnelltransfusion) ist man aus folgenden Gründen abgekommen. Die Drucktransfusion sah so aus, daß man langsam Luft in die Flasche pumpte und dadurch ein schnelles Überleiten erwirkte. Einmal war die Sterilität durch den Ballon sehr zweifelhaft, zum anderen bestand immer die Gefahr einer Luftembolie.

Das neue Travenol-System, das gewissermaßen einen Melkvorgang widerspiegelt, arbeitet mit einer Plastikkugel in der unteren Kammer des Systems, die bei Druck auf die Flasche den flaschenwärts gelegenen Eingang verschließt.

Gerät für die Kinderheilkunde. Die exakte Dosierung auch kleinerer Infusionsmengen ist mit üblichen Überleitungsgeräten nicht ganz so durchzuführen, wie es in dieser Disziplin gelegentlich notwendig sein kann. Es stehen verschiedene Möglichkeiten zur Verfügung, das Problem zu bewältigen. So besteht ein Weg darin, über eine Verringerung der Abtropffläche ein kleineres Volumen des Einzeltropfens zu erzielen, so daß statt etwa 20 Tropfen (wie bei den üblichen Geräten) erst etwa 60 Tropfen einem Milliliter der Lösung entsprechen. Eine andere Variante ist die Zwischenschaltung eines bürettenartigen Meßbehälters, der die genaue Überwachung auch sehr kleiner zugeführter Mengen ermöglicht. In diesem Zusammenhang ist darauf hinzuweisen, daß die maximale Infusionsgeschwindigkeit vom Querschnitt des verwendeten Katheters (in erster Linie) abhängt. Bei verdoppeltem Querschnitt nimmt sie um das 16fache zu. Demgegenüber spielt der auf der Flüssigkeitssäule lastende Druck eine untergeordnete Rolle: seine Verdoppelung führt nur eine Steigerung der Flußrate von 50 % herbei. Sehr gut hat sich uns das *Plexitron-Pedatrol*-Zwischenstück für die Kinderinfusion bewährt (Abb. 26).

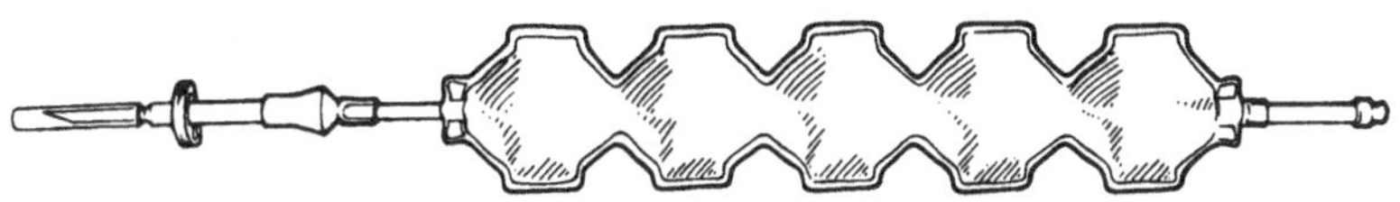

Abb. 26. Plexitron-Pedatrol-Zwischenstück für Kinderinfusion. Durch die 5 je 10 ml fassenden Kunststoffkammern ist eine genaue Überprüfung der infundierten Menge möglich.

Verlängerungsstücke stehen auch für eine ganze Reihe anderer Spezialzwecke zur Verfügung und erhöhen die Flexibilität der Infusionstechnik.

Infusionsapparaturen

Der Übergang von der Injektion zur Infusion ist fließend. Bis vor einiger Zeit war noch ein gewisser Unterschied dadurch gegeben, daß die Überführung der Flüssigkeit vom Behälter in den Körper einmal durch manuelle, zum anderen durch Kraft des Schwerefeldes erfolgte. Seit der Verwendung der Infusionspumpen ist auch diese Unterscheidung hinfällig geworden. Der Vorzug von derartigen Infusionsapparaturen ist evident: Sie gewährleisten die gleichmäßig erfolgende, exakt reproduzierbare Infusion einer Lösung auch bei intraarterieller Anwendung über einen weiten Volumenbereich, der bei den besten Geräten dieser Art eine Spanne von über 1:3000 aufweist!

Es lassen sich im wesentlichen drei Gruppen unterscheiden:

1. Pumpen, bei denen die Lösung in eine (sterilisierbare) Spritze überführt werden muß, die maximal 50 ml faßt.

2. Kontinuierlich arbeitende Geräte mit zwei gegenläufig angeordneten Spritzen, bei denen eine ansaugt, die andere pumpt, und umgekehrt.

Durch augenblicklichen Wechsel von Hub- und Schubrichtung resultiert eine praktisch völlig konstante Flußrate.

3. Apparate, bei denen die Förderung durch Einwirkung von außen auf den Infusionsschlauch erzielt wird, der kontinuierlich fortschreitend komprimiert wird.

Durch Stufenschalter kann die Infusionsgeschwindigkeit weitgehend variiert werden, die Maximalraten liegen im Bereich von 300 ml bis 600 ml/Stunde. Oberhalb dieser Größenordnung spielen Schwankungen der Infusionsgeschwindigkeit keine praktische Rolle mehr.

4. Apparate, die den Rhythmus des Tropfenfalls steuern (z. B. Dropmeter).

Eine von einem Synchronmotor angetriebene Impulsscheibe löst eine elektromagnetisch gesteuerte Quetschvorrichtung aus, die je nach Einstellung einen oder mehrere Tropfen zur Infusion freigibt. Der Austausch der Impulsscheiben ermöglicht eine Variation der Impulsfolge.

Die bereits erhebliche Sicherheit solcher Infusionspumpen wird durch Zusatzeinrichtungen gesteigert, die eine Unterbrechung kurz vor völliger Entleerung des Infusionsbehälters gewährleisten. Es ist damit zu rechnen, daß Dauerinfusionsapparaturen in der nächsten Zeit zunehmend häufiger für die parenterale Flüssigkeitstherapie Verwendung finden werden, zumal sie unter anderem auch für Clearanceuntersuchungen, die intraarterielle Chemotherapie und die Lymphangiographie von Nutzen sind. Daß bisher vorliegende Publikationen vor allem aus der Pädiatrie stammen, ist verständlich; besonders bei Früh- und Neugeborenen handelt es sich um ein ideales Hilfsmittel." (Wiethoff.)

3. Die intravenöse Injektion und Infusion bei Frauen

Ein grundsätzlicher Unterschied im Vorgehen bei der intravenösen Injektion zwischen Männern und Frauen besteht nicht. Wie wir jedoch schon bei der topographischen Anatomie der Ellenbeuge und des Unterarms besprochen haben, ist das Subkutangewebe bei vielen Frauen wesentlich ausgeprägter als bei Männern. Hyrtl sprach in seiner „*Topographischen Anatomie*" schlechthin von einem Schönheitsmerkmal des vollen runden Armes bei Frauen. Es gibt eine Anzahl von Frauen, bei denen nach alleiniger Inspektion der Kubital- und der Unterarmgegend keine Vene auffindbar ist. Demgegenüber ist bei einem anderen Prozentsatz der Frauen, insbesondere die V. mediana cubiti als einzige sichtbar und verführt besonders den Unerfahrenen, prinzipiell diese Vene zu punktieren.

Der junge Arzt — kaum eingeführt in die Injektionstechnik — wird nach vergeblichen Punktionen der oberflächlichen Venenstämme hier versuchen, die Injektion an tieferen Venenstämmen (versehentliche intraarterielle Injektion) durchzuführen.

Wie wir in den weiteren Kapiteln sehen werden, treten die Komplikationen der intravenösen Injektion an der oberen Extremität in erheblich größerem Maße bei Frauen als bei Männern auf. Wir selbst haben bei unserer damaligen *Estil*-Prüfung unter 102 Fällen nur 2 Fälle mit beginnender Thrombophlebitis gesehen, die unter konservativer Behandlung abheilten. Diese beiden Fälle traten bei Frauen auf. Zweifellos ist das Zustandekommen von Komplikationen einmal durch das biologische Verhalten der Venen, zum anderen aber auch durch die Topographie des jeweiligen Applikationsortes bedingt.

Es empfiehlt sich daher, vor jeder intravenösen Injektion bei Frauen eine genaue Inspektion beider Unterarme vorzunehmen. Gleichzeitig sollte man mittels Stauschlauch bzw. Manschette des Blutdruckapparates eine exakte Stauung vornehmen, um beurteilen zu können, an welchem Arm die Injektion durchgeführt werden muß. Diese kleinen Vormaßnahmen ersparen oft viel Zeit, denn keinem Arzt ist es angenehm, eine Vene mehrmals punktieren zu müssen.

Erkennt man auch nach den oben geschilderten Maßnahmen keine Vene, und ist eine solche auch nicht palpabel, so wird der Erfahrene der Patientin bereits andeuten, daß eine intravenöse Injektion schwierig durchzuführen sei. Er wird durch die Schwester oder Hilfskraft ein heißes Unterarmbad durchführen lassen. Dadurch wird zumindest ein Venenstamm des Unterarms, und zwar meistens die V. basilica palpabel. Bei der Injektion selbst sollte man wie oben schon dargestellt, wenigstens 3—6 mm von der Vene entfernt einstechen und sich dann außerordentlich zart dem Gefäß nähern. Die Punktion gelingt besonders gut, wenn nach dem Überwinden des leichten Widerstandes der Venenwand die scharf angeschliffene Kanülenspitze um 180 Grad gedreht wird, so daß sie im Venenverlauf liegt. So ist auch bei einem leichten Verrutschen ein Durchstechen der Vene kaum möglich. Diese Technik empfiehlt sich besonders beim Anlegen einer intravenösen Dauertropfinfusion am Unterarm. Hier kommen nach Möglichkeit die beschriebenen Spezialkanülen, wie z. B. die *Braunüle*, zur Anwendung. Durch das beinahe stumpfe Kanülenende gelingt es bei dem etwas schwierigen Punktieren der Vene — „der Ruck ist hier deutlicher als bei einer Metallkanüle“ — in den meisten Fällen, die Venenwand nicht zu verletzen. Infolge der oben beschriebenen Konstruktion der *Braunüle* erkennt man schnell die richtige Lage der Injektionsnadel (Einströmen des Blutes in die Venenkanüle). Durch das Herausziehen des Mandrins und Anschließen des Systems kommt es nun zur Infusion. Wie die klinische Erfahrung gezeigt hat, kommen post injectionem bei Frauen leichte Nachblutungen erheblich häufiger vor, bzw. können sich leichter Haematome bilden. Dagegen scheint die Venenkontraktion p. inj. bei Männern infolge des dünnen Unterhautfettgewebes erheblich größer zu sein. Aus diesem Grund sollte man besonders beim weiblichen Geschlecht darauf achten, daß nach der Entfernung der Injektionsnadel, was prinzipiell mit einem schnellen Ruck zu geschehen hat, die Punktionsstelle mittels Fingerdruck komprimiert wird und anschließend ein kleines Pflaster angelegt wird. Wenn das auch im Grunde genommen selbstverständliche Ratschläge sind, sollte man doch besonders beim weiblichen Geschlecht bedenken, daß ein persönliches Eingehen sowie eine sorgfältige Nachsorge von entscheidender Bedeutung auch in der Beurteilung der ärztlichen Leistung ist.

4. Die intravenöse Injektion und Infusion bei Kindern

Die Prinzipien der Injektion entsprechen dem schon Dargelegten. Doch genau wie bei den Frauen ist die topographische Anatomie des kindlichen Unterarmes einschließlich der Fossa cubitalis wesentlich anders als bei einem erwachsenen Mann. Wir finden hier direkte Übergänge zwischen männlichen und fraulichen Unterarmen. So kommt es beispielsweise vor, daß bereits im Alter von zwei Jahren mehrere größere Venenstämme ausgebildet sein können, die Venen also gut inspektabel und palpabel sind. Doch ist das keineswegs die Regel. Vielmehr finden wir bei kleinen Kindern, wobei hier das Alter von zwei bis acht Jahren gemeint ist, ein fettreiches Unterhautgewebe, in dem die Venen eingebettet sind.

Am häufigsten tritt schon im frühesten Alter die V. mediana cubiti zum Vorschein, so daß sie häufig gut sichtbar ist. Da man bei Kindern, falls es sich nicht um unbedingt lebensnotwendige Eingriffe handeln sollte, niemals mehr als einmal die Vene punktieren soll — schon diese Prozedur ist manchmal außerordentlich schwierig —, wird in diesem Alter die beste zur Ansicht kommende Vene zur intravenösen Injektion benutzt. Wie wir schon ausführten, wird das in den meisten Fällen eine Kubitalvene sein. Uns hat sich dabei eine kleine Abwandlung der oben beschriebenen Technik bewährt. Durch Spannen der Haut mit Hilfe der linken Hand wird einmal das Kubitalgelenk gleichzeitig immobilisiert und der Arm des Kindes gehalten. Die Punktion erfolgt nun wie üblich, doch ist folgendes entscheidend:

Beim *Erwachsenen* wird nach Einführen der Injektionsnadel in die Vene die linke Hand losgelassen, sie wird oft zur Führung der Kanüle, bzw. zum Halten der Injektionsspritze benutzt und mit der rechten Hand injiziert der Arzt die entsprechende Lösung.

Beim *Kind* dagegen muß die linke Hand im Bereich des Ellenbogengelenks bleiben, damit der Arm weiter fixiert ist und die rechte Hand wechselt auch nicht, sondern hält die Injektionsspritze, auch wenn die Vene punktiert ist. Eine Schwester bzw. eine Hilfsperson injiziert die Lösung. Das ist besonders deshalb wichtig, weil auch manches artige Kind nach der Punktion der Vene plötzliche Abwehrbewegungen macht, die sich allzuhäufig in einer Beugung des Unterarms äußern. Aus diesem Grund hat diese Technik noch den Vorteil — wenn wir schon im Kubitalvenenbereich injizieren —, plötzliche Abwehrbewegungen abzuwenden, so daß die Kanüle in der oberflächlichen Vene liegen bleibt statt — wie es gerade bei dieser Prozedur auch schon vorgekommen ist — infolge von Abwehrbewegungen in die Tiefe zu dringen und dadurch irrtümlich intraarterielle Verletzungen zu setzen. Wir berücksichtigen also bei Kindern nicht in dem ausgedehnten Maße die evtl. auftretenden Komplikationen nach der Injektion, sondern injizieren in die am günstigsten gelegene Vene. Das hat aber zweierlei Gründe: einmal sind die zuzuführenden Medikamente im Kindesalter normalerweise keineswegs so toxisch und so hochkonzentriert wie im Erwachsenenalter, wir injizieren beispielsweise keine Mittel wie *Neosalvarsan, Zytostatika* u. a., zum anderen hat sich herausgestellt, daß Komplikationen infolge von intravenösen Injektionen im Kindesalter außerordentlich selten sind. Obwohl wir sehr häufig bei Kindern intravenös injizieren und ein Teil der in unsere Behandlung und zur Operation kommenden Kinder mit intravenösen Dauertropfinfusionen versehen werden, haben wir *bisher in keinem Falle* — trotz Zuführung des damaligen *Estils* und des heute sehr gern benutzten *Epontols* — eine *Komplikation* gesehen. Das ist zum großen Teil auf die bei Kindern speziell zubereiteten intravenösen Lösungen zurückzuführen, doch u. E. spielt hier auch die ausgeprägte kindliche Regeneration eine große Rolle. Gerade bei Kindern kommt es häufig zu mehrfachen Punktionen (nach Möglichkeit verhindern!) und auch nach fachgerechter Punktion der Vene zu einem Durchstechen des Gefäßes bzw. zu einer Verletzung der Gefäßwand. Schwerwiegende Komplikationen sind uns trotz dieser Läsionen nicht bekannt geworden.

Gohrbrandt hat sich besonders mit der Verletzung der Gefäßwand beschäftigt und führt die Komplikationen zum großen Teil auf die Zerreißung der Intima zurück. Das kommt aber bei Kindern sicher sehr häufig vor. Aus diesem Grunde glauben wir, daß der kindliche Körper noch eine so große biologische Regenerationskraft besitzt, daß solche intravasalen Venenverletzungen ohne wesentliche Nachteile ablaufen.

Liegt eine lebensbedrohende Erkrankung vor, kann man sich bei der intravenösen Zuführung von Medikamenten keineswegs auf eine einfache Injektion verlassen. Hier ist zweifellos erforderlich, einen perkutanen Venenkathelerismus durchzuführen bzw.

eine Venaesectio anzulegen und einen Polyvinylschlauch einzuschieben, der über Tage liegenbleiben kann und jederzeit eine intravenöse Zuführung ermöglicht.

Diese Infusionen sind bei Kleinkindern nach Möglichkeit im Bereich des Oberarms anzulegen. Wir müssen bedenken, daß auch kranke Kinder von einem erheblichen Bewegungsdrang erfüllt sind, es also sehr häufig zu Unterarmbeugungen kommen würde, die dem Verbleib des Katheters keineswegs zuträglich sind. Aus diesem Grunde haben insbesondere wieder die Anästhesisten — und wir dürfen hier mit besonderem Nachdruck unsere leitende Narkoseärztin, Frau Dr. ECKART erwähnen — einen einfachen Weg gefunden, auch im Bereich der oberen Extremitäten einen Katheter einzulegen, der den Bedürfnissen der Klinik voll entspricht. Da wir jedoch noch einmal im einzelnen auf das Anlegen eines Kavakatheters zurückkommen, sei hier nicht näher darauf eingegangen.

Die intravenöse Dauertropfinfusion bei Kindern läßt sich natürlich, und das ist auch unter Operationen zum Blutersatz erforderlich, auch an den unteren Extremitäten anlegen. Im Gegensatz zu den Erwachsenen kommt es bei Kleinkindern häufig vor, daß sich — infolge Frühentwicklung — die V. saphena parva als ein stärkerer Venenstamm zur Punktion anbietet. Es gibt aber auch viele Kinder, bei denen die V. saphena magna bereits stärker ausgeprägt ist, so daß die Infusion dort angelegt wird. Das entspricht auch eher den Lagerungsbedingungen, denn ein fibular angelegter Dauertropf läßt sich besser auf eine Schiene fixieren.

(Näheres über die Fixierung und Lagerung eines Tropfes „Intravenöse Tropfinfusion", S. 52).

5. Die intravenöse Injektion und Infusion bei Säuglingen

Intravenöse Injektionen bei Säuglingen kommen heute relativ selten vor. Sie spielten eine größere Rolle vor der Einführung unserer modernen Infusionstherapie. Früher mußten die Injektionen in die Galea des Säuglings vorgenommen werden. Dabei kam es infolge der kleinen Venen häufig zum Durchstechen der Gefäße mit Haematombildungen bzw. paravenösen Infiltraten. Wir benutzten damals, und das hat heute für die Blutentnahme bei Säuglingen noch eine Bedeutung, die Vv. nasofrontales, supraorbitales, supratrochleares und seltener die Vv. temporales superficiales. Da diese Venen eine sehr große Kontraktionsfähigkeit haben, mußte man mehrmals punktieren, allein schon deshalb, weil häufig nach gelungener Punktion die feine Nadel nicht richtig lag und eine Injektion lege artis nicht zustande kam. Auch hier ist ein grundlegender Wandel eingetreten. Wenn auch zu einfachen diagnostischen Hilfsmitteln, beispielsweise zur Durchführung einer Blutsenkung, noch die Stirn- und Galeavenen benutzt werden, so erfolgt heute die parenterale Zuführung von Medikamenten weitgehend durch intramuskuläre Injektionen und bei lebensbedrohlichen Zuständen durch intravenöse Infusionen im unteren Extremitätenbereich.

a) Durchführung einer intravenösen Injektion beim Säugling

Da aber jeder junge Arzt auch über die Punktion der Galea und Stirnvenen orientiert sein muß, sei in folgendem kurz die Technik wiedergegeben. Um Abwehrbewegungen des Säuglings auszuschalten, wird dieser entweder in ein großes Wickel- bzw. das ihm zustehende Frotté-Tuch so eingeschlagen, daß die Extremitäten fest am Körper fixiert sind und nur der Kopf frei ist. Dann wird der Säugling rücklings auf den Wickeltisch gelegt, in der Weise, daß sein Kopf über den Rand des Tisches in retroflektierter Haltung von der Schwester gehalten wird. Durch diese

Lage kommt es zu einer Stauung der Venen im Kopfbereich, so daß schon nach wenigen Sekunden die oberflächlich liegenden Stirn- und Galeavenen, die mit bloßem Auge erkennbar sind, hervortreten. (Abb. 27) Mit dem von der Schwester zugereichten Tupfer zur Säuberung der Injektionsstelle, wird nun leicht auf die Vene geklopft, so daß die Stauung noch besser zur Auswirkung kommt. Dann wird eine fein angeschliffene Injektionskanüle — sie soll keineswegs sehr zugespitzt, eher etwas stumpf sein — zwischen Daumen und Zeigefinger genommen und die vorgesehene Vene, zumeist gelingt es am günstigsten die V. nasofrontalis bzw. supraorbitalis am Haaransatz zu punktieren, in folgender Weise angegangen: Einstechen etwa 2 mm neben der Vene, Drehung der Kanüle um 90 Grad, so daß das angeschliffene spitze Kanülenende zur Vene zeigt, und die Vene in der richtigen Schicht liegend von der Seite her punktiert wird. Im Gegensatz zu den Venen am Arm spürt man hier keinen wesentlichen Widerstand, denn allein das Eindringen neben der Vene in Stirn- bzw. Kopfschwarte bietet einen erheblichen Widerstand, so daß bei richtiger Führung der Kanüle und regelrechter Punktion sofort Blut aus dem Konus der Injektionsnadel tropft. Auch hier darf man die Kanüle nicht zu lange liegen lassen, sondern muß gleich die mit Zitrat gefüllte 2 ml Injektionsspritze ansetzen und das Blut entnehmen bzw. bei intravenöser Injektion langsam die Lösung injizieren. Dazu noch ein kurzer Hinweis: Das Ansetzen der Injektionsspritze an die Nadel läßt manchmal die Kanüle verrutschen, so daß man besser mit dem linken Zeigefinger auf Kanüle und Vene drückt, damit diese fixiert ist. Nach der Blutentnahme bzw. nach der Injektion wird die Nadel mit einem Ruck entfernt und mit einem Tupfer die Punktionsstelle kurze Zeit komprimiert. Infolge der Kontraktilität der Venen im Galea- und Stirnbereich kommt es kaum zu Blutungen p. inj.

b) Anlegen einer intravenösen Dauertropfinfusion beim Säugling

Infolge der Entwicklung der modernen Medizin, bei der durch den Ausbau der Anästhesiologie langdauernde Eingriffe auch schon beim Säugling möglich sind, ist die intravenöse Dauertropfinfusion und die entsprechende Technik in den letzten Jahren ausgebaut worden.

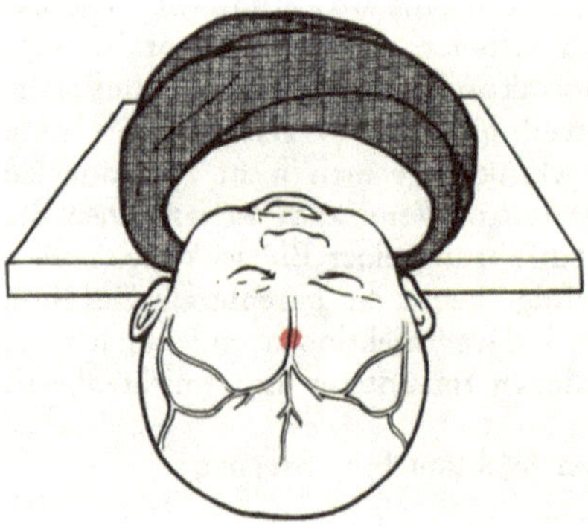

Abb. 27. Schematische Darstellung der Punktion der Schädelvene beim Säugling.

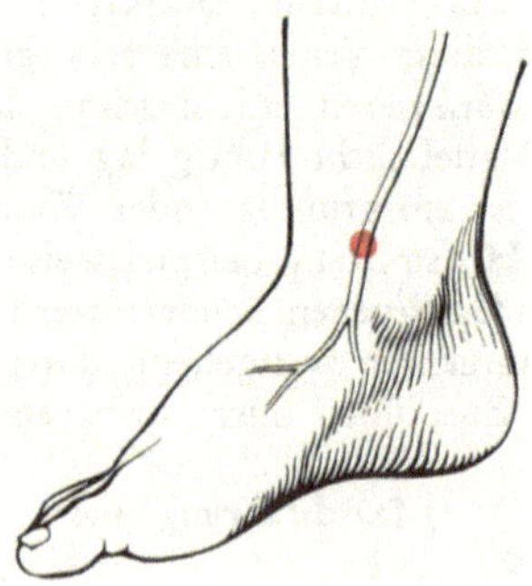

Abb. 28. Schematische Darstellung der Punktion der V. saphena magna am Kinderfuß mit Anlage des Tropfsystems.

Hier wird im allgemeinen die V. saphena parva bzw. die V. saphena magna perkutan punktiert, bzw. mittels Venaesectio freigelegt. Dieses Vorgehen ist natürlich infolge der topographischen Anatomie des Fußrückens beim Säugling erheblich schwieriger als beim Kind oder Erwachsenen. (Abb. 28.) Im Gegensatz zu diesen ist das subkutane Fettgewebe bei Säuglingen, wahrscheinlich durch die verminderte Funktionslosigkeit (Strampeln und Nichtlaufenkönnen) erheblicher ausgeprägt. Die Inspektion des Fußrückens läßt daher nur mit Schwierigkeiten Venen erkennen. Erst nach einer Stauung, die im Bereich des Unterschenkels durchgeführt wird, treten meist zwei sehr zarte Venenstämme hervor, deren stärkerer — im Gegensatz zu den Erwachsenen — die frühentwickelte V. saphena parva ist. Hier wird die Punktion der Vene wiederum nur mit der Injektionskanüle vorgenommen, da man sehr zart vorgehen muß, und das Gewicht der Injektionsspritze hinderlich sein würde. Das Punktieren der Vene geschieht in ähnlicher Weise wie an der Galea: Eingehen neben der Vene, Annäherung an das Gefäß, Drehung der Kanüle um 90 Grad, so daß das angeschliffenscharfe Ende und Lumen der Kanüle zur Vene zeigt und Einstich durch zartes Vorschieben in Venenrichtung. Auch hier ist bei den Säuglingen zumeist nicht dieser typische Venenwiderstand zu spüren. Durch das Blutaustreten aus der Kanüle kontrolliert man jedoch die richtige Lage der Injektionsnadel. Danach erfolgt Anlegen des Säuglingssystems für die intravenöse Dauertropfinfusion.

Voraussetzung für das Gelingen einer solchen intravenösen Infusion ist die oben schon dargestellte Immobilisierung des Säuglings, also das feste Einwickeln in ein Tuch bzw. bei Operationen in breite elastische Binden.

In der erst kürzlich erschienenen Arbeit über die „Infusionstechnik“ gibt Wiethoff folgende Ratschläge, die unsere Ausführungen noch ergänzen:

„Die Punktion der Venen erfolgt mit einer Kanüle Nr. 18. Nach straffer Fixierung der Haut in der Umgebung wird die Nadel mit aufwärts schauendem Schliff durch die Haut in Richtung des Venenverlaufs geführt. Da durch Aspirationsversuche leicht ein Kollaps der dünnwandigen Venen resultiert, empfiehlt es sich, eine kleine Menge von Kochsalzlösung zu injizieren, wenn man im Venenlumen zu sein glaubt.

Durch Injektion von Kochsalzlösungen erweitert, gelingt es ebenfalls leichter, die Kanüle allmählich weit genug in die Vene einzuführen, ohne die Wand zu perforieren. Wenn die richtige Lage der Kanüle erreicht ist, wird zunächst für eine sichere Fixierung des Konus Sorge getragen, erst dann die Verbindung mit dem Infusionsschlauch hergestellt. Auch der Schlauch selbst wird befestigt, am besten als lockere Schleife, die bei Bewegungen gewährleistet, daß sich diese nicht unmittelbar über den Schlauch auf die Kanüle übertragen.“

Regenbrecht empfiehlt zur Kontrolle der Infusionsmenge bei Neugeborenen und Säuglingen ein kleines Zusatzgerät zur Infusionsflasche.

„Bei Neugeborenen und Säuglingen ist der Flüssigkeitsersatz besonders exakt zu dosieren. Die im Handel befindlichen Glasinfusionsflaschen mit 1000 ml, 500 ml und 250 ml oder gar die kollabierenden Kunststoffflaschen lassen eine genaue Regulierung kleiner Flüssigkeitsmengen (etwa 3 oder 5 ml/Stunde) nicht zu. Durch unterschiedliche Widerstände im Gefäßsystem wechselt außerdem oft die Einflußgeschwindigkeit. Bei häufiger Anwendung von Infusionen im Säuglingsalter geschieht es immer wieder, daß unbeabsichtigt große Mengen Flüssigkeit in die Vene einfließen.“ Regenbrecht benutzt daher ein kleines Zusatzgerät. „Ein etwa fingerdicker Glaszylinder mit einer Graduierung von 0—30 ml wird zwischen Infusionsflasche und Tropfvorrichtung geschaltet. Auf einem Formblatt muß die Zimmerschwester stündlich die Infusionsmenge der letzten Stunde und den Skalenstand eintragen. Dieses System bringt trotz der scheinbaren Mehrarbeit für die Schwestern eine so große Sicherheit, daß die Schwestern dieses System gerne auch bei größeren Kindern benutzen, bei denen eine so genaue Kontrolle nicht mehr erforderlich erscheint. Dieses Zusatzgerät verhindert mit Sicherheit eine unbeabsichtigte Übertransfusion und erleichtert die intravenöse Dauerzufuhr von Medikamenten.“ Wir bevorzugen jedoch (S. 47) das *Plexitron-Pedatrol-Zwischenstück* für die Kinder- und Säuglingsinfusion.

D. Komplikationen der intravenösen Injektion und ihre Behandlung

1. Das Durchstechen der Vene

Eine sehr häufige, aber in den meisten Fällen harmlose Komplikation stellt das Durchstechen der Vene bei der Punktion des Gefäßes dar. In vielen Fällen liegt das schlechthin an der Technik.

Wie im Kapitel „Technik der intravenösen Injektion" (S. 37) schon betont wurde, ist es empfehlenswert, die Injektionsspritze zart zu halten, damit man deutlich den Widerstand der Venenwandung spürt, bzw. die Injektionsnadel so feinfühlig wie möglich zu führen, um bei einem Abtropfen von Blut die Kanüle sofort fixieren zu können. Das ist natürlich bei der indirekten Punktion sehr gut möglich, wohingegen einem bei der direkten Punktion allein schon durch den Hauteinstich dieses Gefühl zum Teil verlorengeht.

Das Durchstechen von Venen geschieht aber keineswegs nur Unerfahrenen. Gerade bei älteren Leuten mit sogenannten Rollvenen, bei denen wir die direkte Punktion empfohlen haben, kommt es manchmal vor, daß die Spitze der Kanüle die Venenwand punktiert, jedoch infolge der Punktionsrichtung die andere Venenwand durchsticht. Hier kommt der von v. KRESS empfohlenen Kanülenführung eine entscheidende Bedeutung zu. Während bei der indirekten Methode das perkutane Eingehen und das spätere Punktieren nach unserer Methodik, also angeschliffenes Lumen der Kanülenspitze liegt nicht auf der Haut, schmerzlos und sehr empfehlenswert ist, ist bei der direkten Punktion zweifellos das von v. KRESS empfohlene Verfahren günstiger (S. 32).

Wie aus Abb. 20a hervorgeht, ist die korrespondierende Venenseite nach der Punktion durch dieses Verfahren längst nicht so gefährdet wie bei unserem Verfahren (Abb. 20b). Die weiteren Modifikationen, also die KOLBsche Methode, mit dem um 90 Grad gedrehten angeschliffenen Lumen der Injektionsnadel, empfiehlt sich u. E. auch nur bei der indirekten Punktion, doch haben wir damit keinerlei Erfahrung, um das im einzelnen beurteilen zu können (Abb. 20c). Das Verfahren von NOLTE, erst nach der Punktion der Vene die Kanüle um 180 Grad zu drehen, ist für die direkte Punktion nicht empfehlenswert (Abb. 20d). Dieses Verfahren hat NOLTE auch nur für die gewissenhafte Aspiration in zwei Ebenen vor Injektion eines Lokalanästhetikums angegeben. Da diese Technik in diesem Rahmen interessiert, sei NOLTE kurz zitiert:

> „Bei den Lokalanästhesietechniken wird ein sehr wesentliches Detail nicht jedesmal wieder erwähnt werden. Gemeint ist die Aspiration in zwei Ebenen vor der Injektion. Zur Vermeidung intravasaler Injektionen, besonders bei der Infiltrationsanästhesie, sollte man aus Sicherheitsgründen vor jeder Injektion zweimal aspirieren. Einmal, nachdem die Kanüle eingeführt worden ist, und zum anderen Mal nach Drehung der Kanüle um 180 Grad."

Die Abbildung 20 zeigt die Kanülenführung der verschiedenen Autoren, wobei, wie aus Abb. 20a hervorgeht, es nach einmaliger negativer Aspiration doch zur intravenösen Injektion kommen kann. Es geht weiter aus der Abb. 20b hervor, daß leicht die kontralaterale Seite der Vene verletzt werden kann. Aus den Abb. 20c und 20d ersieht man, daß es manchmal zur intramuralen bzw. zur paravenösen Injektion kommen kann, erst die um 90 bzw. 180 Grad gedrehte Kanülenspitze ermöglicht eine intravenöse Injektion lege artis.

Diese von Nolte empfohlene Technik, die Kanülenspitze nach Punktion des Venenlumens um 180 Grad zu drehen, finden wir auch bei Wiethoff, der wörtlich schreibt:

„Es ist zweckmäßig, die Kanüle so zu führen, daß bei großen Venen der Schliff nach oben, bei kleinen nach unten zeigt, dadurch lassen sich auch kleine Venen mit relativ großen Nadeln punktieren, ohne daß durch Perforation ein Haematom entsteht bzw. die Kanüle durch die anliegende Venenwand okkludiert wird. Eine andere Möglichkeit ist, nach erfolgter Punktion des Venenlumens mit nach oben gerichtetem Schliff die Kanüle im Gegenuhrzeigersinn zu drehen, so daß der Schliff nach unten zeigt."

Wenn auch der Kanülenschliffführung einige Bedeutung zukommt, so ist zweifellos das Entscheidende für diesen Eingriff die Sicherheit und Erfahrung des Geübten. Deshalb sei in diesem Rahmen noch einmal, trotz der Beschreibung der topographischen Anatomie, folgendes wiederholt:

Zwischen der sich häufig anbietenden V. mediana cubiti bzw. besonders der V. mediana basilica bestehen enge topographische Beziehungen zur A. cubitalis und dem auf der ulnaren Seite sie begleitenden N. medianus. Die Hautvene einerseits, die Ellenbogenschlagader und der N. medianus andererseits sind in der Ellenbeuge nur durch den individuell wechselnd stark entwickelten Lacertus fibrosus getrennt. Die Dicke des Lacertus ist abhängig von der Entwicklung des M. biceps. Bei mageren Personen springt die Arterie bei gestrecktem Ellenbogen durch den Lacertus vor, so daß manchmal die Punktionen der Arterie der V. mediana basilica mitgeteilt wird. Diese engen Beziehungen zwischen Hautvene, Hautnerv und Gefäßnervenbündel in der Tiefe finden sich an der Ellenbeuge nur an der ulnaren Seite, und zwar hauptsächlich kranial der Ellenbogenfalte.

Man soll also bei intravenösen Injektionen im Ellenbogenbereich die ulnare Seite, unter allen Umständen aber den proximalulnaren Quadranten der Ellenbeuge vermeiden, um auf diese Weise etwaige Nebenverletzungen unmöglich zu machen.

Das Durchstechen der Vene ist an sich harmlos, wenn man es sofort diagnostiziert und nicht paravenös injiziert. Aus Abb. 20 geht hervor, daß in manchen Fällen eine deutliche Blutaspiration vorhanden ist und es dennoch zu einer paravenösen Injektion kommen kann. Das gilt besonders für das Anstechen der Vene, aber auch für das Durchstechen des Gefäßes, so daß im Beginn jeder intravenösen Injektion erhöhte Aufmerksamkeit durch Setzen eines Injektionsdepots die intravenöse Einspritzung abzubrechen.

Bei sehr differenten Medikamenten, von denen man weiß, daß eventuelle Nekrosen zustande kommen können *(Neosalvarsan, Zytostatika)*, sollte man, falls eine geringe Menge der Injektionslösung paravenös gelangt ist, nach Unterbrechung der Injektion die entsprechende Stelle mit 0,9prozentiger Kochsalzlösung infiltrieren (Kress).

2. Komplikationen nach lege artis durchgeführter intravenöser Injektion

Bei kunstgerechter intravenöser Injektion eines Medikaments, auch wenn nach Entfernung der Kanüle ein Rückfluß des mit Blut vermischten Arzneimitteldepots in das Subkutangewebe durch geeignete Kompression verhütet wird, kann als lokale

Schädigung eine parietale Thrombose der Vene auftreten. Geringe örtliche Thrombenbildungen sind entsprechend der immer erfolgenden Endothelverletzung wohl bei jeder Einspritzung anzunehmen und auch bei entsprechenden Leichenuntersuchungen nachgewiesen worden (GOLDHAHN und SCHLÄGER).

Klinisch in Erscheinung tretende Armvenenthrombosen kommen bei kunstgerechter Injektion häufiger vor:
wenn die Einspritzung in die Vene öfter wiederholt werden mußte,
wenn die Injektion längere Zeit in Anspruch nahm oder
wenn eine besonders endothelschädigende Lösung (pH-Wert, Konzentration der Lösung u. a. m.) eingespritzt wurde.

Hier muß jedoch betont werden — und wir beziehen uns auf unsere einleitenden Bemerkungen über die Biologie der Venenstruktur —, daß es sich in vielen Fällen gar nicht um eine Thrombose handelt. Man glaubt vielmehr an eine Thrombose, doch wird nach einigen Tagen die Vene wieder geschmeidig und schon mit bloßem Auge betrachtet wieder durchgängig (LERICHE). Es handelt sich vielfach nur um einen initialen Venenspasmus, der das makroskopische Bild einer verhärteten, ja einer thrombotischen Vene bietet. Daß dieser Spasmus natürlich die Entstehung eines Thrombus begünstigt, geht schon aus den Worten LERICHE's hervor: „Besteht ein Spasmus, so moduliert sich die Wand dem Thrombus an, sie immobilisiert ihn und begünstigt sein Haften: die Symptomatologie ist die einer Phlebitis." LOOSE wies nach, daß bei den klinisch als Venenspasmus imponierenden Krankheitsbildern nach operativer Freilegung perivasale Infiltrate an den Venen vorlagen, nach deren Durchtrennung der Spasmus beseitigt werden konnte.

Bekannt sind ausgedehnte Armvenenthrombosen nach längerer Strophanthinverabreichung (OEHLECKER), doch höher ist die Thrombosewahrscheinlichkeit bei anisotonischen oder chemisch besonders aktiven Flüssigkeiten, wie z. B. bei Injektionen von konzentriertem Traubenzucker oder Kochsalzlösungen, *Neosalvarsan*, *Zytostatika*. Daß hier bestimmte Kreislauffaktoren eine Rolle spielen, ist selbstverständlich, denn bei hochviskösem Blut kommt es erheblich leichter zu Komplikationen, wobei jedoch immer **wieder hervorgehoben werden muß, daß täglich tausende intravenöser Injektionen verabfolgt werden, die komplikationslos verlaufen.** Auch der Diabetes disponiert in manchen Fällen zu diesen Erscheinungen. Eine besondere Neigung zur Thrombose wird man bei zeitlich länger ausgedehnten intravenösen Injektionen erwarten dürfen. Hier empfiehlt sich in jedem Falle die Anlage eines intravenösen Dauertropfes. KEUTNER beschrieb eine regelmäßige Thrombose der Armvenen bei Verwendung isotonischer Lösungen bei länger als 4 x 24 Stunden in Betrieb befindlicher Dauertropfinfusion.

Dem können wir uns nicht anschließen. Nur in sehr seltenen Fällen kommt es zu einer Armvenenthrombose bei Verwendung isotonischer Lösungen. So haben wir bisher in keinem Fall bei bis zu 14 Tage liegendem Kavakatheter eine Thrombose gesehen.

Über die Behandlung näheres im Kapitel 4f) „Die Thrombophlebitis (S. 63)".

3. Das Haematom

Als Folge des Durchstechens einer Vene, insbesondere mit dicken Kanülen, kommt es vor allem bei noch liegender Stauung zum Austreten von Blut aus der doppelt anpunktierten Vene, also zu einem Haematom. Hier muß sofort der Stauschlauch gelöst werden, dann ist ein Kompressionsverband anzulegen und dem Patienten zu empfehlen, Gebrauch von der lokalen Applikation von *Hirudoid-*, *Thrombophob-* u. ä. Salben zu machen, die sich bei solchen harmlosen Haematomen bewährt haben. Das Auftreten von Haematomen kommt aber auch nach ordnungsgemäßer Venenpunktion vor. So kann nach Entfernen der Kanüle besonders bei sklerotischer Venenwand etwas Blut in das perivenöse Gewebe abfließen. Reine perivenöse Haematome können aber eigentlich nur bei der Venenpunktion zur Blutentnahme entstehen bzw. beim eben zitierten Durchstechen der Vene, während die nach vollzogener intravenöser Injektion infolge des Austretens von Blut-Medikamenten-Gemisch sich bildenden Haematome besser als paravenöse Infiltrate bezeichnet werden. Reine Haematome, deren Entstehung durch geeignete Kompression verhütet werden kann, bilden sich wohl immer in kürzerer Zeit, unterstützt durch die Anwendung feuchter Wärme und die oben erwähnten Salben zurück, ohne Folgen zu hinterlassen.

Ernstliche Komplikationen sind nur gesehen worden, wenn statt der Vene durch diese hindurch die A. cubitalis punktiert wurde, und es infolge besonders hohen Blutdruckes und abnorm brüchiger Gefäßwand zum Austritt größerer Blutmengen, ja sogar zur Ausbildung eines Aneurysma kam (Liniger).

Bei dem früher so häufigen Aderlaß wurden beim Gebrauch des Schneppers bekanntlich nicht selten Arterienverletzungen, Aneurysmen oder arteriovenöse Fisteln beobachtet, weshalb nach alter Vorschrift der Aderlaß nur bei gebeugtem Ellenbogengelenk ausgeführt werden sollte.

Wir selbst haben kürzlich nach einer lege artis durchgeführten intravenösen Kurznarkose (10 ml einer 5prozentigen Lösung) ein umfangreiches Haematom beobachtet, das sich über Ober- und Unterarm erstreckte. Die Injektion war in den im Unterarm liegenden Venenstamm der V. cephalica vorgenommen worden. 24 Stunden nach der Narkose zeigte sich bei der Kontrolluntersuchung der Patientin eine bläuliche Verfärbung des Unterarms von der Handwurzel bis weit in den Oberarmbereich. Pulsationen der Aa. radialis et ulnaris waren palpabel, doch war das makroskopische Bild so bedrohlich, daß wir schon an eine ernsthafte Komplikation dachten. Die konservative Behandlung mit Hilfe von *Hepathrombin*-Salbe (12 000 I. E. Heparin/ 100 g), die im Bereich des gesamten Haematoms dick aufgetragen wurde, und mit kühlenden Umschlägen brachten jedoch innerhalb von 48 Stunden eine so wesentliche Besserung, daß wir hier an die schon von Leriche gemachte Beobachtung denken, die in seltenen Fällen auftritt: „Manchmal wird die Haut auf ihrer ganzen Verlaufsstrecke blau" — hier kommt mit Sicherheit noch ein Haematom hinzu — „sowie sie sich entlang einer entzündeten Lymphbahn rötet, dies beweist eine vasomotorische Koppelung von Haut und Vene, von der in den Schemata der Vasomotilität kaum je die Rede ist."

4. Die paravenöse Injektion

Paravenöse Infiltrate setzen meistens eine nicht ordnungsgemäße Injektionstechnik voraus, sei es, daß der Spritzeninhalt vor oder nach doppelter Punktion der Venenwand in das Subkutangewebe entleert wird, sei es, daß die Kanülenöffnung bei der Einspritzung teilweise innerhalb, teilweise außerhalb des Venenlumens gelegen ist.

Eine Infiltratentstehung durch Rückfluß von Blut und Medikament nach beendigter Einspritzung durch das Offenbleiben einer phlebosklerotischen Venenwand zählt zu den Seltenheiten.

> Das Auftreten des Infiltrates gibt sich durch eine während des Spritzens sichtbar werdende Anschwellung in Kanülennähe zu erkennen, führt meist zur Schmerzäußerung des Patienten und macht sich durch vermehrten Widerstand beim Vorschieben des Spritzenkolbens bemerkbar.

Der Schmerz bei paravenöser Injektion ist dabei von dem gelegentlich vom Kranken angegebenen Krampfgefühl entlang der Vene zu trennen. Dieses kann, wie eine Selbstbeobachtung von KÖSTLIN zeigt, sehr heftig sein und sogar zur Unterbrechung der Injektion zwingen. Zum Unterschied von den Schmerzen bei paravenöser Injektion ist dieser Krampf aber nicht an der Punktionsstelle und in deren nächster Umgebung zu spüren, sondern häufig weiter oberhalb im Verlauf der Vene. Auch ECKART bestätigte uns, daß solche Erscheinungen auftreten. So hat sie anläßlich einer Injektion von *Cylotropin* einen so heftigen Schmerz bis in die Axilla verspürt, daß die Injektion abgebrochen werden mußte.

Ursache des Krampfes ist neben den schon von LERICHE erwähnten arteriovenösen Reflexen meistens die Reizwirkung des jeweils injizierten Präparates auf die Intima. Die gelegentlich geäußerte Vermutung, daß nicht mit der Körpertemperatur übereinstimmende, gerade aus dem Kühlschrank entnommene Präparate, diesen Spasmus auslösen, trifft nach der Selbstbeobachtung von KÖSTLIN nicht zu. Durch Anwärmen der jeweiligen Lösung war der Krampfschmerz nicht zu beheben, er trat nur etwas verzögert auf.

Nach GOLDHAHN ist die

> Ursache des paravenösen Infiltrates stets die Reizwirkung des Medikamentes,

dabei steht dessen Menge durchaus nicht im Verhältnis zur Schwere und Ausdehnung des Infiltrates. In einigen Fällen von schweren paravenösen Schäden ließ sich nachweisen, daß nur eine sehr geringe Menge des Medikamentes in die die Vene umgebenden Weichteile gelangt sein konnte. Damit gewinnt die Ansicht KÖSTLINS Boden, der bei besonders stark gewebsreizenden Mitteln schon die kleinen, der Außenwand einer nicht vorher abgewischten Kanüle anhaftenden Flüssigkeitsmengen für die Infiltratentstehung anschuldigt. Die Folgen bestehen in einer Entzündung, die sich bis zur später zu beschreibenden Nekrose ausweiten kann.

> Je nach der Größe des Infiltrates und der Beschaffenheit der verwendeten Injektionslösung kommt es zu einer schnellen folgenlosen oder zu einer langsameren Resorption, die dann meist eine subkutane Bindegewebsschwiele für längere Zeit oder auch für dauernd hinterläßt.

Perret, der sich ausgiebig mit den Schäden im Rahmen der Injektionstherapie beschäftigt hat, und den wir noch des öfteren zitieren werden, hat erst kürzlich therapeutische Hinweise nach versehentlicher paravenöser Injektion gegeben.

Die Behandlung, also „alle aktiven Maßnahmen, die bei para- und perivenösen Haematomen nach intravenösen Injektionen oder versehentlicher paravenöser Injektion des Arzneimittels empfohlen worden sind, können unter den Begriff „Gegenspritze“ zusammengefaßt werden.

Solche Gegenspritzen wurden erstmals ernster zur Diskussion gestellt, als man vor etwa 25 Jahren sich mit der Injektionsbehandlung der Krampfadern befaßte. Es wurden damals Präparate verwandt, die, perivenös gesetzt, zu erheblichen subjektiven Mißempfindungen, tiefen Nekrosen usw. führten. Linser empfahl deshalb eine Umspritzung mit 5—10 ml Eigenblut, Bamberger, Wolf u. a. sahen nach Blaulichtbestrahlung, Föhnwärme, Bierscher Stauung, *Novocain*umspritzung, Bepinselung mit 4prozentiger Senfspiritus u. a. Erfolge. Schneider empfiehlt auch heute noch die Umspritzung mit 10—20 ml Eigenblut oder auch physiologischer Kochsalzlösung. Marquardt betont, daß Nekrosen bei Varizenverödung auch ohne perivenöse Injektion vorkommen, und daß solche, auch wenn sie einmal durch perivenöse Injektion verursacht wären, sofort umschnitten und exzidiert werden sollen. Die heute gebräuchlichen Verödungsmittel sind jedoch weniger gewebsschädigend als jene, die man früher verwandt hat, so daß die „Gegenspritze“ dabei nicht mehr die Bedeutung hat, die sie sicherlich früher gehabt haben dürfte.

Bei paravenösen Infiltraten (Haematome, Arzneimittel) in der Ellenbeuge nach intravenösen Injektionen ist gelegentlich von einzelnen Autoren auch eine aktive Behandlung mit „Gegenspritzen“ empfohlen worden.

Scheit sah nach *Novocain* Erfolge, Büchsel nach *Impletol*, Atursberg nach „reichlichen Mengen“ von 1/3prozentiger *Novocain*lösung plus Kochsalz. Andere Autoren, wie Hübner, Köstlin, Goldhahn u. a., die sich ausführlich zu den Komplikationen paravenöser Injektionen äußerten, erwähnten aktive Gegenmaßnahmen nicht. Feuerstein empfiehlt eine Infiltration des Gewebes mit *Novocain* (ohne *Suprarenin*zusatz!). Die Arzneimittelfirmen haben zuweilen in ihren Gebrauchsanweisungen den Hinweis gegeben, daß bei paravenösen Infiltraten u. ä. Umspritzung mit physiologischer Kochsalzlösung und *Novocain* angezeigt sei.

Paravenöse Infiltrate — wobei nie sicher zu entscheiden ist, ob es sich dabei nur um ausgetretenes Blut oder Arzneimittel handelt, können in verschiedener Intensität auftreten, es kann viel, es kann wenig ausgetreten sein. Es kommt dazu, daß nur wenige bestimmte Arzneimittel, wenn sie paravenös gelangen, zu Gewebsnekrosen Anlaß geben. Bedeutsam ist aber, daß nicht zu entscheiden ist, ob das Infiltrat mehr neben oder mehr hinter der Vene liegt. Vor allem letztere Tatsache besagt, daß eine reichliche Umspritzung notwendig ist, wenn man mit Sicherheit durch die „Gegenspritze“ eine „Neutralisation“ (also eine Verdünnung der ausgetretenen Lösung) erreichen will. Deshalb hat man auch angegeben, größere Mengen (bis zu 20 ml) zu injizieren.

Ob solche Mengen von Gegenmitteln, unbeschadet ob es sich dabei um *Novocain*, Kochsalzlösung oder Blut handelt, absolut gefahrlos sind, ist eine offene Frage. Eine reichliche Umspritzung in der Ellenbeuge, wie auch am Krampfaderbein, muß eine

Durchblutungsstörung setzen, mehrfache Einstiche „im Dunkeln und in der Tiefe" werden sicherlich auch neue Gefäßverletzungen und neue paravenöse Infiltrate setzen können.

„Der Erfolg der verschiedenen vorgeschlagenen Maßnahmen (Einspritzungen von *Novocain, Impletol,* Kochsalz, Blut, die Strahlung in verschiedener Form, die BIERsche Stauung usw.) dürfte also problematisch sein." (PERRET).

Die Wirkung der angegebenen Mittel zur sogenannten „Gegenspritze" beruht ja auf verschiedenen Faktoren. So wird sowohl das *Novocain* wie auch das *Impletol* weitgehend den Schmerz aufheben und die Spasmen lösen, wohingegen die Infiltration mit Kochsalz eine Verdünnung der injizierten Lösung bewirken wird. Das Umspritzen eines paravenösen Infiltrates mit Blut erscheint uns in keinem Fall sinnvoll. Die tägliche Praxis zeigt jedenfalls, daß bei den üblichen paravenösen Infiltraten, die in der Regel unvermeidbare Komplikationen darstellen, die Ruhigstellung des Armes, anfangs evtl. unter Zusatz feuchter Umschläge mit Alkohol, und später nach Ausbildung des Haematoms durch feuchte Wärme und Applikation der bereits erwähnten *Thrombophob-*, *Hirudoid-* u. ä. Salben noch immer das Verfahren ist, das ohne zusätzliche Schädigung schnelle Abheilung gewährleistet.

„Sind einmal tatsächlich größere Mengen differenter Arzneimittel ausgetreten, dann wird man von Fall zu Fall sich der empfohlenen Maßnahmen erinnern. Man wird dann aber auch diffusionsbeschleunigende Mittel (Hyaluronidase) anwenden, worauf FEUERSTEIN, LINK u. a. hingewiesen haben. Keinesfalls kann es als „Fehler" gewertet werden, wenn bei den üblichen Infiltraten, die auf minimalen Austritt von Blut oder Arzneimittel beruhen, die konservative Behandlung Platz greift. Ob mit keineswegs von allen Autoren vorgeschlagenen aktiven Maßnahmen eine schnellere Behebung des Schadens und die Vermeidung eines Zusatzschadens gewährleistet ist, dürfte problematisch sein. Wenn Arzneimittelfirmen Anweisungen geben, dann sind dies keine anerkannten Regeln der ärztlichen Forschung, sondern nur ‚Empfehlungen an den Arzt' — Urteil des Kammergerichts vom 8. 12. 1955. In diesem Urteil ist auch die Frage der Notwendigkeit der ‚Gegenspritze' behandelt."

„.. ein fahrlässiges Verhalten scheidet aber insofern aus, weil ein sicher wirkendes Gegenmittel weder im ärztlichen Schrifttum, soweit ersichtlich, noch vom Sachverständigen genannt wird. Dieser hält es allerdings für möglich, daß ein Nachspritzen einer Kochsalzlösung unter Zusatz von Novocain den Nervenschaden vielleicht hätte verhindern können . . ."

„Es kann somit keinesfalls eine Fahrlässigkeit darin gesehen werden, daß der Beklagte keine Kochsalzlösung nachgespritzt hat." (PERRET).

Wie das eben zitierte Urteil zeigt, kann es also bei einer einfachen paravenösen Injektion nicht dem Arzt zur Pflicht gemacht werden, eine sogenannte „Gegenspritze" zu verabreichen.

Wie die Erfahrung zeigt, sind die meisten paravenösen Injektionen bzw. Infiltrate harmlos und verschwinden schon nach kurzer Zeit unter konservativer Behandlung.

5. Die Thrombophlebitis

a) Thrombus

Wir unterscheiden Abscheidungs- und Gerinnungsthromben. Da in diesem Zusammenhang nur die Abscheidungsthromben interessieren, sei kurz auf ihre Entstehung eingegangen. Um den neueren Erkenntnissen der Blutgerinnung und der entsprechenden Nomenklatur mit Berücksichtigung der einzelnen Gerinnungsfaktoren gerecht zu werden, sei hier ein kurzes Schema eingeblendet, das in vereinfachter Form die Thrombusentstehung zeigt:

Allgemeine Faktoren

vor allem für arterielle Thrombosen verantwortlich

1. Gefäßwandschädigung
2. Erhöhte Gerinnungsbereitschaft des Blutes
3. Stagnation des Blutstroms

vor allem für venöse Thrombosen verantwortlich

↓

THROMBOGENESE (vereinfacht)

Gewebe
↓ (Mikroläsion)
Gewebefaktor
Faktor VII
Faktor X
(Stuart-Prower)
Faktor V
Calcium **

Prothrombin

Aktives Gewebe-Thromboplastin ▶ ↓ ◀ Aktives Plasma-Thromboplastin

Blut
↓ (veränderte Grenzfläche)
Faktor XII (Hagemann)
Faktor XI (PTA)
Faktor VIII
Faktor IX
Faktor X
Plättchenfaktor 3
Faktor V
Calcium **

Thrombin → Fibrinogen

↓

Fibrin

Visköse Metamorphose der Blutplättchen-Aggregation (Plättchenthrombus)

Agglutination von Leukocyten und Erythrocyten

Endovasale Thrombose

(Nach KAPPERT)

Ist die Intima eines Gefäßes verletzt, und das ist sie bei einer intravenösen Injektion stets, „so wird an dieser Stelle durch den Gewebszerfall Thromboplastin frei. Unter seiner Einwirkung entsteht aus dem Fibrinogen des Blutplasmas zunächst die nicht fädige Vorstufe des Fibrins, das Profibrin. Dieses hat die Eigenschaft, vorbeiströmende Blutplättchen zur Agglutination zu bringen, so daß sie ein kompaktes Häufchen über der geschädigten Stelle bilden. Dadurch daß an der Oberfläche der ersten Anhäufung immer neue Plättchen ankleben, entstehen kleine, polypös vorspringende Körper, oft in großer Anzahl nebeneinander. In sie sind stets vereinzelte Leukozyten eingeschlossen. Deren Hauptmasse aber heftet sich auf dem Rand der polypösen Blutplättchenmassen an, die also von Leukozyten rings umhüllt werden, mit Ausnahme des oberen Saumes, auf dem sich wieder neue Plättchen abscheiden. Da sich dieses ganze Geschehen am Rande eines Flüssigkeitsstromes abspielt, wird dieser naturgemäß einen bedeutenden Einfluß auf Größe und Form der Plättchenabscheidung nehmen. Am Ufer eines schnell fließenden Blutstromes — V. jugularis beispielsweise — werden sich die Plättchen auch dann schwer absetzen, wenn alle Voraussetzungen gegeben sind, da sie ja immer wieder weggerissen werden. Hat sich trotzdem einmal ein Plättchenthrombus gebildet, so geht sein weiteres Wachstum viel langsamer vor sich als am Rande einer nicht so rasch fließenden Blutsäule — wie z. B. der V. cephalica am Unterarm. Weiterhin beeinflußt die Strömung auch die Form des Plättchenhaufens, und zwar in derselben Weise „wie etwa den Sand am Grunde eines strömenden Baches, der in quer zur Stromrichtung angeordneten wellenförmigen Erhebungen zusammengeschoben wird." (Hamperl.)

Ebenso weisen auch die Plättchenmassen eine quer zur Längsrichtung des Gefäßes eingestellte oberflächliche Furchung auf: so bilden sich einzelne Lamellen, die kammartig vorspringen, während in ihren Zwischenräumen die anderen Blutbestandteile abgelagert werden.

Aus seiner Entstehungsweise läßt sich leicht die kennzeichnende makroskopische Beschaffenheit des Abscheidungsthrombus ableiten. Er sitzt immer einer Gefäßwandstelle auf, ist also wandständig und an seiner freien Oberfläche vom Blutstrom bespült. Zunächst wird er also die Gefäßlichtung höchstens einengen, kann aber im Verlaufe seines Wachstums zum verschließenden (obturierenden) Thrombus werden, wenn seine freie Oberfläche mit der gegenüberliegenden Gefäßwand in Berührung tritt" (Hamperl).

Aus dieser Darstellung geht die Pathogenese eines Thrombus hervor. Doch soll gerade hier noch einmal betont werden, daß im Verlauf von intravenösen Injektionen diese Thrombenbildungen außerordentlich selten sind. Krieg betont, daß die Virchowsche These für die Entstehung einer Thrombose — Blutstromverlangsamung + Gefäßwandschädigung + Änderung der Blutbeschaffenheit — noch immer nicht an Aktualität verloren hat.

Wie aus dem Schema von Kappert hervorgeht, bemüht sich die moderne Forschung, das Wesen und die Bedeutung der einzelnen Faktoren zu klären und ihre gegenseitigen Wirkungen abzuwägen.

Die artifiziellen Thrombosen der Armvenen, also die iatrogen gesetzten Thrombosen infolge intravenöser Injektionen, werden von Krieg als harmlos bezeichnet. „Ein Weiterschreiten auf größere Strecken wird kaum beobachtet, die Abheilung unter konservativer Therapie ist immer eine Zeitfrage!"

b) Phlebitis

An den Venen könnte man die Entzündung nach ihrer Lokalisation benennen, also von einer Endo-, Meso- und Periphlebitis reden. Eine scharfe Abgrenzung oder Einteilung ist in dieser Richtung aber nicht möglich, weil die Entzündung sehr schnell alle Wandschichten ergreift. Die akute Entzündung kommt in der Regel durch äußere Einflüsse zustande. So kann allein die Fortleitung einer Entzündung bzw. ein Trauma, wie es bei der Injektionstherapie vorkommt, eine bakterielle oder eine abakterielle Phlebitis verursachen. Da sich die Entzündung in der dünnen, locker gebauten Venenwand leicht ausbreiten kann, erreicht sie sehr bald die Intima. Andererseits kann beispielsweise bei einer sogenannten intramuralen Injektion ursprünglich eine Mesophlebitis entstanden sein, die ebenfalls sehr schnell die ganze Venenwand ergreift, ebenso wie die schon beschriebene Verletzung der Intima einen solchen Prozeß auslösen kann. Auf der Intima bildet sich nun ein Thrombus, der meist durch die eindringenden Bakterien eitrig eingeschmolzen wird. Man spricht dann von einer

c) Thrombophlebitis

Da dieser beschriebene Thrombus weiter in die Gefäßlichtung hineinwächst und gleichzeitig die Bakterien den Thrombus fortschreitend eitrig einschmelzen, wird nunmehr die Venenwand auch von innen her infiziert.

Dabei kann es zur Nekrose und Vereiterung der inneren Wandschichten der Vene sowie des Thrombus kommen, so daß die Vene mit Eiter gefüllt ist und die Venenwand eitrig einschmilzt bzw. zu einer jauchigen Masse zerfällt. Wie Adams bereits 1944 betont, tritt gewöhnlich die Thrombophlebitis erst nach einiger Zeit auf, und zwar gewöhnlich erst zwischen dem 5. und 10. Tage. Infolge der Bakterieninvasion kommt es dann anfangs nur lokal zu den typischen Entzündungszeichen: Rubor, Dolor, Calor, Tumor, die sich je nach Schwere des Krankheitsbildes proximalwärts jedoch auch distalwärts fortsetzen können.

In der neueren Literatur wird prinzipiell die Thrombophlebitis, also der thrombotische Verschluß eines Venenabschnittes mit entzündlicher Veränderung der Gefäßwand von der Phlebothrombose, der Thrombose ohne entzündliche Reaktionen, unterschieden. In der Praxis erleben wir häufig Mischformen. Wir haben uns hier jedoch nur mit der Thrombophlebitis zu beschäftigen, da die Phlebothrombose meistens in den tiefer gelegenen größeren Gefäßen auftritt.

Da für die Thrombophlebitis der Schmerz ein Leitsymptom ist, soll im folgenden, bevor wir auf die Thrombophlebitis post injectionem eingehen, kurz über die Sensibilität der Venen berichtet werden.

> Im Normalzustand ist die Sensibilität der Venenadventitia nicht ausgeprägt. Sie ist rein reflexogen. Ein Stich in die Vene wird gewöhnlich nicht wahrgenommen. Wenn einmal das unangenehme Gefühl des Durchstechens der Haut verschwunden ist, dringt die Nadel in die Vene ein, ohne in der großen Mehrzahl der Fälle ein Gefühl wachzurufen, Man kann bei dem gleichen Individuum Hunderte von Stichen an der gleichen Stelle wiederholen, ohne eine ausgeprägte Sensibilität bewußt werden zu lassen. Es wird immer nur das unangenehme Gefühl des Hauteinstichs sein, das der Patient zu überwinden hat.

Wir finden also im Gegensatz zu den insbesondere mit arteriellen Gefäßkrankheiten behafteten Patienten bei gesunden Patienten eine relativ geringe Schmerzempfindlichkeit. RATSCHOW, der sich mit den Gefäßschmerzproblemen auseinandergesetzt hat, betont jedoch, daß auch die Gefäßwände selbst Ursprungsort von Schmerzen sein können. So zeigt die bekannte Beobachtung, daß die Injektion hypertonischer Lösungen in eine Arterie oder Vene „durchrasende" Schmerzen verursachen kann. Bei Einspritzungen in die Vene hören die Schmerzen auf, sobald man das hypertonische Injektionsmittel stärker mit Blut durchmischt.

Wenn jedoch die Nadel nicht auf den ersten Stich in das Venenlumen eindringt, dann bewirkt der Stich in die Adventitia trotzdem bei vielen Menschen sofort eine mehr oder weniger ausgedehnte Zusammenziehung der Vene. Sie zeigt also eine reflexogene Sensibilität. Die Vene scheint dann ausweichen zu wollen, anstatt sich zu entfalten. Sie rollt sich zusammen wie eine Schnur. Manchmal breitet sich die Venenkontraktion sehr weit aus. Man hat beobachtet, daß durch sie Venen, die bis dahin gut sichtbar waren, nach unten und sogar nach oben zum Verschwinden gebracht wurden.

Interessant ist in diesem Zusammenhang die Beobachtung, daß sich manchmal liegende Kavakatheter nicht herauszielen lassen. Viele führen das auf eine Kontraktion der Venen zurück. Doch wird hier im allgemeinen die Adhaesionskraft unterschätzt, die infolge der umfangreichen Oberfläche des liegenden Katheters zustande kommt. Der Katheter liegt der Vene so dicht an, daß infolge dieser Oberflächenspannung eine Bewegung des PVC-Schlauches nicht möglich ist. Eine Infiltration von *Novocain*lösung ohne *Suprarenin*zusatz zwischen Vene und Katheter behebt diesen Zustand sofort.

Obwohl histologisch keine Endothelnerven bei Venen beschrieben worden sind, gibt es nach LERICHE zweifellos eine Sensibilität des Endothels. Das Endothel ist außerordentlich tolerant, wenn man bedenkt, wieviel Arten von Präparaten in die Vene injiziert werden. Jeden Tag werden Tausende und aber Tausende von intravenösen Injektionen ausgeführt und die wenigsten rufen unangenehme Empfindungen hervor. Einige Präparate verursachen ein Gefühl der lokalen Wärme, andere wiederum, aber das sind relativ wenige, sind schmerzhaft. Die früher verwendeten Jodlösungen bewirken ein brennendes Gefühl, gefolgt von dem Eindruck einer warmen Spannung im ganzen Unterarm. Ähnliches tritt bei Vitamin-B_6-Präparaten auf, die ein wärmendes Gefühl im Bereich der Extremitäten zur Folge haben. LERICHE hat 1949 über die Schmerzempfindung der Venen folgendes gesagt:

„Man kann sie nach Stichen in die Venenwand oder nach der Injektion gewisser Substanzen, hauptsächlich von Jodpräparaten, beobachten. Der Schmerz kann sehr stark sein. Ich habe ihn zweimal als Dauerzustand gesehen, wie eine echte Kausalgie. Beim ersten Fall war eine Kalziumeinspritzung bei einer Tuberkulosekranken ausgeführt worden. Der Schmerz war in der ganzen oberen Extremität außerordentlich intensiv, verhinderte den Schlaf und war durch Morphium nicht zu beeinflussen. Das ganze Glied befand sich in einem Zustand der Vasokonstriktion, der mehrere Monate andauerte und erst mit dem Fortschreiten der Krankheit endete.

Der zweite Fall war ernster. Hier die Beobachtung kurz zusammengefaßt: X, 51 Jahre alt, Injektion von *Tenebryl* (Jodpräparat) in die V. basilica ohne Zwischenfall (!!). Nach Verlauf von acht Tagen begann Herr X in der Ellenbeuge und in der Gegend der Epikondylen Schmerzen zu verspüren. Die Vene war etwas verhärtet. In den folgenden Tagen wurde die Behinderung bedeutend größer. Die Vene war bis zur Achselhöhle wie eine Schnur gespannt, wie eine harte, schmerzhafte, warme Schnur. An der Streckseite des Oberarms ein leicht brennendes Gefühl. Es trat ein Oedem auf. Kein venöser Kollateralkreislauf, oszillometrisch gleichartige Zirkulation auf beiden Seiten. Am 23. 11. wurde der Kranke untersucht. Er hatte Schmerzen in der Achselhöhle und im Oberarm bis zur Ellenbeuge. Es bestand eine unangenehme Hyperästhesie der Haut. Die Hand war seit zwei Tagen etwas zyanotisch. Der Schmerz war so stark, daß man beschloß, die Vene freizulegen, sie zu resezieren und, wenn nötig, eine periarterielle Sympatektomie am Oberarm durchzuführen.

Die Operation wurde 51 Tage nach der Injektion ausgeführt.

Ich fand die V. basilica verdickt, in ihrem unteren Anteil obliteriert, im oberen nicht. Ich resezierte sie auf eine Länge von 18 cm, was ohne Wirkung blieb. In den folgenden Tagen klagte der Operierte über Brennen im Unterarm und in der Gegend der Epikondylen sowie über Kontraktionen des M. biceps, ferner über einen Schmerz in der Schulter mit Bewegungsbehinderung.

In den folgenden Monaten verschlimmerte sich die Situation. Drei Dinge herrschten vor: ein Schmerz in der Schulter, besonders bei der Abduktion, längs des Deltamuskels und der Außenseite des Oberarms mit Kontraktur des Bizeps. Ein Schmerz in der infrakondylären Region und entlang einer Vene, die man sehen konnte, und ein brennender Schmerz an der Beugeseite des Unterarms.

Die Schmerzen traten spontan auf: Die Bewegung steigerte, nichts erleichterte sie, weder die gewohnten Medikamente noch Infiltrationen entlang der Vene und unter den Deltoides oder in die Schulter noch Stellatuminjektionen.

Im Mai zeigten Röntgenaufnahmen eine deutliche Entkalkung des Oberarmkopfes, eine leichtere am Ellenbogen und an der Hand. Die Schulter war versteift, der obere Teil der Venenresektionsnarbe schmerzhaft. Im Juni erschienen in der anderen Schulter geringe Schmerzen. Unnötig zu sagen, daß der seelische Zustand sehr schlecht auf die Entwicklung der Erscheinungen reagierte. Dann besserte sich im Herbst nach einer Kur in Aix die Situation. Die Schmerzen waren weniger stark, aber die Schulter blieb versteift.

Die histologische Untersuchung (des Operationspräparates) zeigte, daß im unteren Abschnitt des Venenstückes eine unvollständige Thrombose bestand. Die Vene war mit umfangreichem endophlebitischem Granulationsgewebe ausgekleidet, das zahlreiche Gefäße und einige Pigmentinfiltrationen enthielt. Am oberen Ende war die Lichtung breit durchgängig. Es bestand noch eine leichte Endophlebitis und hauptsächlich eine hypertrophische Sklerose der Wand, welche die Muskelfasern ohne infiltrative Reaktion auseinander drängte.

Diese Entwicklung stellt selbstverständlich einen Ausnahmefall dar. Aber wir müssen den eminent schmerzhaften Charakter mit Ausstrahlung auf die benachbarten Partien festhalten."

Betrachtet man epikritisch diesen Fall von Leriche, so fällt einem sofort die Punktion der V. basilica auf. Aus unseren mehrfach gemachten anatomischen Angaben ist zu ersehen, daß gerade dieser Bereich für eine intravenöse Injektion eines bereits vom Autoren als schmerzhaft erkannten Medikaments nicht empfehlenswert ist. Abgesehen von den oberflächigen Hautnerven, die eine Verbindung zum N. medianus besitzen, und der Nähe der A. ulnaris bzw. brachialis, die eventuell tangiert wurden, muß hier an einen arteriovenösen Spasmus evtl. sogar an eine irrtümliche intraarterielle Injektion gedacht werden, die durch intramurale Verletzung mit Folgen einer Thrombophlebitis diese heftige, über ein Jahr dauernde Kausalgie auslöste.

Gohrbrandt hat sich mit der intravenösen Injektionstechnik beschäftigt und weist darauf hin,

> daß die Thrombophlebitiden meistens nur dann zustande kommen, wenn Präparate intramural injiziert werden, also wenn die Intima einer Vene nicht punktförmig verletzt wird, sondern in einem größeren Abschnitt aufgerissen wird.

Er schreibt wörtlich:

„Solche intramuralen Injektionen sind nur möglich, wenn die Injektionsnadel eine sehr lange Spitze hat, so daß ein Teil der Spitze in der Venenwand, der übrige Teil im Venenlumen liegt. Wenn man nun aspiriert, so bekommt man natürlich Blut aus der Vene, und zwar durch den Teil der Nadel, der im Hohlraum der Vene liegt. Bei der Injektion kommt nun aber das Präparat nicht nur in das Lumen der Vene, sondern auch in die Venenwand. In einem solchen Fall kommt es gewöhnlich zu Thrombophlebitiden. Wir betonen besonders, daß es sich hier um Thrombophlebitiden handelt, also um Entzündungen, die von Reizerscheinungen der Venenwand selbst ausgehen, und nicht um Phlebothrombosen, die immer Abscheidungsthromben sind. Die Thrombophlebitis ist wesentlich weniger gefährlich als die Phlebothrombose, sie führt gewöhnlich nicht zu embolischen Prozessen. Sie kann jedoch einige Tage schmerzhaft sein und den Arm in seiner Gebrauchsfähigkeit behindern. Man kann diese Verletzung der Venenwand vermeiden, wenn man zur Injektion eine Nadel benutzt, die eine kurzgeschnittene Spitze hat, so daß nicht ein Teil der Spitze in der Venenwand und der andere im Venenlumen liegt. Man muß ferner beim Ansaugen darauf achten, daß das Blut im vollen Strahl in die Spritze einströmt."

Diese Technik könnte die Entstehung von Thrombophlebitiden vermeiden, doch wissen wir heute, daß für das Zustandekommen solcher Venenentzündungen gewisse Präparate prädestiniert sind. Allein der Fall von LERICHE zeigt, wie sehr man Applikationsort, -form und das jeweilige Medikament beachten muß.

Trotz aller Vorsicht wird es daher durch intravenöse Injektionen immer wieder zu Venenwandreizungen kommen, die je nach der Ausgangslage des Patienten harmlos oder schwerwiegend verlaufen können.

Die Behandlung der harmlosen Formen erstreckt sich auf Ruhigstellung, anfangs Alkoholumschläge und später feuchte Wärme und die schon empfohlene Salbenbehandlung in Form des *Hirudoids, Thrombophobs, Hepathrombins u. ä.* Bei den schweren Fällen, bei denen evtl. eine Phlebothrombose befürchtet wird, ist absolute Bettruhe, sowie Ruhigstellung der Extremität auf einer Schiene dringend anzuraten. Die lokale konservative Therapie wird gleichzeitig durchgeführt. Eingriffe im Bereich des Sympathikus, beispielsweise eine Stellatum-Blockade, sind durchaus angebracht, doch steht heute bei

der Behandlung der schweren Form der Thrombophlebitis die Antikoagulantientherapie an erster Stelle, (Prophylaxe, Behebung des akuten Zustandes, Nachbehandlung). Dadurch tritt eine Verkürzung der Bettruhe, Verhütung der weiteren Entwicklung einer Thrombose und einer Embolie auf.

Wir selbst haben bisher noch keinen Fall einer Embolie bei Thrombosen der oberen Extremität beobachten können, auch ECKART bestätigt das, so daß hier mit Nachdruck betont werden soll, daß gerade solche Komplikationen außerordentlich selten sind. Kontraindiziert ist diese Antikoagulantientherapie bei allen Krankheiten mit Blutungsbereitschaft, aktiver Tuberkulose, Endokarditis lenta, Niereninsuffizienz und schweren Leberstörungen.

Initial- und Sofortbehandlung mit *Heparin.* 60 000—80 000 I. E. täglich, Einzeldosis 10 000—20 000 I. E. *Heparin.* (BRAUN.) Wir begnügen uns mit Einzeldosen von 5000 I. E., die wir sechsmal in 24 Stunden zuführen. In letzter Zeit sind wir dazu übergegangen, eine intravenöse Dauertropfinfusion mit *Heparin* durchzuführen.

Heparin greift direkt in den Gerinnungsvorgang ein. Heparinoide haben ähnliche Wirkung: *Thromboid, Eleparon.* Bei beiden Gruppen nach 6 bis 10 Tagen Übergang auf Cumarine. Vorteil der Cumarin-Therapie ist die orale Anwendungsform. Nach *Heparin* und Heparinoiden tritt zuweilen Haarausfall auf, der jedoch durch schnelles Wiederwachsen kompensiert wird. In schweren Fällen einer Thrombophlebitis entfaltet die am anderen Ort angelegte intravenöse Dauertropfinfusion von *Panthesin-Hydergin* eine ausgezeichnete Wirkung. In letzter Zeit wird bei so schweren Fällen eine Thrombolyse mit Streptokinase durchgeführt.

Kommt es zu einem akuten Verlauf der Venenentzündung mit hochfieberhaften Zuständen, sind Antibiotika indiziert. Das Ansetzen von Blutegeln in der Nähe der Erkrankungsstelle bewährt sich immer wieder, doch darf es nur dann durchgeführt werden, wenn keine Antikoagulantienbehandlung vorgesehen ist.

Manche Autoren (OSTEN) stehen auf dem Standpunkt, daß die Anwendung von Blutegeln veraltet wäre und nicht ungefährlich sei, da hier Superinfektionen auftreten können.

Chirurgische Maßnahmen, wie die Resektion der entzündeten und thrombosierten Vene, sind infolge der relativ guten Heilungstendenz erfreulicherweise sehr selten indiziert.

6. Die irrtümliche intraarterielle Injektion

Die versehentliche intraarterielle Punktion bei einer intravenösen Injektion ist in den letzten Jahren auf Grund der Zwischenfälle mit den kurz wirkenden Narkotika weit in den Vordergrund gerückt. MACINTOSH hat sich bereits 1943 mit diesem Problem beschäftigt und COHEN hat schon im Jahre 1948 eine umfangreiche Arbeit über versehentliche intraarterielle Injektionen von Medikamenten veröffentlicht, die bis zum heutigen Tage an Aktualität nichts eingebüßt hat.

Wir haben uns in den vorigen Kapiteln bemüht zu zeigen, auf welche Weise, insbesondere in topographischer Hinsicht, die später zu zitierenden Zwischenfälle zu vermeiden sind. COHEN beschäftigt sich insbesondere mit den versehentlichen intraarteriellen Injektionen von *Pentothal.* Er hat sich also lange Zeit vor den in den letzten Jahren bekannt gewordenen Zwischenfällen intensiv mit dem Problem beschäftigt. Die von ihm zusammengefaßten 12 Fälle zeigen folgendes Endresultat:

Bei 6 Fällen mußte die Amputation des ganzen Armes oder Unterarmes erfolgen, 2 endeten mit dem Verlust von Fingern, 2 erlitten schwere Nervenschädigungen, von denen einer dieser beiden Fälle zusätzlich eine VOLKMANNsche Kontraktur der Mm. interossei des Thenar bekam.

Bei dem Versuch, die Arzneischäden in ihrer Häufigkeit zu erfassen, die bei versehentlicher, nichtbestimmungsgemäßer Anwendung auftreten können, wie etwa bei irrtümlicher intraarterieller Verabfolgung eines zur intravenösen Anwendung bestimmten Präparates, kommen zu den rein technischen — durch das seltene Vorkommen bedingten — Beurteilungsschwierigkeiten noch naheliegende und menschlich verständliche Komplikationen hinzu. Gerät doch ein über solche Vorkommnisse berichtender Arzt in die Lage, sich öffentlich mit der Möglichkeit eines ihn unter Umständen selbst belastenden Kunstfehlers auseinandersetzen zu müssen.

In der Literatur der weiter zurückliegenden Jahre findet man nur gelegentlich einmal eine Einzelmitteilung über derartige Schwierigkeiten. Man findet allenfalls eine Aufzählung von Medikamenten, bei deren Injektion solche vaskulären Zwischenfälle aufgetreten sind, selten oder fast nie aber Angaben, die sich in verläßliche Beziehung zu den Zahlen insgesamt behandelter Patienten setzen lassen.

An Gründen für die Unvollständigkeit der Berichterstattung lassen sich vielleicht drei Punkte namhaft machen:

1. Es bestand (und besteht zum Teil auch noch) eine Zurückhaltung, über Zwischenfälle in der eigenen Praxis oder Klinik zu berichten.

2. Vielfach gehen Arzt und geschädigter Patient außergerichtliche Vergleiche ein, so daß auch im Material der Gerichte keine sicheren Zahlen zu finden sind.

3. Aus verschiedenen Gründen erkennen weder der Patient noch der Arzt oder beide die eigentlichen Ursachen des Körperschadens, so daß jede Mitteilung unterbleibt.

Wie wir schon oben zitiert haben, hat Cohen sich mit den möglichen Schäden bei versehentlicher intraarterieller Injektion des Barbituratpräparates *Penthotal* auseinandergesetzt und über 12 Schadensfälle berichtet. Bei insgesamt 25 000 Behandlungsfällen ist es zu 3 irrtümlichen intraarteriellen Injektionen mit entsprechend schwerwiegenden Folgen gekommen.

Für das Steroidnarkotikum Hydroxydion (*Presuren*) wurden von Schwarzkopf in deutschen Kliniken 11 schwere Zwischenfälle nach intraarterieller Injektion zusammengetragen. In allen genauer beschriebenen Fällen mußte der Unterarm amputiert werden. Offenbar ist diese Gesamtzahl von 11 Fällen durch eine private Umfrage zustandegekommen (über 4 Fälle berichtet der Autor aus der eigenen Klinik), also sind kaum alle tatsächlich vorgekommenen Zwischenfälle erfaßt.

In einer späteren Veröffentlichung von Lübke werden 18 Fälle erwähnt, ohne jedoch eine Gesamtbehandlungszahl zu nennen. Durch Schätzung der in Deutschland in der fraglichen Zeit abgegebenen *Presuren*-Ampullen läßt sich demnach die Risikogröße der schweren Armschädigungen durch versehentliche intraarterielle Injektion von Hydroxydion (*Presuren*) auf 11:45 000 festlegen. Eine Anfrage bei der Herstellerfirma des Hydroxydion bestätigt in Ermangelung neuerer Arbeiten und Untersuchungen diese Zahl.

Bei einem noch etwas später in die Therapie eingeführten Kurznarkotikum auf nicht barbiturhaltiger Basis, dem *Estil*, konnte in der Zeit seiner Anwendung ebenfalls wieder eine Reihe von schweren Zwischenfällen bei versehentlicher intraarterieller Injektion zusammengetragen werden. Diese Zwischenfälle gewannen eine erhebliche Publizität, so daß die bisher geübte Zurückhaltung aufgegeben wurde. Die behandelnden Ärzte berichteten über die aufgetretenen Komplikationen weil sie der Meinung waren, daß die Gefäßschädigung vorwiegend mit den Eigenschaften des Medikamentes erklärt und nicht auf ihre Injektionstechnik zurückzuführen sei.

Nach Berechnung der Herstellerfirma sind in der Verwendungszeit des *Estil* ziemlich genau 130 000 Narkosen vorgenommen worden. Da gleichzeitig insgesamt 16 schwere Zwischenfälle durch die versehentliche intraarterielle Injektion des Mittels bekanntgeworden sind, läßt sich ein klarer Vergleich ziehen zwischen den Gefäßschädigungen durch versehentliche intraarterielle Injektion (die meist den Verlust des Armes zur Folge hatten) bei drei ganz verschiedenartigen Präparaten gleichen Anwendungszweckes.

Im Falle des *Estil* wurde erstmals in Deutschland behördlicherseits der genaue Umfang der Schadensfälle nach intraarterieller Fehlinjektion ermittelt. Dadurch ist die Angabe wirklich verläßlicher Verhältniszahlen (Gesamtzahl der Injektionen: Schadenfälle) möglich geworden.

Das Vorkommen schwerwiegender Gefäßschäden durch versehentlich intraarteriell injizierte Präparate, die bestimmungsgemäß zur intravenösen Narkose vorgesehen sind:

Präparat	Zahl der Anwendungen	Gefäßschäden	auf 10 000 Anwendungen
Barbiturat (Thiopental)	25 000	3	1,2
Hydroxydion (Presuren)	45 000	11	2,4
Phenoxyacetamid (Estil)	130 000	16	1,2

Um bei einer klinischen Erprobung wenigstens einen einzigen derartigen Fall mit 95prozentiger Sicherheit zu entdecken, wären nach der Methode von KÜHNE bei den drei genannten Präparaten folgende Fallzahlen vorauszusetzen:

Thiopental	27 600
Hydroxydion	13 000
Phenoxyacetamid	28 000

Es läßt sich — die hier genannten verhältnismäßigen Schädigungszahlen als korrekt berichtet und gewonnen unterstellt — nunmehr auch mittels der inversen Sinustransformation der Streuungsbereich ausrechnen, innerhalb dessen mit 95prozentiger Wahrscheinlichkeit das Vorkommen solcher Zwischenfälle liegen müßte:

Thiopental	1 : 3390 — 1 : 44 400
Hydroxydion	1 : 2431 — 1 : 8 260
Phenoxyacetamid	1 : 5240 — 1 : 14 250

Es ergibt sich also nach der vorstehenden Aufstellung, daß sich die Schäden durch versehentliche intraarterielle Injektionen, die beim *Estil* beobachtet wurden, in ihrer Häufigkeit nicht von denen unterscheiden lassen, die während der ersten Jahre der Verwendung der gleichen Zwecke dienenden Präparate *Presuren* und *Pentothal* beobachtet worden sind.

Da die **Diagnostik der irrtümlichen intraarteriellen Injektion** von entscheidender Bedeutung ist, wollen wir in Anlehnung an COHEN hier die Initialsymptome beschreiben, die bei jeder intraarteriellen Injektion auftreten können.

7. Diagnostik und Leitsymptome einer irrtümlichen intraarteriellen Injektion

a) Schmerz

„Eine versehentliche intraarterielle Injektion löst heftige Schmerzen aus; sie beginnen, wenn ungefähr 2 ml verabreicht wurden. Der Schmerz ist äußerst qualvoll. Die Patienten beschreiben ihn so, „als würde kochendes Wasser über meine Hände gegossen" — „ein Gefühl, als ob meine Hand brennt" — „die Hand ist wie ein Zweig, der in Flammen steht".

In einigen Fällen wurden die Schmerzangaben der Patienten während der Injektion ihrer „Nervosität" zugeschrieben. In einem Fall wurde die Möglichkeit, daß das *Pentothal* für die postoperativen Schmerzen verantwortlich sei, so vollständig übersehen, daß ein Neurologe zugezogen wurde, er entdeckte die Thrombose der A. radialis und konnte so die Ursache der Schmerzen klären.

„Nervosität" seitens des Patienten kann allerdings nicht völlig außer acht gelassen werden als ein Faktor, der zu der Entwicklung der schweren Folgezustände mit beiträgt. Intensive vorübergehende Vasokonstriktion, besonders der peripheren Arteriolen kann zum Abfangen des Injektionsmittels oder zur verzögerten Zirkulation in der Peripherie führen. PERRET hat auf Grund neuerer Zusammenstellungen nachgewiesen, daß das Initialsymptom „Schmerz" bei der irrtümlichen Punktion einer Arterie nicht oder in sehr verminderter Masse auftritt. Dafür sprechen der schon zitierte Fall von LERICHE und weiter unten aufgezählte Kasuistiken von WEESE und von OEHLECKER.

b) Frühsymptome einer irrtümlichen intraarteriellen Injektion

> Frühsymptome: *Weißwerden der Hand* (Handinnenfläche und Handrücken) und die *Zyanose der Finger.*

Wie LEWIS dargelegt hat, zeigt die Zyanose der Finger weder einen venösen Spasmus noch einen Stopp des Venenblutes an, sondern bei einer warmen Hand nur eine „träge arterielle Zirkulation". Dadurch kommt es unter Vergrößerung der arteriovenösen O_2-Differenz zu einer Vermehrung des reduzierten Haemoglobin und damit zu einer Zyanose (bei einem „Stop" kann keine Zyanose auftreten, wenn der venöse Abfluß ungestört ist).

Einige Finger werden gleich zu Anfang dunkelrot, an diesen manifestieren sich dann auch die Spätschäden. Andere Finger bleiben aschgrau. Der Thrombose in den Hauptgefäßen folgt jeweils eine ausgedehnte Gangrän der betreffenden Gliedmaßen. Soweit dieses nicht der Fall ist, manifestiert sich der betreffende Schaden jeweils nach der Strömungsrichtung des Injektionsmittels. Wenn dieses sich in die Muskeln verteilte, blieben die Finger oft verschont. Aus anatomischen Gründen führt die versehentliche Injektion in die leicht zu verwechselnde oberflächlich liegende A. ulnaris seltener dazu, daß die Lösung die Bifurkation der A. brachialis erreicht und diese schädigt. In diesem Fall ist die Prognose besser, da die gesamte Blutversorgung des entsprechenden Gliedes nicht gefährdet ist.

c) Hautveränderungen bei einer irrtümlichen intraarteriellen Injektion

Mehrere Fälle wiesen außer der Beteiligung von Hand und Fingern blau-grüne Flecken auf der Haut des Unterarms im Bereich des Ellenbogens und am Oberarm oberhalb der Einstichstelle auf. Einige dieser Hautveränderungen waren pustulös und mit klarer oder serosanguinöser Flüssigkeit gefüllt. An anderen Stellen ging die Haut zugrunde und sequestrierte, ausgestanzte geschwürige Stellen blieben zurück, die mit der Zeit verschorften.

Ähnliche Hautveränderungen und Ecchymosen wurden beobachtet bei Zwischenfällen nach Arteriogrammen. LAMBERT und LECLERC beschrieben 1935 violette Flecken, die auf der Haut des Abdomens lokalisiert waren und im Anschluß an Kontrastdarstellungen der A. femoralis aufgetreten waren. Man hielt diese Veränderungen für kutane und subkutane Haemorrhagien, LEVEUF (1935) und WAGNER (1944) beschrieben dasselbe Bild nach Anwendung von *Jodoxyl* bei Kontrastdarstellung der A. brachialis. Die Letztgenannten schrieben diese fleckigen Veränderungen einer sekundären Ausbreitung von Thromben zu, die sich vom Hauptgefäß zu den peripheren Hautverzweigungen erstreckten. Die Thrombose der A. brachialis kann als Ursache der Komplikationen bei den *Pentothal*-Fällen ausgeschlossen werden. In den Fällen, bei denen fleckige Hautveränderungen aufgetreten waren, wurden operativ keine Blutgerinnsel nachgewiesen" (COHEN). Es scheint, als würden die Hautflecken durch direkte lokale Wirkung der *Pentothal*-Lösung ausgelöst, die in die Hautgefäße eindringt. Die Arbeit von FREUDENTAL unterstützt diesen Eindruck. Er wies nach, daß in Fällen, bei denen versehentlich Wismuth in eine Glutäalarterie eingespritzt wurde, ein Hautgangrän auftrat, wobei die Blockierung der Hautgefäße durch Wismuth-Salzkristalle mikroskopisch nachgewiesen werden konnte. Wie wichtig die Beachtung der jeweiligen Präparate sowie der Injektionstechnik ist, geht aus den sog. Spätschäden hervor.

Kolar und Vrabec berichteten 1967 über einen ungewöhnlichen *Thorotrast*-Spätschaden. Sie schreiben:

„Die Aufmerksamkeit, die einzelnen Zwischenfällen nach diagnostischer Anwendung thoriumhaltiger Röntgenkontrastmittel in den letzten Jahren gewidmet wird, ist aus mehreren Gründen berechtigt: Erstens sind sie ein typisches Beispiel für ein zuerst für unschädlich gehaltenes Kontrastmittel, das sich später durch Bindegewebsreaktionen auf Fremdkörper und seine ionisierende Strahlung als schädlich erwies; zweitens ist beim Thorium die ausgeprägte Beziehung zum retikuloendothelialen System merkwürdig; drittens befinden sich gerade nun die am Leben gebliebenen Patienten mit chronischer *Thorotrast*speicherung in jener kritischen Zeitspanne, in der besonders Geschwulstbildungen auf Grund dieser Deponierung auftreten. Die Schädigungen beruhen vor allem auf dem fibrinogenetischen Effekt der Thoriumpräparate, auf deren kanzerogene Wirkung und auf ihrem Einfluß auf das Knochenmark."

Da im Vordergrund der Aufmerksamkeit besonders Neubildungen stehen, bei denen ein Zusammenhang mit der Thorotrastose angenommen wird, und weil es sich des öfteren um Hämangioandotheliome der Leber, Leukämien und nur ausnahmsweise um Sarkome oder Karzinome am Applikationsort handelt, soll hier eine Beobachtung der Autoren gebracht werden:

„Es handelt sich um eine 54jährige Hausfrau, die sich in unserer Sprechstunde mit einer krebsverdächtigen Ulzeration in der linken Ellenbeuge vorstellte (Abb. 29). Diese bestand schon mehr als vier Monate und konnte vom Hausarzt nicht mehr konservativ geheilt werden. Anamnestisch gibt sie an, daß im befallenen Bezirk in den letzten Jahren mehrmals oberflächliche Ulzerationen und Krusten bestanden, die jedoch immer spontan oder unter konservativer Behandlung ausheilten. Sie wiederholten sich an einer Stelle, an der im Unterhautgewebe eine harte Resistenz getastet werden konnte, die die Extensionsbewegungen behinderte. Offensichtlich handelte es sich um einen alten, indurierten Bluterguß. Die Kranke gab weiter an, daß sie im Jahre 1935 an einer der medizinischen Kliniken in Prag mit chole-

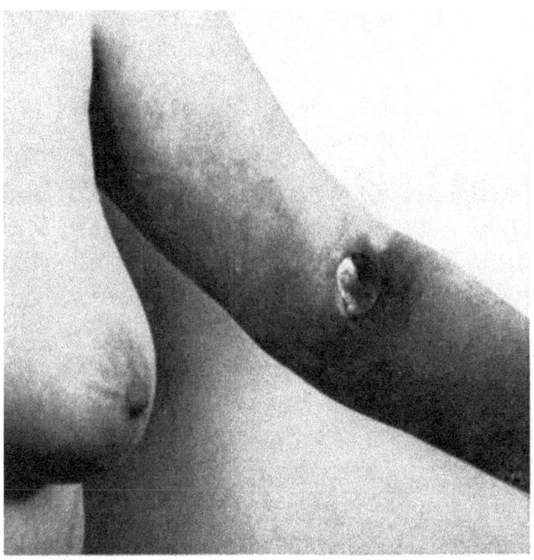

Abb. 29. Lokaler Befund bei exulzeriertem Thorotrastom. (Beobachtung Doz. Dr. Kolar und Doz. Dr. Vrabek)

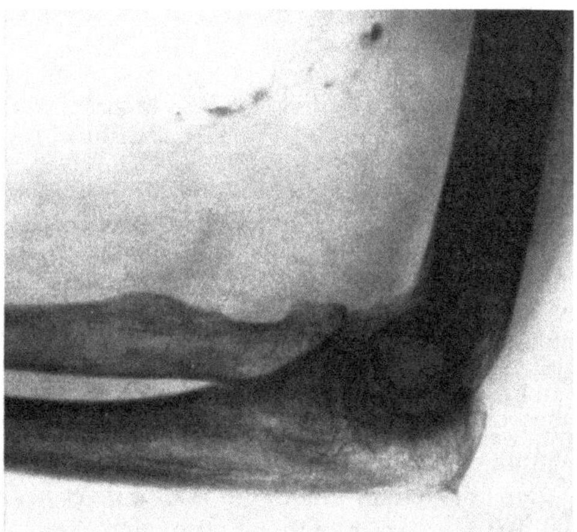

Abb. 30. Röntgenaufnahme des Ellenbogengelenks mit Resten von verkalkten Unterhautmassen (Beobachtung Doz. Dr. Kolar und Doz. Dr. Vrabek)

zystopathischen Beschwerden hospitalisiert wurde. Im Rahmen der klinischen Untersuchungen wurden ihr auch ungefähr 20 ml eines Kontrastmittels in die linke Kubitalvene eingespritzt, und kurz darauf sind mehrere Aufnahmen der Bauchgegend gemacht worden. Der Zweck dieser Röntgenuntersuchung läßt sich leider nicht mehr feststellen, da die Protokolle durch Kriegsereignisse verlorengegangen sind (Versuch der Cholangiographie oder Urographie?). Kurz nach der Injektion bemerkte sie eine schmerzhafte Schwellung im Bereich der Ellenbeuge und ein Hämatom im Unterhautgewebe. Nachdem die akuten Symptome zurückgetreten sind, ist an dieser Stelle eine nicht schmerzhafte Schwellung und Verhärtung zurückgeblieben, und nun, nach 27 Jahren, fand sich ein kraterförmiger Zerfall, etwa 2,5 cm breit, bis zur Muskulatur reichend. Am Boden fand sich ein nekrotischer Detritus mit eitrigem Belag. Schon bei der klinischen Untersuchung erweckten die erhöhten Randwülste in der Umgebung des Geschwürs den Eindruck, daß es sich um einen sekundären Zerfall von fibrösen Gewebsmassen handelt. Bei der Röntgenuntersuchung, die eine Komplikation am Knochen ausschließen sollte, fanden sich kalkdichte Schatten im Unterhautgewebe (Abb. 30). Unser Verdacht, daß es sich um Reste eines Thorotrastoms handelt, bestätigte sich durch Röntgenaufnahmen der Bauchgegend, wobei sich typische granulierte Verschattungen in der Milz und Verkalkungen der Lymphknoten im Leberhilus fanden.

Wegen des Verdachtes auf Malignität und weil keine Hoffnung auf konservative Heilung bestand, wurde mit ausgezeichnetem Erfolg eine Exzision und Deckung mit freiem Hauttransplantat unternommen. Bei der histologischen Untersuchung fand man eine harte Sklerose im Unterhautgewebe, Gefäßobliterationen und Fremdkörpergranulome mit gehäuften Makrophagen. In der Wand des nekrotischen Geschwürs konnten an mehreren Stellen Paratypien in epidermalen Zellen gefunden werden, mit proliferierenden epidermalen Knospen eines wenig verhornenden Pflasterzellkarzinoms.

Die Kranke ist seit vier Jahren beschwerdefrei."

Bei dieser Beobachtung sind alle drei Bedingungen erfüllt, die nach Dahlgren zur Anerkennung eines kausalen Zusammenhanges der Thorotrastose mit Tumorbildung notwendig sind.

1. Die Thorotrastdeposita lagen in der direkten Nachbarschaft der Geschwulst.
2. Die Latenzzeit war genügend lang (27 Jahre).
3. Die Strahlenmenge muß genügend hoch sein (obwohl sie nicht genau bestimmt werden konnte).

d) Ödembildung, Muskelgewebszerfall, Nervenbeteiligung anläßlich einer irrtümlichen intraarteriellen Injektion

Ein auffallendes Symptom war die ausgedehnte Ödembildung an Hand und Unterarm in einigen Fällen von Cohen. „Diese Ödembildung kann innerhalb von zwei Stunden beginnen und innerhalb von fünf Stunden deutlich manifest sein. Zu diesem Zeitpunkt kann sie sich auch nach dem Oberarm hin ausbreiten oderhalb der Einstichstelle. Bei chirurgischer Freilegung des Unterarms quollen die Muskeln hervor, sobald man die Faszie inzidierte. Die Muskeln hatten eine normale Farbe. Das Ödem scheint die Blutversorgung nicht gestört zu haben. In einigen Fällen schien die Ödembildung eine Beugestellung der Finger auszulösen. Die passive Fingerstreckung war noch möglich. In einigen Fällen wurde die Fingerstreckung nach Ablauf von sechs Stunden unmöglich. Die Finger waren in Beugestellung rigide fixiert wie beim Rigor moritis und ähnlich der Volkmann'schen ischämischen Muskelkontraktur. Dies ist eine wichtige Beobachtung (Johnson), denn sie bestätigt die Ansicht von Louis, daß das Muskelgewebe eine völlige Ischaemie von mehr als sechs Stunden Dauer nicht überstehen kann. Die Zerlegung von drei amputierten Extremitäten zeigte, daß die Extensoren wie auch die Flexoren nekrotisch waren. Dies ist ebenfalls ein wichtiger Befund, denn die Extensoren haben eine gute Blutversorgung durch die tiefen Gefäße und man könnte annehmen, daß diese nicht zugrunde gehen wie es bei der VOLKMANN'schen Kontraktur im Anschluß an ein Trauma häufig der Fall ist. Es ist wahrscheinlich, obgleich wir keinen histologischen Beweis dafür haben, daß die *Pentothal*-Lösung sich in die A. interossea ergoß und diese durch Thrombose verstopfte, und zwar auch in ihrem Verlauf auf der Extensorenseite. Damit war der Zustrom aus den tiefen Gefäßen blockiert. Diese Befunde zeigen die Notwendigkeit der exakten Sektion solcher amputierten Arme.

Die Untersuchung der Ausdehnung der Thrombose der Unterarmgefäße ist ebenfalls wichtig. Sie trägt in diesen Fällen zur Erklärung der Nervenschädigung bei. ADAMS legte 1942 dar, daß die größeren Nerven in ihrem Verlauf im Unterarm ihre Blutzufuhr aus den Hauptarterien erhalten. Eine Störung der Blutzufuhr schädigt auch die Nervensubstanz (HOLMS u. a., BENTLEY u. SCHLAPP). Die A. interossea, die aus der A. ulnaris entspringt, ist besonders wichtig für die Blutzufuhr zum N. medialis. Dieser Umstand erklärt, wie die Anästhesie und Atrophie der tiefen Handmuskeln zustande kam. Es scheint, als wäre eher eine Ischaemie der Nervenstämme durch Arterienthrombose als die lokale Wirkung des *Pentothal* für die Nervenschädigung der Hand verantwortlich.

Es ist von Bedeutung, daß die Ödembildung in diesen Fällen nicht ins Auge springt. PARKES hat 1945 den Beweis geliefert, daß die Kompression durch ein Ödem genügt, um die Blutzufuhr zu den Nerven zu drosseln und doch den Puls und die Ernährung der peripheren Teile der Extremitäten unbeeinflußt zu lassen. Seine Schlußfolgerungen stützen sich auf die Beobachtungen von LEWIS u. a., die nachgewiesen haben, daß die Nervensubstanz leichter der Ischaemie anheimfällt, weil die Blutzufuhr durch die nutritiven Arterienäste allein durch Absinken des Blutdrucks auf Werte von 60—70 mm Quecksilber unterdrückt werden kann. Die Arbeit von PARKES zeigt, daß eine Gewebsentspannung mittels einer Inzision erwogen werden muß, wenn das Ödem nach der intraarteriellen Injektion von *Pentothal* ein schweres Ausmaß annimmt. Die Indikation dafür wäre die zentripetale Ausbreitung der Anästhetikums. Solche Gewebsentlastung wurde in einem Fall mit gutem Erfolg durchgeführt (COHEN).

Es wurde außerdem beobachtet, daß die Finger, die später von einer Gangrän befallen wurden, von Ödemen frei waren, im Gegensatz zu den Fingern, an denen keine krankhaften Erscheinungen zurückblieben. Das Ausbleiben der Ödembildung gibt einen Hinweis dafür, daß der Blutkreislauf in diesen Fingern vollkommen zum Stillstand gekommen sein muß und daß die wichtigsten Gefäße für die Blutversorgung der Finger thrombosiert sind. Bei den Fingern, an denen keine krankhaften Erscheinungen zurückblieben, kann nur ein vorübergehender Spasmus der Gefäße vorgelegen haben".

Unseres Erachtens ist das Ödem die Folge eines „lokalen Schadens", d. h. nach totaler Ischaemie folgt die lokale metabolitische Azidose und dann die Transsudation ins Gewebe. Voraussetzung zu dieser Ödembildung, d. h. der Transsudation ist natürlich ein noch erhaltener Blutstrom. In diesem Zustand wäre die einzige noch mögliche Therapie die hyperbare Oxygenisation. RATSCHOW hat sich ausführlich mit dem Problem der örtlichen Ödeme insbesondere bei den Angiolopathien beschäftigt. Er schreibt: „Zur Ödempathogenese" liegt umfangreiche Literatur vor, die u. a. in der Monographie von KÜCHMEISTER und dem Hamburger Kapillar-Symposion gesammelt wurde.

Die Ödempathogenese ist nach KÜCHMEISTER in folgender Weise schematisch dargestellt worden:

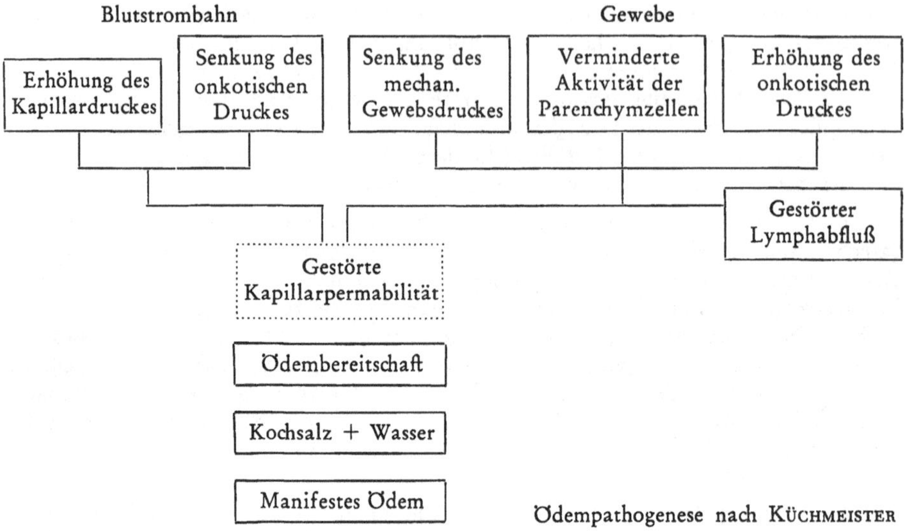

Ödempathogenese nach Küchmeister

Der Krankheitsablauf in den Finger nach irrtümlicher intraarterieller Injektion ähnelt so sehr den Fällen von „hochgradigen Erfrierungen“, die wir während des Krieges gesehen haben, daß wir die hervorragenden Arbeiten von Davis u. a. zum Vergleich der pathologischen Erscheinungsbilder ohne weiteres heranziehen können. Sie wiesen durch kapillarmikroskopische Untersuchungen nach, daß in den peripheren Arteriolenschlingen entweder eine Thrombose oder ein starker Spasmus vorlag; letzterer kann mindestens 24 Stunden anhalten. Wenn diese Fingergefäße einmal von einer Thrombose befallen sind, ist jede Therapie zwecklos und das trifft auch für die *Pentothal-Fälle* zu. Interessant ist auch die Beobachtung, daß einige Fälle von „hochgradigen Erfrierungen“ eine Überempfindlichkeit gegen Kälte entwickelten im Sinne des „Raynaudschen Phänomens“. Einer der Pentothal-Patienten, den Cohen mehrere Jahre nach der Injektion untersuchte, klagte über ähnliche Sensationen. Diese Tatsache ist vielleicht von gutachtlicher Bedeutung.

e) Verzögerung des Narkoseeintritts bei irrtümlicher intraarteriell verabfolgter Injektion eines intravenösen Narkotikums.

Wie wir schon in dem Kapitel „Intravenöse Injektion“ (S. 10) ausgeführt haben, beträgt die Zirkulationszeit des Blutes bei einer Meßdistanz von Arm — Fuß 43 Sekunden. Bei einer Messung der Zirkulationszeit von Kubitalvene zur entgegengesetzten Hand ist der Wirkungseintritt nach 7 Sekunden feststellbar. Noch kürzer ist die Arm-Ohr-Zeit (8—14 Sekunden).

Der Wirkungseintritt eines intravenöse zu verabfolgenden Narkosemittels ist bei lege artis durchgeführter Applikation 20 Sekunden (Hunter).

„Nach intraarterieller Injektion von *Pentothal* stellte sich der Bewußtseinsverlust gewöhnlich mit einer Verzögerung ein, die im allgemeinen 45—50 Sekunden nicht überstieg. In einigen Fällen war die Wiedererlangung des Bewußtseins außerordentlich schnell.

Da nach Verabfolgung von 4 ml einer 10prozentigen *Pentothal*-Lösung eine totale Gliedmaßengangrän eintrat, und der Patient das Bewußtsein verlor, ist daraus zu schließen, daß die Hauptmenge des Narkosemittels die peripheren Arterienverzweigungen passiert hat und nur kurzfristig aufgefangen und festgehalten worden ist. Folglich muß die gewebsschädigende Wirkung des *Pentothal* unverzüglich eingetreten und sehr heftig sein. Dieser Umstand erklärt, daß die intraarterielle Injektion von örtlich wirkenden Antidots — selbst wenn diese gleich zur Hand sind — zu spät käme.

Infolge des aktuellen Wertes der COHENschen Arbeit sollen zwei von ihm beobachtete Fälle über die irrtümliche intraarterielle Punktion bei der intravenösen *Pentothal*-Narkose wiedergegeben werden.

Fall 1: Ein Soldat unterzog sich eines kleinen operativen Eingriffs am Kniegelenk unter Lumbalanästhesie. Als die Staubinde (gemeint ist die Anlage des Stauschlauchs bzw. der Manschette zur Erzielung der Blutleere), angelegt wurde, wurde er unruhig und klagte über heftige Schmerzen. Das Operationsfeld war empfindungslos. Das Einsetzen der chirurgischen Haken wurde nicht wahrgenommen, die Operation wurde fortgesetzt. Patient wurde jedoch aufgeregt und ängstlich, er warf den Kopf von einer Seite auf die andere.

Mit der Injektion einer 5prozentigen *Pentothal*lösung in die rechte V. basilica (!) in Höhe des Ellenbogens wurde begonnen. Patient klagte sofort danach über Schmerzen an der Injektionsstelle. Da wiederholte Aspiration kein Arterienblut nachwies (?), wurden die Schmerzen der ungewöhnlichen Erregung des Patienten zugeschrieben. Nach Gabe von 5 ml machte der Patient plötzlich eine schnellende Bewegung mit dem Arm, und es bildete sich ein großes Haematom. Die Nadel wurde herausgezogen und die Narkose mit Zyklopropan fortgesetzt. Nach dem Erwachen und drei Stunden p. inj. klagte der Patient über erhebliche Schmerzen in der Ellenbeuge und ein prickelndes Gefühl in der rechten Hand. Die Schmerzen in der Ellenbeuge wurden einer paravenösen Infiltration zugeschrieben.

Lokale Wärmeapplikation. Sechs Stunden und 15 Minuten nach der Injektion hielt der Patient Finger und Handgelenk in starker Beugestellung. Die Hand wurde weiß und kalt. Der Radialpuls verschwand. Die Pulsation der A. brachialis war oberhalb des Ellenbogens gerade noch fühlbar, unterhalb nicht mehr. Die ganze Hand und der Unterarm waren völlig gefühllos. Bei der chirurgischen Freilegung fand man die A. brachialis normal bis auf eine Stelle 5 cm oberhalb der Bifurkation. Hier verlief sie durch einen wurstartigen Tumor aus Blutextravasaten. Der Tumor war weich, und die weitere Untersuchung des Gefäßverlaufs ergab auch Extravasate in der Adventitia. Das Gefäßlumen war durch einen Thrombus verstopft bis zur Bifurkation und darüber hinaus.

Arterektomie: 6,5 cm der A. brachialis wurden reseziert und der Thrombus der A. radialis und ulnaris entfernt.

Postoperativer Verlauf: Die linke Hand und das rechte Bein wurden in ein Wasserbad von etwa 45 Grad gelegt, um die Zirkulation anzuregen. Am anderen Tage fühlte sich das obere Drittel des Unterarmes etwas warm an. Die Sensibilität kehrte wieder und blieb auch erhalten, der „Spasmus“ der Flexoren war nicht mehr nachweisbar. Eine Demarkationslinie begann sich auszubilden, sie war vollständig am 8. Tage. Sie erstreckte sich von einem 10 cm unterhalb des Ellenbogens lateral gelegenen Punkt nach distal bis zur Medialseite des Ellenbogens. Die Erhaltung des Gelenkes war unmöglich. Armamputation am 15. Tage nach der Injektion. (Abb. 31.)

Die ausgedehnte Arterienthrombose besiegelte das Schicksal dieser Extremität sehr schnell. Man kann die A. brachialis im allgemeinen ohne Schaden unterbinden, wenn die Kollateralen intakt sind. Man gewinnt daher den Eindruck, daß sowohl die Kollateralen als auch die wichtigsten peripheren Gefäße durch einen weichen Thrombus verstopft waren. Die Arterektomie löste sicher nicht den sogenannten „reflektorischen Spasmus der Kollateralen“ aus. Das Warmwerden der Haut am oberen Unterarmdrittel ist ein Hinweis dafür, daß dieser auf keinen Fall hier vorgelegen haben kann. Ein periarterielles Haematom kann nach einer Arterienpunktion durchaus auftreten; doch im Vergleich zu anderen Fällen ist es ein ungewöhnlicher Befund. Wie

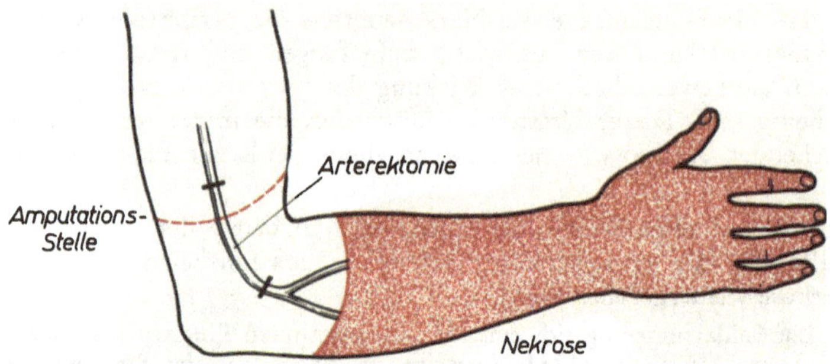

Abb. 31. Amputation oberhalb des Ellenbogengelenks infolge einer irrtümlichen intraarteriellen Penthotalinjektion am 15. Tage nach der Injektion. (Umzeichnung nach COHEN)

berichtet wurde die 5prozentige *Pentothal*-Lösung verwendet, mit der im allgemeinen solch unglückliche Spätfolgen nicht hervorgerufen werden" (COHEN).

STÖR hat schon 1933 darauf hingewiesen, daß die intra- *und* periarteriellen Injektionen die schlimmsten Folgezustände auslösen. Bei diesem von COHEN beschriebenen Fall geht aus dem Verlauf und der postoperativen anatomisch-pathologischen Untersuchung des Op.-präparates deutlich hervor, daß hier neben der intraarteriellen Injektion auch eine periarterielle Infiltration zustandegekommen ist.

SOLMAN hat sich mit dem Wirkungsmechanismus des *Pentothal* auseinandergesetzt und hat festgestellt, daß dieses Pharmakon sehr schnell vom Fettgewebe resorbiert wird (daher die kurze Wirkung). Kommt es zu einer periarteriellen Injektion und somit zu einem Austritt in das Fettgewebe, erfolgt hier eine außerordentlich rasche Resorption, die bei azidotischer Stoffwechsellage noch gesteigert ist. Dieser Wirkungsmechanismus erklärt die von COHEN beschriebenen lokalen Veränderungen des Applikationsortes.

„*Fall 2:* Einem 45jährigen Soldaten wurde wegen chirurgischer Versorgung einer Impressionsfraktur des Jochbeins eine zehnprozentige Lösung eines „neuen Thiobarbiturates, das dem *Pentothal* klinisch und pharmakologisch sehr ähnlich ist", intravenös injiziert. Die genaue Menge läßt sich nicht mehr feststellen. Unverzügliche Klagen über heftige Schmerzen in Hand und Arm. (Aus den Aufzeichnungen geht hervor, „die Lösung wurde in eine aberrierende oberflächliche Ulnaarterie eingespritzt".) Wenige Sekunden nach der Injektion wurde die ulnare Hälfte der Hand und die ulnare Seite des Unterarms feuerrot. Diese Rötung verschwand sehr schnell, eine fleckige Blässe trat an ihre Stelle. Durch die unverzügliche Blockade des Brachialplexus wurde eine „ausreichende Vasodilatation" erzielt. Die Operation wurde unter *Zyklopropan*-Narkose fortgesetzt. Gegen Ende des Eingriffs wurde eine intravenöse Tropfinfusion von physiologischer Kochsalzlösung und *Heparin* eingeleitet. Trotz Heißwasserbad beider Arme und Wärmepackung trat etwa drei Stunden nach der Operation erneutes Blaßwerden der Hand auf, die Spitzen des 3., 4. und 5. Fingers zeigten weiße Flecken, ein Taubheitsgefühl der Finger war nachweisbar. Beim Hochhalten des Armes wurde die Ulnarisseite der Hand entschieden kälter als die übrige Hand und der Arm. Die Pulsation der Hauptarterien war erhalten. Die Blockade des rechten Ganglion stellatum wurde nun mit einer zweieinhalbprozentigen Procainlösung durchgeführt und der HORNERsche Symptomenkomplex ausgelöst. Starke Vasodilatation der rechten oberen Extremität folgte; die Blässe der Ulnarseite der Hand verschwand, die Hand wurde warm. Die *Heparin*zufuhr wurde fortgesetzt. Die Gerinnungszeit zwei Stunden nach der Stellatumblockade betrug 27 Minuten.

Die Vasodilatation nach der Stellatumblockade zeigt deutlich, daß damit ein brauchbarer Therapievorschlag zur Behandlung solcher Zwischenfälle gemacht wurde.

Da die Hauptgefäße in vollem Umfang pulsierten, konnte ein Verschluß (Thrombose) hier ausgeschlossen werden. Die günstige Wirkung der Stellatumblockade mußte auf der Spasmenlösung in den peripheren Arteriolen beruhen."

Aus diesen von COHEN zitierten Fällen — bei dem im *Fall 1* der Unterarm verloren ging, im *Fall 2* auf die Dauer keine Folgeerscheinungen zurückblieben — erkennt man, daß die Zusammensetzung eines bestimmten Präparates bei versehentlicher intraarterieller Injektion zu folgenschweren Zwischenfällen führen kann, daß jedoch bei schnellem, aktiven therapeutischem Handeln (Stellatumblockade!) eine restitutio ad integrum möglich ist.

f) Schäden durch Kombinationen irrtümlicher intra- und periarterieller Injektionen

In Deutschland ist es besonders PERRET, der sich mit der versehentlichen intra- und periarteriellen Punktion bei intravenösen Injektionen in der Ellenbeuge beschäftigt. Er hat bereits 1947 eine Arbeit veröffentlicht, in der er darauf hinweist, daß nach den Beobachtungen von HEYMANN, DIENST u. a. es wahrscheinlich ist, daß nicht allein das chemisch-differente Mittel die alleinige Ursache der mehr oder minder starken Durchblutungsstörungen ist, sondern daß noch andere Faktoren ursächlich auslösend sind. Ebenso wie LERICHE macht er auf das sympathische Versorgungsgebiet des Gefäßes wie auch des Nervenstranges aufmerksam und glaubt, daß diese beim Ablauf der verschiedenen Störungen beteiligt sein müssen. So wissen wir, daß schon geringe Verletzungen eines peripheren Nerven oder Gefäßes oder die Druckwirkung eines Haematoms sowie bestimmte Narbenbildungen imstande sind, einen Erregungszustand des sympathischen Versorgungsgebietes des Nerven- sowie Gefäßstammes auszulösen. Die Grenzstrangbahn eines Gefäßes ist z. B. imstande, in einzelnen Fällen Schmerzreize ins Rückenmark zu leiten und ins Bewußtsein gelangen zu lassen (FÖRSTER).

So wird von PERRET der initiale Schmerz bei versehentlicher intraarterieller Injektion gedeutet und schon damals fordert er, daß diese Schmerzsensation als *„Pathologischer Schmerz"* bezeichnet werden sollte. Im Gegensatz zu LERICHE, der den Gefäßspasmus primär entstehen sieht, glaubt PERRET, daß es je nach Stärke und Lokalisation des arteriellen Traumas sofort zu diesem pathologischen Schmerz und es erst in der Folgeerscheinung, also sekundär, zum Gefäßspasmus kommt. In späteren Arbeiten betont PERRET jedoch, daß dieser „Pathologische Schmerz" keineswegs immer bei einer irrtümlichen intraarteriellen Injektion zustandekommen muß.

Die Deutung von LERICHE läßt PERRET ebenfalls offen, und das ist völlig verständlich, denn das Initialsymptom ist sehr häufig der Schmerz und erst in der Folge erkennen wir die Auswirkungen der Venen- und Arterienspasmen, die LERICHE so eingehend beschrieben hat, doch über ihre Entstehung bzw. über ihren Beginn können wir nichts Exaktes aussagen.

Schon in dieser Arbeit aus dem Jahre 1947, die gewissermaßen eine Ergänzung zu der COHENschen Arbeit ist und ebenfalls schon als klassisch bezeichnet werden muß, werden die in den letzten Jahren durchgeführten tierexperimentellen Untersuchungen und pathologischen Befunde nach Amputation der durch die irrtümlich intraarterielle Injektion geschädigten Gliedmaßen bestätigt. So beschreibt PERRET auch einige Fälle, die teilweise relativ harmlos abliefen, doch zitiert er auch den von STÖR publizierten Fall, bei dem zwecks Vorbereitung einer Kontrastdarstellung der Gallenblase mittels Jodkontrast *(Jodtetragnost)* zur Steigerung der Leberfunktion und damit zur intensiveren Darstellung der Gallenblase Natriumcholat intravenös in eine Kubitalvene injiziert wurde. Hier kam es unter den typischen Anzeichen ebenfalls zu einer versehentlichen intraarteriellen Injektion, so daß nach 7 Tagen wegen Nekrose des Unterarms im Bereich der Ellenbeuge der Arm amputiert werden mußte.

Die im Anschluß an diesen Fall durchgeführten experimentellen Untersuchungen von STÖR zeigten, das nicht nur intraarterielle Injektionen zu Reizwirkungen in solchem Ausmaß führen, sondern daß diese auch durch periarterielle Injektionen ausgelöst werden können, eine Kombination beider soll die schwersten Folgeerscheinungen auslösen.

Interessant sind in diesem Zusammenhang die experimentellen Beobachtungen von NAKAMURA, die von NASSERI, NEUHAUS und SEKI bestätigt wurden, der nachgewiesen hat, daß man mittels einer periarterieller Injektion bereits Intimaverletzungen der Arterie setzen kann.

Der Beweis dafür, daß auch eine periarterielle Injektion, die ja wegen der Nähe der Arterie der Vene sehr leicht möglich ist, (— „Das Durchstechen der Vene" S. 54 und „Die paravenöse Injektion" S. 57 —) als Reiz für die Auslösung einer prognostisch so ungünstigen Durchblutungsstörung führen kann, zeigt der von DIENST beschriebene Fall.

Hier gelang es einem Medizinstudenten erst nach zweimaligem Einstechen in die Kubitalvene *Evipan* zu injizieren. Gleich nach dem Einstechen kam es zu „einem unangenehmen Gefühl im ganzen Arm". Später stellte sich eine Atrophie am Unterarm und an der Hand ein. Zeigefinger und Daumen mußten wegen einer Nekrose amputiert werden. DIENST konnte daraufhin im Tierversuch zeigen, daß eine intraarterielle Injektion von *Evipan* zu keinen Schäden führte, daß also keine Durchblutungsstörungen, auch nicht vorübergehender Art, auftraten. Es muß angenommen werden, daß das *Evipan* teils periarteriell — teils intravenös injiziert wurde, und daß dieser periarteriell gesetzte traumatische Reiz mit einem dem Körper chemisch-indifferenten Mittel zur Auslösung einer Durchblutungsstörung geführt hat, die teilweise irreparabel war.

PERRET wies auch auf die von FÖRSTER gemachten Ausführungen hin, daß unter besonderen Umständen (Gefäß- und Nerventrauma) die Auslösung eines Erregungszustandes im sympathischen Versorgungsgebiet eines Gefäßstranges zustande kommt. KROH hat daher diese spastische Kontraktion eines arteriellen Gefäßes als traumatisch-segmentalen Gefäßkrampf beschrieben. Und HEYMANN meinte schon früher, daß es sich bei diesen Schäden nicht um direkte intraarterielle Injektionen handelt, sondern daß aus der durchstochenen Venenhinterwand koagulierende Medikamente austreten und das sympathische Geflecht der Kubitalarterien schädigen.

Auch in der 1953 erschienenen Arbeit von OEHLECKER *„Beitrag zur Entstehung des SUDECK-Syndroms durch versehentliche Strophantininjektion in die A. cubitalis"* berichtet der Autor über 2 Fälle, bei denen es im Verlauf von Strophanthininjektionen (1. Fall 11. i. v. Injektion, 2. Fall 8. i. v. Injektion) zu dem Auftreten eines SUDECK-Syndroms gekommen ist. Anläßlich eines Gutachtens hat er noch einen weiteren Fall in dieser Arbeit beschrieben, bei dem wegen einer entzündlichen fieberhaften Erkrankung ein Sulfonamid-Präparat versehentlich intraarteriell injiziert wurde, so daß infolge der oben beschriebenen pathologischen Erscheinungen der Unterarm abgesetzt werden mußte. PERRET veröffentlichte dann 1959 eine

Liste der publizierten Schäden nach versehentlichen intraarteriellen Injektionen, an denen folgende Arzneimittel, alphabetisch geordnet, und von uns ergänzt, beteiligt waren:

Argoflavin,	*Irgapyrin, Kochsalz,*	*Solvochin,*
Basinarcon, Calcium,	*Kupfersulfat,*	*Strophanthin,*
Cer, Digalen, Estil,	*Natriumcholat.*	*Sulfapyridin,*
Eunarkon, Evipan,	*Neosalvarsan,*	*Sulfathiazol,*
Evipan + My 301	*Pentothal, Perabrodil,*	*Thiopenton,*
(Reorganin-Ampullen),	*Presuren, Salyrgan,*	*Thorotrast, Trasentin,*
		Uroselektan

Durch das Aufkommen neuerer Präparate, insbesondere intravenös anzuwendender Narkotika, deren klinischer Wert durch die fehlende Atemdepression in einer initialen Hyperventilation und einer sehr kurzen Erholungszeit lag, häufte sich das Schrifttum über die versehentliche intraarterielle Injektion.

Diese Mittel — so das *Presuren, Estil, Basinarcon* und neuerdings das *Epontol* — wurden wegen ihrer ausgezeichneten klinischen Wirkung — die Narkose ist ausreichend tief, die Narkosedauer dem Präparat entsprechend kurz, die Ausschlafzeit beträgt nur wenige Minuten —, im Gegensatz zu den bisher bei allen intravenös zuzuführenden Narkotika mit der typischen Atemdepression, sehr schnell aufgegriffen und vielfach angewendet.

Da den meisten Klinikern die Arbeiten von MACINTOSH, COHEN, STÖR, OEHLECKER, PERRET u. a., nicht bekannt waren, wurden diese Präparate wie bei allen üblichen intravenösen Injektionen in der Kubitalgegend und dabei eben sehr häufig in die V. mediana cubiti bzw. V. mediana basilica verabfolgt. Es wurde also nicht die ulnare Seite, besonders der proximal-ulnare Quadrant der Ellenbeuge vermieden, so daß es in kurzer Zeit, infolge der nicht indifferenten Mittel zu einer Anzahl von Zwischenfällen kam, über deren Publikation wir im einzelnen aus Platzgründen nicht in der Gesamtheit berichten können.

SCHWARZKOPF berichtete über Gefäßschäden nach irrtümlichen intraarteriellen *Presuren*-Injektionen bei 4 Patienten, bei denen die Amputation des Armes infolge der weitreichenden Nekrose durchgeführt werden mußte. Weiter beschreibt er eine Armvenenthrombose nach *Presuren*-Injektion:

„Ein 51jähriger Mann verstarb zehn Tage nach einer in *Presuren*-Basisnarkose durchgeführten Magenresektion an einer Oberbauchperitonitis infolge Nahtinsuffizienz. Die zur *Presuren*-Injektion verwendete V. cephalica war von der Ellenbeuge bis zur Mitte des Oberarms thrombosiert. Mikroskopisch war die Venenwand stellenweise hyalinisiert, aufgequollen und von Leukozyten infiltriert. Der Innenfläche haftete ein die Lichtung breit ausfüllender Thrombus mit lockerem Fibrinnetz an."

WEESE publizierte ebenfalls die Folgen einer versehentlichen intraarteriellen Injektion (1959). Er betont mit Recht, daß bei der heutzutage ausgedehnten Anwendung intraarterieller Injektionen, in erster Linie zur Röntgendarstellung des Gefäßbaumes, andererseits aber auch bei der Behandlung organischer Durchblutungsstörungen der Gliedmaßen und Bekämpfung schwerer Infektionen, man sehr leicht verführt werden kann, anzunehmen, daß eine intraarterielle Injektion nicht gefährlicher sei als eine intravenöse. Wenn auch JORNS, der sich besonders mit der arteriellen Therapie beschäftigt hat, betont, daß Komplikationen bei dieser Therapie selten auftreten, so muß doch zwischen der beabsichtigten intraarteriellen Injektion und der versehentlichen peri- oder endoarteriellen Einspritzung anläßlich einer intravenösen Injektion ein großer Unterschied gemacht werden.

Bei der intravenösen Injektion geht man davon aus, daß das Medikament, in eine kleinere Vene injiziert, proximalwärts fließt und damit nur große Gefäße erreicht, das nach Durchlaufen des Kreislaufes weitgehend entgiftet und abgeschwächt im Kapillarbereich zur Wirkung kommt.

Im Gegensatz dazu kommt es bei einer intraarteriellen Injektion infolge des Blutstroms zu einem Fluß in die Peripherie, also in das Kapillarsystem. Durch diese Feststellung allein unterscheidet sich die beabsichtigte von der versehentlichen intraarteriellen Injektion. Denn die intraarteriellen Therapeutika sind von vornherein auf ihre biologische Verträglichkeit untersucht. Dagegen wurde bis vor kurzer Zeit die intravenös anzuwendenden Medikamente nur auf ihre intravenöse Verträglichkeit geprüft. Die *Deutsche Gesellschaft für Innere Medizin* hat daher Empfehlungen ausgearbeitet, daß bei Neueinführung von intravenös zu verabfolgenden Medikamenten die intraarterielle Verträglichkeit untersucht werden sollte. Durch die oben erwähnte Tatsache, also die Applikation von nicht auf die Arterienverträglichkeit geprüften intravenös zu verabfolgenden Medikamente, erklärt sich ohne weiteres das Auftreten der Zwischenfälle.

Der von WEESE publizierte Fall soll als Beispiel zitiert werden:

„Die am 22. 4. 1890 geborene Frau H. W. stürzte am 25. 12. 1956. Am 27. 12. 1956 erfolgte eine Drahtextension durch den Tibiakopf, die 12 Wochen liegen blieb.“ Wegen ungenügender Kallusbildung wurde eine Schenkelhalsnagelung vorgeschlagen.

Dieser Eingriff wurde am 8. 4. 1957 durchgeführt. „Als Narkosevorbereitung erhielt sie eine Injektion eines „lytischen Cocktails“ in den linken Arm. Als die Assistenzärztin auch noch *Basinarcon* in die Vene spritzen wollte, mißlang dies, da die Nadel aus der Vene herausrutschte; es gelang ihr nicht, die Vene am linken Arm wiederzufinden. Daraufhin spritzte der Operateur selbst das *Basinarcon* nach Aspiration dunklen Blutes in die rechte Ellenbeuge. Anschließend wurde in Äthernarkose die Schenkelhalsnagelung vorgenommen.

Am zweiten Tag nach der Operation, dem 10. 4. 1957, klagte Frau W. über Schmerzen in der rechten Ellenbeuge. Es bestand eine geringgradige Schwellung des rechten Armes. Bis zum 11. 4. 1957 vormittags hatte die Schwellung in der rechten Ellenbeuge zugenommen, der Puls in der Speichenschlagader war noch fühlbar. Gegen 17 Uhr desselben Tages war der Arm weiß, die Schmerzen hatten sich gesteigert, der Puls in der Speichenschlagader war nicht mehr tastbar. Es erfolgte jetzt Behandlung mit Stellatum-Blockaden und *Eupaverin*, eine Besserung trat jedoch nicht ein. Der rechte Unterarm blieb weiß bis zur Ellenbeuge, die Pulse waren nicht vorhanden. Am 25. 4. 1957 bestand eine trockene Nekrose sämtlicher Finger der rechten Hand, der ganze Unterarm war bläulich verfärbt und geschwollen, es war eine deutliche Demarkationsgrenze des ernährten Oberarmes gegen den nicht ernährten Unterarm vorhanden, welche auf der Innenseite des Oberarmes vier Finger breit oberhalb der Ellenbeuge beginnend durch die Ellenbeuge zur Außenseite des Unterarmes verlief, dort drei Finger breit unterhalb der Ellenbeuge endend. Die nicht zu umgehende Amputation wurde am 26. 4. 1957 im Oberarm zwei Finger breit oberhalb der Grenze vom gesunden zum kranken Gewebe vorgenommen. Sie wurde ohne Blutleere durchgeführt. Aus der Oberarmschlagader und den Begleitvenen quoll geronnenes Blut, es erfolgte keine Blutung aus der Oberarmschlagader. Die Amputationswunde heilte sekundär.

Von einer Schmerzäußerung wurde während der Injektion des *Basinarcon* am 8. 4. 1957 nichts bemerkt, wie alle an der Operation Beteiligten nach einer Befragung vier Tage später bestätigten. Die Patientin selbst gab jedoch bei der Vernehmung ein halbes Jahr später an, sie hätte gleich nach der Injektion ‚wahnsinnige Schmerzen‘ im Arm gehabt. Sie war im Glauben, daß sie immer geschrien habe: „Mein Arm, mein Arm.“ Wahrscheinlich hätte sie zum Schreien keine Kraft mehr gehabt.“

In ähnlicher Weise berichten WOLF und BURKHARDT über die Folgen einer versehentlichen intraarteriellen Injektion von *Basinarcon* an der oberen Extremität. Aber auch das Hexobarbital (Evipan) kann, wie WEESE und HENTSCHEL 1961 berichteten, erhebliche Schäden setzen.

DIENST, der einen ähnlichen Fall publizierte, ist nach seinen im Anschluß an diesen Zwischenfall durchgeführten Tierexperimenten der Meinung, daß das Evipan teils periarteriell, teils intravenös injiziert worden war. Da eine arterielle Injektion von Hexobarbital keinen Schaden setzte, müßte dieser periarteriell gesetzte traumatische Reiz zur Auslösung einer Durchblutungsstörung geführt haben, der teilweise irreparabel war. WEESE und HENTSCHEL glauben infolge der typischen Symptomatologie an eine intraarterielle Injektion, die, wie STÖR schon schrieb, u. E. teilweise auch periarteriell und intravenös verlaufen kann, wenn man die Topographie der Ellenbeuge, insbesondere bei atypischer Lage der Gefäße nicht berücksichtigt.

Aus den folgenden Bildern, die mir freundlicherweise der Verlag LEHMANN, München, zur Verfügung gestellt hat, ist der Zustand der Patientin drei Tage, 42 Tage

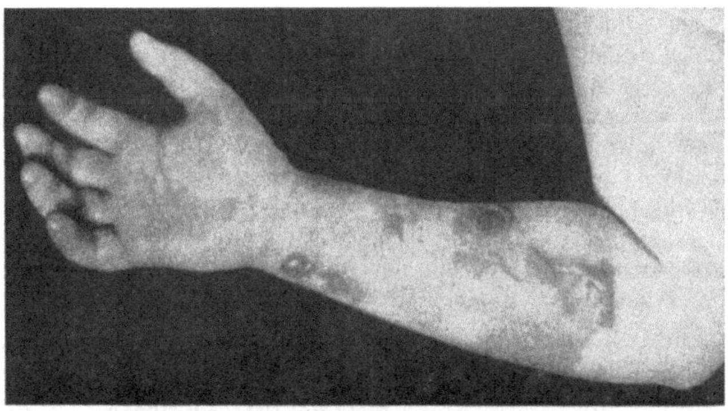

Abb. 32. Re. Hand und Unterarm 3 Tage nach Injektion von Hexobarbital und GGG forte in die re. A. cubitalis. Blaue Marmorierung, ödematöse Schwellung und Blasenbildung an Hand und Unterarm. (Beobachtung Prof. Dr. K. WEESE und Prof. Dr. M. HENTSCHEL)

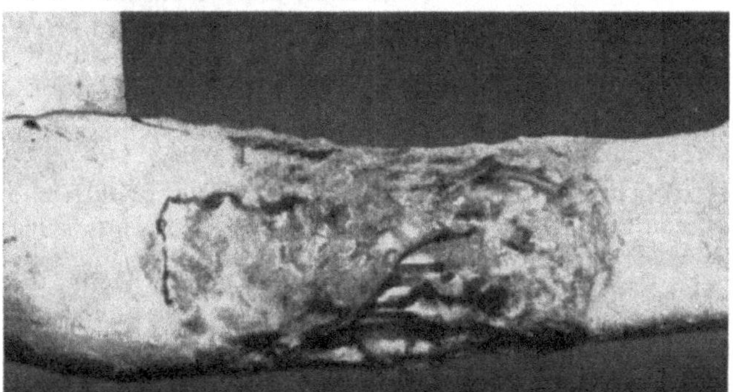

Abb. 33. Zustand 42 Tage nach der intraarteriellen Injektion. Weichteilnekrosen bis zur Ulna. Muskulatur und Sehnen liegen frei. (Beobachtung Prof. Dr. K. WEESE und Prof. Dr. M. HENTSCHEL)

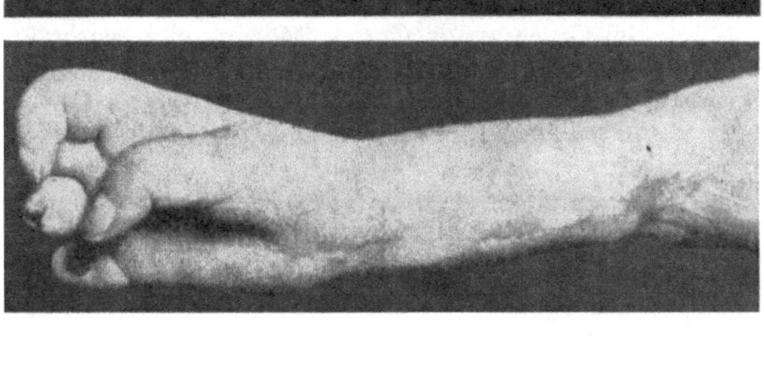

Abb. 34. Zustand 10 Monate nach der intraarteriellen Injektion und Abstoßung der End- und Mittelglieder der Finger 3, 4 und 5. Zangenstellung von Finger 1 und 2. Schwere Narbenbildung am Unterarm bei ausgedehntem Muskelverlust. (Beobachtung Prof. Dr. K. WEESE und Prof. Dr. M. HENTSCHEL)

und 10 Monate nach der intraarteriellen Injektion zu erkennen. (Abb. 32—34.) Der Folgezustand ist in einer Abstoßung der End- und Mittelglieder der Finger 3, 4 und 5, Zangenstellung von Finger 1 und 2 und schwerer Narbenbildung im Unterarm bei ausgedehntem Muskelverlust gekennzeichnet. Ergänzt wird diese Mitteilung von Böhmer und Rügheimer, die eine schwere Armverstümmelung infolge einer irrtümlichen intraarteriellen Injektion mit Hexobarbiton sahen und angeregt dadurch interessante Tierversuche über die arterielle Verträglichkeit von Barbituraten durchführten (S. 84).

Auch Hallermann hatte einen interessanten Fall zu beurteilen, bei dem eine versehentliche intraarterielle Injektion einer erfahrenen und ständig überwachten Schwester eines Kreiskrankenhauses passierte:

> Sie hatte auf Anordnung des Arztes, der in Narkose eine Wirbelsäulenstreckung wegen eines Bandscheibenschadens vornehmen wollte, nach einer vorangegangenen Prämedikation mit *Morphium-Atropin* in Gegenwart von drei Ärzten 18 ml *Inactin* gespritzt, und als der Patient schlief, durch die in der Vene liegen gebliebene Nadel eine mäßige Menge des Muskelrelaxans My 301 (Guajakoglycerinäther in 5 % Lävulose) nachgespritzt. Der Patient soll nach Aussagen der Ärzte und der Schwester entgegen seiner späteren Erinnerung keine Schmerzäußerung getan haben. Sofort nach der Einspritzung stellte sich eine einige Zentimeter breite Rötung an der Beugeseite des Unterarmes und in der Hohlhand ein, die zu einem sehr schmerzhaften langwierigen Krankheitsbild mit ischämischer Nekrose am Kleinfingerballen führte, deren Ursache in einer Beeinträchtigung des das Gefäß umgebenden Nervengeflechts gesehen werden muß.
>
> Das Gericht hat nach ausführlichen Ermittlungen und unserer eingehenden gutachtlichen Stellungnahme, in denen die Beobachtungen Weeses und der experimentellen Untersuchungen von Stör weitgehend Berücksichtigung fanden, das Klagebegehren des Geschädigten abgewiesen." (Hallermann)

Der Höhepunkt der Publikationen, und damit endlich grundlegende tierexperimentelle Untersuchungen über die arterielle Verträglichkeit intravenös anzuwendender Präparate, kam durch die Prüfung des *Estils* zustande. Nach anfänglich positiven klinischen Berichten (Weimann, Just, Gohrbandt u. Bauers, Ostrowski u. a.) in denen die oben genannte gute klinische Wirksamkeit beschrieben wurde, kam es bald zu kritischen Bemerkungen über Komplikationen nach *Estil*-Narkosen. So berichteten beispielsweise Doenicke, Spiess und Jürdner über Komplikationen nach *Estil*-Narkosen. Sie haben insgesamt 42 Fälle überprüft, von denen nach ihrer Veröffentlichung nur 13 Fälle komplikationslos verliefen.

Erst Perret beschäftigt sich wieder in einer grundsätzlichen, das Problem durchaus erkennenden Weise im Januar 1963, in seiner Arbeit „Neue Gesichtspunkte zur Vermeidung versehentlicher intraarterieller Injektionen", mit den neuen Zwischenfällen infolge der versehentlichen intraarteriellen Injektion der neueren Kurznarkotika *Presuren* und *Estil.*

Im Gegensatz zu Cohen, Möller u. a. macht Perret zum ersten Mal darauf aufmerksam, daß bei der versehentlichen intraarteriellen Injektion sehr häufig keine Schmerzsymptome bzw. nur geringe Schmerzen auftreten.

Perret bringt noch einmal eine genaue topographische Anatomie, stellt aber bedauernd fest:

„Diese anatomischen Varianten des arteriellen Gefäßverlaufs sind den Anatomen längst bekannt, den praktisch tätigen Ärzten aber überwiegend unbekannt. Das heißt nichts anderes, als das schon immer einmal versehentlich die gebräuchlichen Arzneimittel für die intravenöse Injektion (Traubenzucker, Cardiaka, Vitamine usw.) intraarteriell injiziert wurden, dies jedoch wegen der chemischen Struktur und Konzentration dieser Mittel gefahrlos war, weshalb die Mehrzahl dieser versehentlichen intraarteriellen Injektionen überhaupt nicht bemerkt wurde."

Daß diese versehentlichen intraarteriellen Injektionen nicht selten sind, und daß sie bei den verschiedensten Medikamenten auftreten, ist aus einer Anzahl von Arbeiten zu ersehen.

So berichten SCHNOEBELEN, TRAUMANN u. FORSTER über Hautnekrosen nach intravenösen *Noradrenalin*-Infusionen bei fünf Patienten. DEACON beschreibt ein Gangrän nach intravenöser Verwendung von *Promazin*, in gleicher Weise warnt FISCHER vor intravenöser Verabreichung von *Promazin* und LOCH berichtete erst kürzlich über eine lokale *Trenimon*-Unverträglichkeit. Auch MÖLLER befaßt sich mit dem drohenden Zwischenfall bei der intravenösen Injektion, der irrtümlichen intraarteriellen Applikation am Arm.

Die nun einsetzenden tierexperimentellen Untersuchungen, insbesondere von WEIS und FISCHER, von BÖHMER und RÜGHEIMER sowie von LÖSCHKE, SOGA, ZIERL und BEER, HARTMANN, STÄNDER und MORGENSTERN u. a. brachten eine weitere Klärung dieses Problems.

HARTMANN, STÄNDER und MORGENSTERN haben Untersuchungen über die intraarterielle Verträglichkeit des *Thiopental, Brevinarkon,* und *Hexobarbital* durchgeführt.

Hexobarbital *(Evipan)* führte nicht zu Nekrosen.

Nach *Brevinarkon* kam es bei 4 Tieren zu Nekrosen.
(14,4 % ± 15.)

Nach *Brevinarkon* und *Hexobarbital* bei 2 Tieren Nekrosen.
(4,9 ± 11,4 %, nicht signifikant.)

Nach *Thiopental* traten Nekrosen bei 7 Tieren auf.
(22,3 % ± 17,4.)

Nach *Thiopental* und *Hexobarbital* Nekrosen ebenfalls bei 7 Tieren.
(65,5 % ± 11,3.)

Nach diesen Autoren ist die Ursache für die Gefäßschäden noch nicht geklärt: Arterieller Spasmus nach Freisetzung von *Noradrenalin* aus den Gefäßwänden, Stase mit folgender Gefäßwandschädigung, Thrombose u. a. Es wird angegeben, daß z. B. in der Ellenbeuge ein atypischer Gefäßverlauf bis zu **25 % gefunden wird.**

Das Ausmaß der Schädigung hängt von der Konzentration und der Injektionsgeschwindigkeit ab, aber auch eine minimale Testdosis ist nicht immer gefahrlos.

Da seit kurzer Zeit das *Epontol* (Propanidid) im Handel ist, war es selbstverständlich von entscheidender Bedeutung vor Einführung des Mittels zu wissen, ob durch versehentliche intraarterielle Injektion dieses Kurznarkotikums ähnliche Zwischenfälle auftreten können. HOFFMEISTER, GRÜNVOGEL und WIRTH haben umfangreiche tierexperimentelle Untersuchungen zur intraarteriellen Verträglichkeit von Narkotika durchgeführt.

Zusammenfassend kommen sie zu folgendem Resultat:

1. Keines der untersuchten Narkotika ist absolut arterienverträglich, jedoch bestehen deutliche Verträglichkeitsunterschiede zwischen einzelnen Substanzen. Die Verträglichkeit nimmt in folgender Reihenfolge zu:

MAP *(Estil)* 5%ig in 10α-Naphthylessigsaurem-Na
MAP in 5%iger Lezithin-Emulsion.
Hydroxydion 1—5%ig in H_2O oder NaCl
Thiopental 5%ig in H_2O
Propanidid 5%ig in Cremophor El
Thiopental 2,5%ig in H_2O
Propanidid 2,5%ig in Cremophor El

Die Verträglichkeit von Hexobarbital-na in 10- oder 5%iger Lösung dürfte etwa mit derjenigen der 5- bzw. 2,5%igen Propanidid-Lösung vergleichbar sein.

2. Das Ausmaß der Schädigung nimmt — soweit untersucht (*Epontol* und *Thiopental*) — mit Höhe der Dosis zu. Bei funktionellen Schäden bestehen klarere Dosis-Wirkungsbeziehungen als bei anatomischen Laesionen.

3. Verdünnte Lösungen (*Thiopental* und *Epontol* 2,5%ig) sind relativ besser verträglich als konzentrierte (5%ige Lösungen). Die 2,5%igen Lösungen verursachen in höheren Dosen jedoch ebenfalls Schäden.

Demnach scheint die Gefährdung eines Patienten bei versehentlicher intraarterieller Injektion mit der Höhe der applizierten Dosis und der Konzentration der Lösung zuzunehmen. Dabei dürfte die Dosis jedoch größeren Einfluß auf die Verträglichkeit haben als die Konzentration.

Dieser Ansicht können wir auf Grund unserer Erfahrungen (Harnisch-Gabka) zustimmen. In gleicher Weise liegen eine Anzahl von Arbeiten aus den verschiedensten medizinischen Fachdisziplinen vor, die die gute Verträglichkeit des Epontols bestätigen. *(Symposion: Die intravenöse Kurznarkose mit dem neuen Phenoxyessigsäurederivat Propanidid [Epontol]* Eckart *u. a.).*

Auf Grund der Tierversuche (insbesondere der Aussagen von Hoffmeister, Grünvogel und Wirth, nach denen bei versehentlichen intraarteriellen Injektionen von *Epontol* sich ausgeprägtere Ödeme als nach dem *Thiopental* fanden), sollten jedoch die in diesem Buch genannten Applikationsorte exakt berücksichtigt werden, um auch bei der *Epontol-Narkose* eine versehentliche intraarterielle Injektion zu vermeiden.

8. Therapie

Die Behandlung der versehentlichen intraarteriellen Einspritzung setzt sich aus zwei Phasen zusammen, von denen die erstere nur dann durchführbar ist, wenn man sofort bemerkt hat, daß die Kanüle intraarteriell liegt. In diesem Falle ist es empfehlenswert, die Kanüle in der Arterie liegen zu lassen und sofort intraarteriell eine Ampulle *Panthesin-Hydergin* (200 mg *Panthesin* + 0,3 mg *Hydergin*) und eine hohe Dosis eines Prednison-Derivats (40 mg *Urbason,* 50 mg *Solu-Decortin-H* u. ä.) zu injizieren. Anschließend sollte man noch intraarteriell 10 ml einer einprozentigen *Novocain*lösung sowie hohe Dosen von *Eupaverin* bzw. *Ronicol* verabreichen. Erst dann wird die Kanüle entfernt, und am anderen Arm eine intravenöse Dauertropfinfusion mit 600 mg *Panthesin* + 0,9 mg *Hydergin,* 40 mg *Urbason* und 3 Ampullen *Calcium-Vitamin C* zu 10 ml (0,5 g L-Ascorbinsäure + 1,375 Calcium-Gluconolactobionat in 500 ml 5prozentiger Glukose) sowie 20 ml *Actihaemyl* angelegt.

Falls die Operation des Patienten noch nicht begonnen worden ist, ist diese abzusetzen. Wie die Fälle aus der Literatur aber ergeben haben, wird die intraarterielle Injektion sehr häufig gar nicht erkannt und erst Stunden später die Diagnose gestellt. Die Therapie besteht dann in folgenden Maßnahmen:

1. Antikoagulantien. In dem Kapitel „Thrombophlebitis" haben wir uns bereits ausführlich mit dieser Frage beschäftigt, so daß wir darauf verweisen (S. 66).

In jedem Falle ist die Dosierung hoch genug zu wählen.

2. *Stellatum Blockade.* Die Technik der Stellatum-Blockade ist insbesondere von LERICHE empfohlen worden. Wir wissen, daß sich durch Beeinflussung der sympathischen Grenzstrangganglien die arteriovenösen Spasmen im Bereich der betroffenen Extremität aufheben lassen. Es erfolgt eine umfangreiche Vasodilatation. Die Ausschaltung des Ganglions durch ein 1-prozentiges Lokalanaesthetikum führt also zu einer wesentlich besseren Durchblutung der eben genanten Region und kann daher schon über Erfolg bzw. Mißerfolg des gesamten Vorgehens entscheiden.

Sympathikusblockaden durch Procain dürfen aber nicht gleichzeitig bei Anwendung von Koagulantien ausgeführt werden. Todesfälle durch Blutungen bei Verletzung kleinerer Gefäße sind nach derartigen Maßnahmen vorgekommen (KUSCHINSKY).

a) Technik der Stellatumblockade

Im allgemeinen wird die Ausschaltung nach HERGET vorgenommen. Der Patient wird mit dem Rücken, mit einer Rolle unter den Schultern so gelagert, daß der Kopf retroflektiert, also der Hals, insbesondere der M. sternocleidomastoideus gut dargestellt ist. Die A. carotis communis ist in dieser Lage deutlich zu palpieren. Etwa zwei Querfinger breit über dem Schlüsselbein wird die 8 bis 10 cm lange Injektionsnadel am medialen Rand des M. sternocleidomastoideus eingestochen und unter Entleerung des Anaesthetikums in dorsaler Richtung kaudal medial geführt, so daß sie etwa in Richtung auf den siebenten Halswirbel zeigt (Abb. 35). Um die Gefäßloge

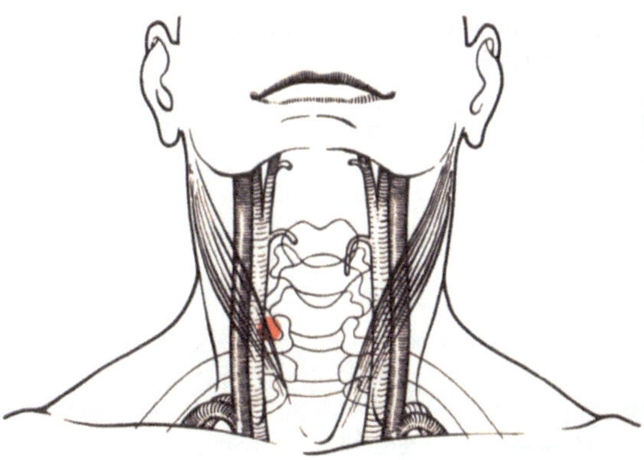

Abb. 35 a. Schematische Darstellung der Stellatum-Blockade.

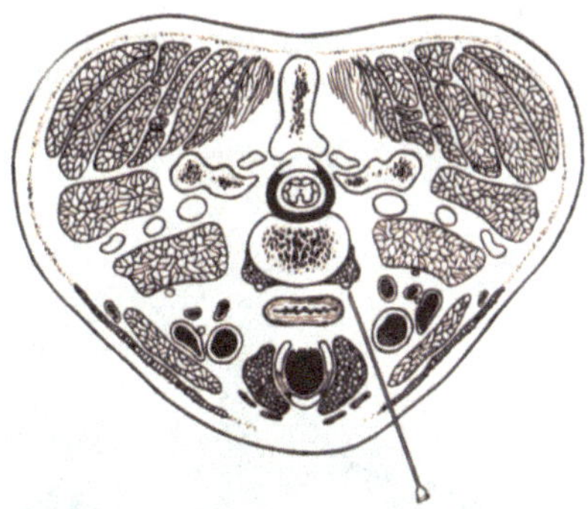

Abb. 35 b. Lage der Nadel nach dem Verfahren von HERGET.

des Halses zu schonen, hält man mit dem linken Zeigefinger den pulsierenden Gefäßstrang mit der A. carotis communis zur Seite, so daß die Nadel medial am Karotisstamm vorbeigleitet. Sie wird soweit eingestochen, bis man auf das Köpfchen der ersten Rippe oder den Querfortsatz des 7. Halswirbels stößt. Nach einem negativen Aspirationsversuch wird die einprozentige *Novocain*-Lösung — im allgemeinen 5 ml — injiziert. Da in den seltensten Fällen das Ganglion selbst getroffen wird, empfiehlt es sich, eine Mischung der Injektionslösung mit Hyaluronidase (*Kinetin* 150 I. E.). Auf diese Weise wird die Injektionsflüssigkeit schnell im lockeren Halsgewebe verteilt und der HORNERsche Symptomenkomplex gibt Auskunft über den Erfolg der Injektion (Enophthalmus, Ptosis, Miosis).

Als Komplikation gilt die Punktion der Pleurakuppe, ein Zwischenfall, der jedoch selten auftritt. Die Berührung der Pleurakuppe mit der Injektionsnadel löst einen typischen Schmerz aus, so daß meistens eine differentialdiagnostische Klärung möglich ist. Es kommt jedoch vor, auch COHEN beschreibt einen solchen Fall, daß die relativ hochgelegene Pleurakuppe punktiert wird. Die Folgen bestehen speziell nach Anwendung von Antikoagulation in einer Haemoptoe; in schweren Fällen kann es sogar zu einem Pleurahaematom kommen, das erhebliche Atembeschwerden verursacht.

Wird die Technik der Stellatum-Blockade nicht beherrscht, ist in jedem Fall eine

b) Blockade des Plexus brachialis

durchzuführen.

Der Patient liegt hierzu auf dem Rücken. Der Kopf wird zur kontralateralen Seite gedreht. Den zu anästhesierenden Arm zieht man nach kaudal längs des Körpers herab. Eine Hautquaddel wird oberhalb der Mitte der Klavikula angelegt. Sie sollte unmittelbar lateral von der Stelle liegen, an der die Pulsationen des A. subclavia eben noch tastbar sind. Durch die Hautquaddel führt man eine 5 cm lange Kanüle unter Entleerung des Anästhetikums medio-dorsalwärts in Richtung des 2. und 3. Brustwirbeldornfortsatzes. Noch vor Erreichen der 1. Rippe durchsticht die Kanüle das Plexusgebiet und der Patient gibt Parästhesien im entsprechenden Arm an. An dieser Stelle und nur bei Auftreten von Parästhesien injiziert man 10 ml einer 1prozentigen *Novocain-Adrenalin*-Lösung. Auch hier besteht die Gefahr, die Pleurakuppe zu punktieren. Es ist ratsam, mit der Kanüle lateralwärts den Kontakt zur 1. Rippe zu suchen und dann fächerförmig von ventral-dorsal die Region über der 1. Rippe abzutasten bis man den Plexus trifft. (Abb. 36.)

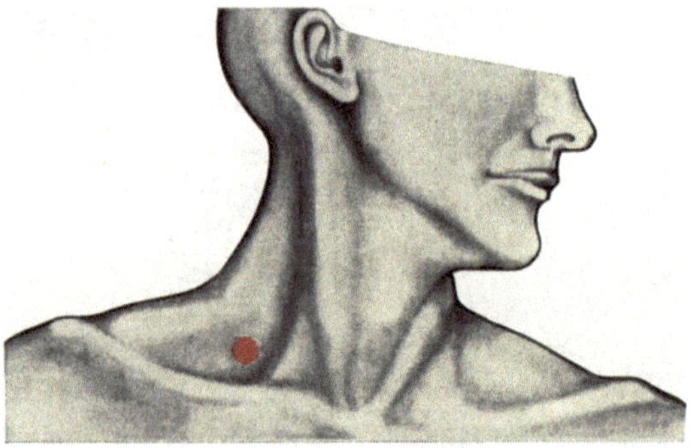

Abb. 36
Schematische Darstellung der Anästhesie des Plexus brachialis.

COHEN empfiehlt die Blockierung des Plexus brachialis, da er der Meinung ist, daß nur wenige die Technik der Stellatum-Blockade beherrschen. Er zitiert MACINTOSH und MUSHON, die nachwiesen, daß in 50% der Fälle, bei denen eine Blockierung des Plexus brachialis vorgenommen worden war, sich der HORNERsche Symptomenkomplex einstellte. Das führt er auf eine Verteilung der Lösung und eine Blockierung der sympathischen Ganglien zurück, die sicher eintreten wird, wenn der *Novocain*lösung 150 I. E. Hyaluronidase zugesetzt wird.

c) Alkaloide

Adäquate Mengen *Dolantin*, *Morphium* u. ä. sind notwendig, um Schmerzen zu erleichtern und Gefäßspasmen zu beseitigen, LEARMONTH, GOETZ und WILKINS haben gezeigt, daß schmerzvolle Stimuli eine heftige periphere Vasokonstriktion verursachen. Schlaf hemmt den Vasokonstriktoren-Tonus, und während des Schlafes wird eine volle periphere Vasodilatation in der Normalperson erreicht. Dies wurde durch paarweise Thermo-Ableitungen von den Zehen bestätigt (INGRAM).

d) Maßnahmen zur Unterstützung der kollateralen Zirkulation

„Nach solchen Zwischenfällen sollte der Patient warm gehalten werden und es sollte immer der Versuch unternommen werden, die kollaterale Zirkulation durch Eintauchen der *anderen* Extremität in 42—45° C warmes Wasser oder durch Anwendung eines Heizkastens über dem übrigen Körper zu erzwingen. Das von diesen Gliedmaßen zum Thalamus zurückströmende angewärmte Blut bremst den Vasokonstriktoren-Tonus des Vasomotorenzentrums und führt zur Erweiterung der peripheren Gefäße, der Blutstrom in die Finger kann so in einer normalen Person erheblich verstärkt werden. Eine derartige Behandlung war jedoch in diesen Fällen nicht immer erfolgreich" (COHEN).

e) Hochlagerung von Gliedmaßen

Die befallene Extremität sollte hochgelagert werden, um sowohl die venöse als auch die lymphatische Durchströmung zu unterstützen. Diese Hochlagerung sollte sich allerdings nicht oberhalb der Herzebene befinden und auf etwaig auftretende Schmerzen muß geachtet werden. „Der Patient hat Recht", ist eine wohlbegründete Regel. Wenn der Patient über starke Schmerzen klagt, sollte die betreffende Extremität etwas niedriger gelagert werden (COHEN). Die Wichtigkeit, die venöse Durchblutung zu fördern, kann nicht genug betont werden, denn die Erfahrung lehrt, daß das Schicksal der Extremität besiegelt ist, falls ein venöses Gerinnsel in der Extremität mit herabgesetzter Zirkulation auftritt (COHEN, LERICHE). Leichte Fingerübungen sind förderlich, während starke Bewegungen nicht erlaubt werden sollten, da solche Übungen eine weitere Ausbreitung der Thrombose fördern können. Man glaubt, daß die arterielle Pulsation eine nicht unbeträchtliche Rolle für den Weitertransport des Blutes in den begleitenden Venen spielt (CLARK). Bei einer arteriellen Thrombose wirkt die Hochlagerung der Extremität gewissermaßen kompensatorisch auf den partiellen Ausfall der Pulsation.

Auch die Wichtigkeit, die lymphatische Ableitung durch Hochlagerung zu unterstützen, um den Ödemen an Hand und Unterarm einen Abfluß zu verschaffen, darf nicht übersehen werden. Diesen von COHEN erhobenen Forderungen stehen nach RATSCHOW Erfahrungen gegenüber, die keinen wesentlichen therapeutischen Einfluß durch die Hochlagerung der Extremitäten sehen. COHEN empfiehlt weiterhin

f) Maßnahmen zur Aufrechterhaltung der Temperatur in der Extremität

Die Extremität sollte in ein steriles Tuch gewickelt und mit Wolle bedeckt werden, sie darf nicht kalt werden oder der freien Luft ausgesetzt werden. Eine solche Abkühlung verstärkt die arterielle Vasokonstriktion und die Venen und Venolen kontrahieren sich als direkte Antwort auf die Kälteeinwirkung. Die Vorbeugung eines Wärmeverlustes an der Extremität ist wichtig. Wie die Sauerstoffdissoziationskurve zeigt, wird Sauerstoff bei geringeren Temperaturen weniger freigegeben. Bei milder Wärme wird der venöse Tonus vermindert und der arterielle Druck vollständiger nach der venösen Seite transferiert (BOWERS). Eine zu starke Erwärmung der Extremität mit einem Heizkasten oder anderen Mitteln muß jedoch vermieden werden, denn es ist bekannt, daß dadurch der Stoffwechsel der Zellen gesteigert wird mit einem gleichzeitigen Ansteigen des Sauerstoffverbrauchs (RGT-Regel).

g) Vasodilatatoren

Papaverin, Alkohol und andere Spasmolytika sind bei Zwischenfällen nach irrtümlicher intraarterieller Injektion ohne eine entscheidende Besserung angewendet worden. Solche Maßnahmen können versucht werden, aber es mag von Nutzen sein, darauf hinzuweisen, daß DAVIS nach Experimenten sowohl an normalen Personen als auch an Patienten, die sich von starken Kälteschädigungen der Finger erholt hatten, zu dem Schluß kamen, daß im Gegensatz zu der allgemein angenommenen Wirkung, wie sie in Lehrbüchern berichtet wird — keine dieser Drogen (Amylnitrit, Nitroglyzerin, Alkohol) überhaupt eine Steigerung der Temperatur in den distalen Abschnitten oder eine Dilatation der kapillaren Schlingen verursachen.

Demgegenüber ist die intravenöse Zuführung hochdosierter Panthesin-Hydergin-Prednisolon-Lösungen mittels intravenösem Dauertropf sehr zu empfehlen. Nach BÖHMER und RÜGHEIMER — MÖLLER hat diese Therapie übernommen — soll die Infusionstherapie mit täglich drei Ampullen Panthesin-Hydergin, 40 mg Urbason, drei Ampullen Calcium Vitamin C über acht Tage fortgesetzt werden.

Der Autor empfiehlt dringend, in diese Infusionslösung täglich 20 ml *Actihaemyl* hineinzunehmen.

Die Therapie der „versehentlichen intraarteriellen Injektion". Zusammenfassend soll KUSCHINSKI zitiert werden:

„Bei der Behandlung eines plötzlichen Arterienverschlusses ist zu berücksichtigen, daß der Embolus in der Arterie vielleicht nur 1 cm des Gefäßes verstopft, während die reflektorische Konstriktion des Gefäßes sich auf einen Bereich von 15—30 cm in zentraler Richtung erstreckt, auch werden die Kollateralen reflektorisch geschlossen. Deshalb kann ein möglichst bald gegebenes, gefäßerweiterndes Mittel in vielen Fällen ein Gangrän verhindern. (Cornell Conferences on Therapy.) Bei derartigen akuten Verschlüssen hat sich nach REDISCH, RANGCO und SAUNDERS besonders gut Diäthylaminoäthanol bewährt. Die Substanz greift wahrscheinlich direkt an die Gefäßwand an und beseitigt reflektorische Spasmen. Als Dosis wird angegeben: 4 g in 60 ml Flüssigkeit intravenös alle 4 bis 6 Stunden. Auch mit Procain (*Novocain*) kann man, z. B. mit einer intravenösen Dauerinfusion eine ähnliche Wirkung erzielen. Besonders mit Procain wird im Körper das gefäßerweiternde Diäthylaminoäthanol ziemlich schnell gespalten. Antikoagulantien sind nach Arterienverschluß durch Embolie indiziert, weil der Embolus am Verschlußort verwachsen kann und an der Herkunftsstelle neue Embolien entstehen können (selten). Sympathikusblockaden dürfen aber nicht gleichzeitig mit Koagulantien ausgeführt werden. Unter den gefäßerweiternden Substanzen kommen vor allen Sympatholytika, wie *Priscol* und *Regetin* in Betracht, ferner auch das hauptsächlich zentral wirkende *Hydergin.* Bei den in oberflächlichen Venen ablaufenden Phlebitiden hat sich eine Therapie mit *Butazolidin* bewährt. Nicht wirksam war *Butazolidin* bei primär in der Tiefe entstehenden Thrombosen (STANG, TRIEBOLD)."

9. Die lokale und demarkierende Nekrose

Die lokale bzw. demarkierende Nekrose tritt als Folgeerscheinung der versehentlichen intraarteriellen Injektion auf. Hier kommt also das jeweilige Medikament — infolge des Blutstroms — nicht wie vorgesehen in die großen Venen, sondern gelangt in die kleinen Arterien und Arteriolen der Hand und Finger. Das wird schon durch die im Jahre 1933 erschienene Arbeit von Stör bestätigt, der in eindrucksvollen Tierversuchen nachweisen konnte, daß

> die Ursache des plötzlichen Gefäßverschlusses in einem lokalen Spasmus der Arterienmuskulatur zu suchen ist, der am stärksten bei gleichzeitiger peri- und intraarteriellen Injektionen auftritt, während rein arterielle Einspritzungen zwar einen sofortigen, jedoch weniger kräftigen, und rein periarterielle Einspritzungen einen schwächeren und dazu noch verspäteten Spasmus auslösen.

Für die Annahme eines derartigen Spasmus auch beim Menschen sprechen die immer sehr stürmischen klinischen Erscheinungen (Schmerz, Ernährungsstörung), die häufig noch während der Injektion auftretende Leichenblässe der Finger, das oftmals sofortige Verschwinden des Radialispulses, „kurz das schlagartige Auftreten des bei Herzkranken bekannten Bildes der peripheren Extremitätenembolie" (Keutner). Wir wissen, daß allein nicht der lokale Arterienspasmus zur lokalen oder demarkierenden Nekrose führt, zweifellos ist Dosis, Konzentration und chemische Beschaffenheit der Injektionslösung von entscheidender Bedeutung.

Wie wir schon weiter vorn ausgeführt haben, wird heute das Auftreten dieses sogenannten Arterienspasmus teilweise angezweifelt. Ratschow stellt fest, daß es bei evtl. vorkommenden Kontraktionen von Arterien keineswegs zu nachweisbaren Weitenveränderungen des Gefäßlumens kommt, „die Frage der sogenannten Gefäßspasmen ist noch nicht gelöst". Dazu kommt noch die heute feststehende Tatsache der Selbststeuerung des Organismus, die bei gesunden Kreislaufverhältnissen bei hypoxämischen Zuständen dafür sorgt, daß es immer zur Gefäßerweiterung kommt. So muß man zusammenfassend sagen, daß es immer mehrere Faktoren sein müssen, die eine lokale bzw. demarkierende Nekrose auslösen.

> Bei der Injektionstechnik wird es also stets das unglückliche Zusammentreffen von Gefäßanomalien, mehrfachen Punktionsversuchen, wie paravenöser bzw. peri- und endoarterieller Einspritzung mit Haematomen, Reizung des periarteriellen Nervengeflechtes sein, die bei Anwendung eines gefäßschädigenden Medikamentes solche schweren Folgezustände auslösen.

Daß es beispielsweise nach einer intravenösen Injektion von 33prozentigem Alkohol, noch dazu bei einem 78jährigen Patienten, zu einer Gangrän anfangs im Bereich der Phalangen (Arteriolen!) und schließlich zu einer demarkierenden Nekrose des Unterarms kam, nimmt nicht wunder (Olivier).

Rettich und Eichler zeigen im *„Handbuch der plastischen Chirurgie“* einen Zustand nach versehentlicher intraarterieller Injektion, bei dem eine schwere Hautnekrose mit Zerfall der Ulna zustande kam (Abb. 37).

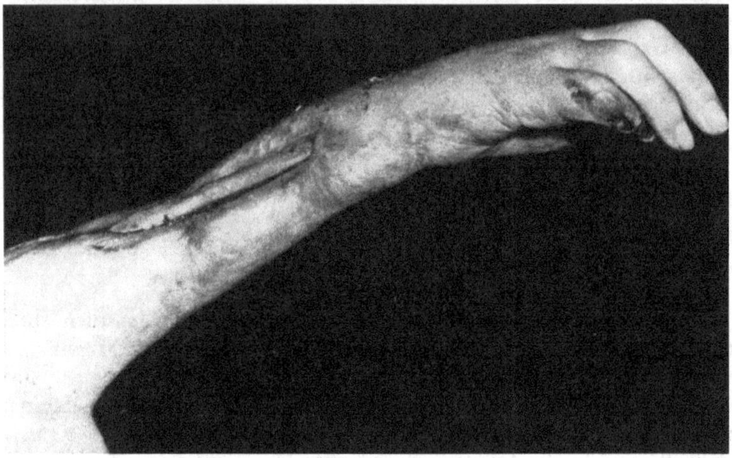

Abb. 37. Schwere Hautnekrose mit Zerfall der Ulna nach einer intravenösen Injektion.

Solche lokalen Nekrosen sind noch als relativ harmloser Folgezustand zu werten. Leider kam es in der überwiegenden Anzahl der Zwischenfälle nach „sogenannten intravenösen Injektionen“, also intra- bzw. periarteriellen Einspritzungen von Medikamenten, zu demarkierenden Nekrosen und damit zum Absetzen des Unterarms bzw. der gesamten Extremität.

Ein Faktor muß jedoch noch erwähnt werden, der u. E. einen großen Einfluß auf die Entstehung von Zwischenfällen nach intravenösen Injektionen hat. Wir kennen eine Anzahl von Gefäßerkrankungen — angefangen bei der Arteriosklerose bis zur Endangitis obliterans —, die auf Grund ihres pathologischen Befundes in der Lage wären, jene im gesunden Jugendalter harmlos verlaufenden Injektionskomplikationen erschwerend zu beeinflussen. Es kommt bei der allgemeinen Behandlung der arteriellen Durchblutungsstörungen mit ihren typischen Erscheinungen, beispielsweise der Leichenfinger (Abb. 38), der diffusen progressiven Sklerodermie (Abb. 39) oder sogar im Verlauf eine Endangitis obliterans (Abb. 40) zu häufigen intravenösen Injektionen. Daß hier schon allein durch ein paravenöses Infiltrat erst recht noch beim Durchstechen einer Vene, also eventuell bei einer periarteriellen Injektion, demarkierende Nekrosen die Folge sein können, liegt auf der Hand.

Daraus ergibt sich, daß gerade bei diesen Krankheiten, aber auch, wie wir schon oft genug betont haben, bei allen intravenösen Injektionen der Applikationsort im Unterarmbereich zu suchen ist. Nur in Ausnahmefällen ist in der Ellenbogengegend, und dann immer im Bereich der lateral gelegenen V. cephalica zu injizieren. Die Behandlung der lokalen und demarkierenden Nekrose deckt sich völlig mit der eingehend beschriebenen Therapie im Kapitel „Die irrtümliche intraarterielle Injektion“ (S. 84—88).

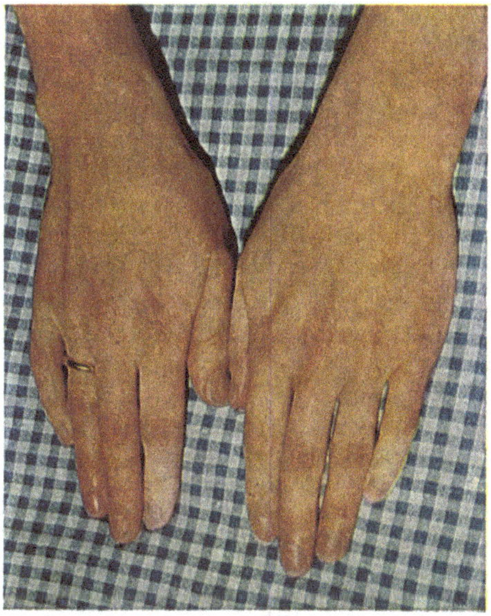

Abb. 38. Typische Veränderungen der sogenannten „Leichenfinger". Diese Erscheinungen treten meist als erstes Symptom einer sich später entwickelnden RAYNAUDschen Krankheit auf.

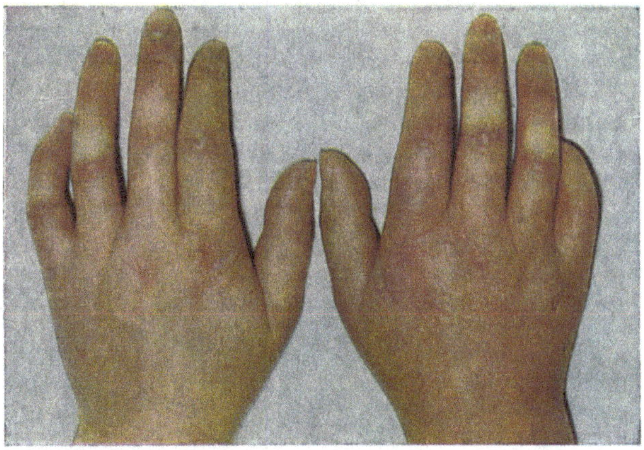

Abb. 39. Diffuse progressive Sklerodermie im Bereich der Hand.

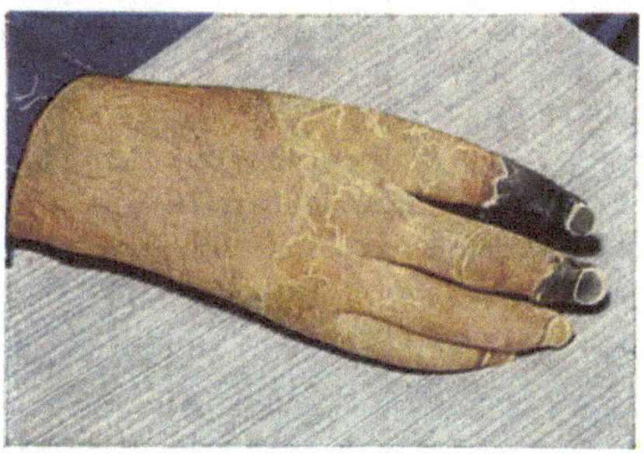

Abb. 40. Beginnende Nekrose der Endphalangen 2 und 3 bei Endangitis obliterans.

Abb. 38—40 sind mit freundlicher Genehmigung des *Schattauer-Verlags* publiziert worden.

10. Todesfälle nach intravenöser Injektion

Bei den im Anschluß an intravenöse Injektionen aufgetretenen Todesfälle handelt es sich zumeist um Verwechslung von Präparaten. So ist gerade kürzlich wieder ein Fall bekannt geworden, bei dem ein Kollege statt physiologischer Kochsalzlösung Kaliumchlorid intravenös injizierte. Trotz aller Gegenmaßnahmen verstarb die Patientin infolge dieser Ampullenverwechslung.

Wie schwierig solche Fälle zu beurteilen sind, sieht man daraus, daß die Schwester dem Kollegen eine aufgesägte NaCl-Ampulle gezeigt hatte und beide damit glaubten, die Sicherungsmaßnahmen und Sorgfaltspflicht eingehalten zu haben.

HALLERMANN hat erst kürzlich über Zwischenfälle und Kunstfehler im Krankenhaus berichtet. Er zitiert den von ILCHMANN und CHRIST schon beschriebenen Fall, bei dem es nach einer intravenösen *Betaxin*-Injektion zu einem anaphylaktischen Schock mit tödlichem Ausgang kam.

„Eine 35jährige Frau mit einer Plexusneuritis des rechten Armes war während vieler Monate laufend mit *Betaxin*-Injektionen (auch intravenös) behandelt worden. Nach Besserung des Zustandes war vier Wochen mit der Behandlung ausgesetzt worden. Jetzt erbat die Patientin, die erneut Schmerzen bekommen hatte, wieder eine Einspritzung und erhielt 25 mg *Betaxin forte* intravenös. Es kam im direkten Anschluß an die Injektion zur Übelkeit, die unter Krämpfen zur Bewußtlosigkeit führte, die Atmung setzte trotz *Coramin* und *Lobelin*gaben nach 20 Minuten aus und fünf Minuten später trat der Tod ein. Die Sektion und histologische Untersuchung ergaben in Übereinstimmung mit den spärlichen klinischen Beobachtungen und den Befunden in Tierversuchen (TISLOWITZ) einen Tod im anaphylaktischen Schock mit typischen Veränderungen in Lungen, Leber und im Gefäßsystem.

Die vorausgegangene Betaxin-Behandlung hatte zu einer Sensibilisierung durch das *Aneurin* bzw. *Thiamin* geführt und bei der nach dem Intervall gegebenen starken Betaxin-Zufuhr den tödlichen anaphylaktischen Schock bewirkt."

Die meisten Todesfälle nach intravenösen Injektionen kommen jedoch durch menschliche Unzulänglichkeit, also durch Verwechslungen, Hörfehler und zu große Sorglosigkeit zustande. So ist zum Beispiel eine Verurteilung eines Arztes erfolgt, weil dieser anstelle einer 2,5prozentigen Kochsalzlösung eine 25prozentige Lösung injiziert hatte.

„Es handelte sich um einen 34jährigen Mann, der nach einem harmlosen Sturz auffallenden Durst zeigte und bei dem der bislang in dem Krankenhaus nicht bekannte CARTER-ROBINS-Test zur Differentialdiagnose zwischen Diabetes insipidus und psychogener Polydipsie angestellt wurde. Dieser Test war in einem bekannten diagnostischen Lehrbuch erwähnt, in dem infolge eines Druckfehlers eine 25prozentige Kochsalzlösung anstatt einer 2,5prozentigen Kochsalzlösung angegeben war. Der ausführende Arzt hielt sich nicht genau an diese (falsche) Angaben, sondern er machte einen Dauertropf einer 20prozentigen Kochsalzlösung, gab davon 400 ml, so daß dem Patienten in kurzer Zeit 80 g Kochsalz zugeführt wurden. Die Herstellung der Lösung erfolgte in der Krankenhausapotheke und die Anlegung des Tropfes durch eine Krankenschwester. Als es zum Auftreten erheblicher Schmerzen und motorischer Unruhe kam, versäumte sie es, den Arzt sofort darauf aufmerksam zu machen. Bei der Visite war der Patient somnolent, und erst, als sich der Zustand am nächsten Morgen nicht besserte, erfolgte die Verlegung in eine Universitätsklinik, in der der Patient zehn Tage in Lebensgefahr schwebte, dann aber gerettet werden konnte."

PERRET berichtet in seinem Buch *„Arzthaftpflicht"* ebenfalls schon über verschiedene Todesfälle durch Arzneimittelschäden. So wird kurz ein Fall geschildert, bei dem es auch zu einer Verwechslung von Arzneimitteln kam.

„Durch einen Hörfehler verstand die Schwester nicht, daß eine Einspritzung von 10 ml *Protocid* und 10 ml *Decholin* vorzubereiten sei. Die Schwester nahm an, daß sie eine Mischspritze aus *Protocid* und *Cholin* bereithalten sollte. Der Arzt injizierte diese falsche Lösung und der Kranke verstarb."

Hallermann zitiert noch einen sehr lehrreichen Fall, aus dem hervorgeht, daß der Arzt die Pflicht hat, bestimmte Anordnungen, die er mündlich bei der Visite gemacht hat, zu kontrollieren. Der Hörfehler der Schwester spricht ihn nicht von der Verantwortung frei, die Hilfskraft zu überwachen.

„Ein Assistenzarzt in einem Kreiskrankenhaus ordnete bei einem Patienten eine Bandwurmkur an. Der Arzt diktierte bei der Visite einer jungen Schwester, die die Vertretung hatte, ‚für Sonnabend abends 0,3 g Calomel, für Montag 5 cm³ Chloroform durch die Duodenalsonde, eine halbe Stunde später 0,45 g Calomel und anschließend Einläufe.‘ Die Schwester notierte in ihrem Visitenbuch, wie sie später angab, für Sonnabend abend 0,2 g Calomel, für Montag 50 cm³ Chloroform, anschließend 0,3 g Calomel, später Einläufe. Der Mann starb an Chloroformvergiftung. Der Arzt wurde verurteilt, weil er seiner Kontrollpflicht nicht genügt hatte. Das diesbezügliche Urteil des Bundesgerichtshofes (BGHSt 3.91, 1953) trägt den bezeichnenden Obertitel „Mängel der ärztlichen Ausbildung, schlechte Vorbildung und fehlende Erfahrung entschuldigen unter Umständen ärztliche Kunstfehler, aber nicht a) Eingriffe ohne eigene Diagnose, b) ungenügende Überwachung von Hilfskräften.“

„es gibt keine Entschuldigung dafür, daß der Angeklagte die Verordnung sich nicht hat vorlegen oder wenigstens wiederholen lassen, wenn er sie schon nicht abzeichnete. Wie groß die Gefahr ist, wird gerade aus dem vorliegenden Falle deutlich, in dem alle drei Dosierungen anders aufgeschrieben worden sind, als der Angeklagte sie gegeben haben will.“ Der Arzt hätte bemerken müssen, daß die Verordnung der jungen Schwester offenbar nicht geläufig war; eine zusätzliche Kontrolle hätte den tödlichen „Hörfehler“ vermieden.

Perret sagt dazu: „Verwechslungen ähnlich klingender Arzneimittel, Überdosierungen durch Verhören und Versprechen sowie viele andere möglichen Schäden durch Arzneimittel haben verschiedenste Ursachen, sie liegen teils in der menschlichen Unzulänglichkeit, teils auch in unberechtigter Sorglosigkeit. Handelt es sich um ein Versehen des Apothekers, ist also vom Arzt richtig rezeptiert, von der Apotheke jedoch falsch beschriftet worden, dann kann den Arzt nie ein Verschulden treffen, denn er hat keine Möglichkeit, das Mittel zu analysieren, bzw. zu prüfen. Ist es infolge eines Druckfehlers zu falscher Dosierung gekommen und übernimmt diese der Arzt, so hat das Gericht verlangt, daß er bei neuen Mitteln selbst noch Nachprüfungen über die Dosierung durchführt. Das erscheint als eine Überspannung der Sorgfaltspflicht an den Arzt, obwohl zugegeben werden muß, daß es immer wieder bestimmte Arzneimittel sind *(Percain,* auch Argentumlösungen u.a.m.), die leicht bei der Angabe der Dosierung dem Druckfehlerteufel zum Opfer fallen.

Wenn der BGH es grundsätzlich für erforderlich gehalten hat, daß mündlich gegebene Verordnungen über Arzneimittel und deren Dosierung an die Schwester wegen der naheliegenden Gefahr des Verhörens wiederholt, bzw. abgezeichnet werden müssen, so kann diesem Ausmaß an Sorgfaltspflicht in ärztlicher Betrachtung kaum zugestimmt werden.

> Jahrelange Erfahrung hat eindeutig gezeigt, daß ohne diese besonderen Sicherungsmaßnahmen auszukommen ist. Wiederholungen, Abzeichnung oder ähnliche Sicherungsmaßnahmen können deshalb nicht als grundsätzlich erforderlich betrachtet werden. Notwendig sind sie nur, wenn es sich um von der Regel abweichende Verordnungen handelt, oder die aufnehmende Schwester unerfahren ist oder es sich um eine Lernschwester handelt. (Siehe Hallermannscher Fall.)

Ein ‚Verschulden‘ in allen ähnlich gelagerten Fällen kann — in ärztlicher Betrachtung — nur darin liegen, daß der Arzt nicht die Gesamtsituation erfaßte, aus den Mienen der Schwester nicht entnahm, daß diese unsicher war, daß sie nicht richtig verstanden hat, oder wenn ganz ungewöhnliche Dosierungen von Arzneimitteln verordnet werden. Würden grundsätzlich wörtliche Wiederholungen der Aufzeichnungen oder Abzeichnung usw. für erforderlich gehalten werden, so müßte dem entgegengehalten werden, daß auch diese Maßnahmen nicht als ‚narrensicher' betrachtet werden können.

Die Gefahr der Überspannung von Sicherungsmaßnahmen liegt darin, daß sich dann andere menschliche Unzulänglichkeiten einschleichen, die bei der bisher üblichen und ausreichenden Sorgfalt vermieden worden sind. Die Nachschau der Ampullen, als vom Gericht angenommene sichere Vorsichtsmaßnahme, ist keineswegs in allen Krankenhäusern, Kliniken usw. üblich. Sicherungsmaßnahmen lassen sich nicht in starre Regeln pressen! (Das sieht man besonders an dem obigen Fall, wo mit Sicherheit NaCl und KCl-Ampullen nebeneinander lagen, und die Schwester im guten Glauben, es handele sich um eine physiologische Kochsalzlösung, dem Arzt eine aufgeprägte Ampulle einer vorher entnommenen NaCl-Lösung vorwies.) Jeder Arzt und jedes Krankenhaus haben andere Sicherungsmaßnahmen, die aber ebenso wie die Nachschau der leeren Ampullen erfahrungsgemäß eine Komplikation durch Überdosierung oder Verwechslung nicht hundertprozentig ausschalten können. In der Analyse solcher Verwechslungen ergibt sich immer wieder, daß viele einzelne Unzulänglichkeiten und Irrtümer, die kaum je für sich allein zu einem fatalen Ausgang führen würden, im absolut seltenen Ausnahmefall zu einer Kettenreaktion führen, deren Folgen auch nicht durch nachträglich errechnete Sicherungsmaßnahmen zu vermeiden sind. Es erscheint gefahrvoll, ein bisher bis auf wenige Einzelfälle versagendes übliches System durch komplizierte, starre Methoden ersetzen zu wollen."

Dazu ist zu sagen, daß u. E. ein entsprechender Sicherungsbeitrag von seiten der pharmazeutischen Industrie bisher fehlt. So könnten bestimmte Medikamente, deren Injektion eventuelle Reaktionen auslöst, besonders gekennzeichnet werden, auch könnte ohne weiteres die Ampullenform verändert werden. Möglichkeiten, die einer modernen Industrie keine Schwierigkeiten bereiten. v. Schleyer teilte uns mit, daß in seiner Klinik *bestimmte Medikamente, deren Injektion lebensgefährlich sein könnte, farbig markiert sind.* Werden im Laufe einer Operation, insbesondere unter Intubationsnarkose, bestimmte Medikamente injiziert, wird bei uns jede aufgezogene Injektionsspritze mit einem Leukoplaststreifen versehen, auf dem der Name des Mittels vermerkt ist.

Es muß jedoch betont werden, daß es unbedingt erforderlich ist, daß in der heutigen modernen Medizin, die einen ungeheuren Zuwachs an sehr differenzierten Pharmaka aufzuweisen hat, nur diejenigen Präparate gespritzt werden, deren Indikation, Kontraindikation — und deren Applikationsort der Arzt genau kennt. So ist beispielsweise bei einem unter Strophanthinmedikation stehenden Patienten eine intravenöse Injektion von Kalziumpräparaten nicht indiziert, ja sie kann sogar zum letalen Ausgang führen.

11. Blutentnahme zur Bestimmung des Blutalkoholspiegels

Da sich die normale Blutentnahme nicht von der Technik der intravenösen Injektion unterscheidet, soll hier nur die Entnahme des Blutes bei der Blutalkoholprobe kurz aufgeführt werden. Formaljuristische und ärztliche Bedenken über Indikation und Kontraindikation können in diesem Rahmen nicht abgehandelt werden, es soll daher nur über die Technik berichtet werden.

Bei dem Blutalkoholtest wird als Säuberungsmittel, wie schon erwähnt, eine Sublimatlösung benutzt. Als Blutentnahmespritze hat sich hier besonders die sogenannte *Venüle* bewährt. Das ist eine Injektionsspritze mit zugeschmolzenem Glaskolben, in dem ein Unterdruck künstlich erzeugt wurde. (Abb. 41.) Dieser Glasteil

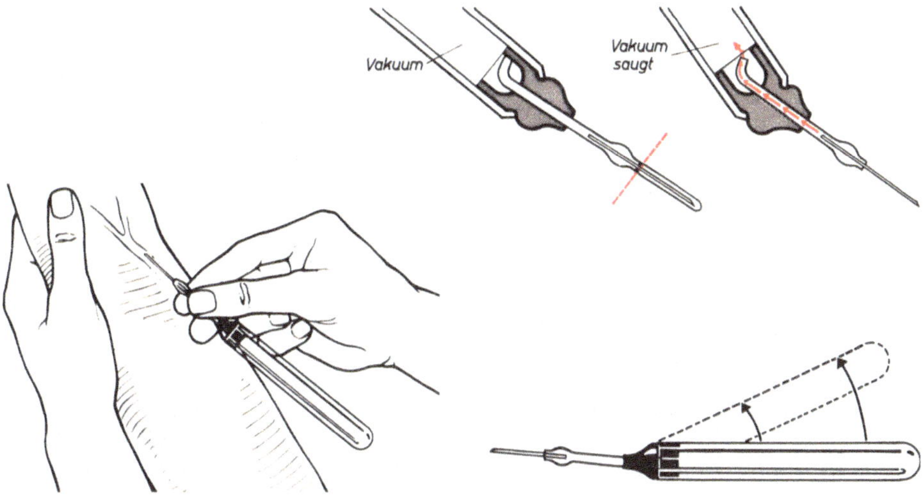

Abb. 41. Schematische Darstellung der Anwendung einer Venüle.

ist durch eine Gummimanschette von dem Kanülenteil getrennt, so daß kein Druckausgleich zustande kommen kann. Wird die Kanüle in eine Vene eingeführt, so ist darauf zu achten, daß Glaskörper und Kanüle achsengerecht eingestochen werden. Erst nachdem die Kanüle bereits in der Vene bzw. im Unterhautfettgewebe liegt, ist eine Abweichung von der Achse „Kanüle — Glaskörper" erforderlich. Durch diese Knickung wird die Gummimanschette, die den Kanülenteil abschließt geöffnet und bei richtiger Lage in der Vene wird automatisch das Blut infolge des negativen Druckes in den Glaskörper aspiriert (Abb. 41).

12. Venaesectio, intravenöse Tropfinfusion, Technik und Lagerung

Während in früheren Zeiten die Venaesectio nur dann durchgeführt wurde, wenn nach mehrfachen vergeblichen Venenpunktionen eine Blutader nicht darzustellen war, ist die Venaesectio heute, infolge der Fortschritte der modernen Medizin, besonders nach schweren Unfällen, Schlafmittelvergiftungen, langdauernden Eingriffen u. ä. zu einem für jeden Arzt routinemäßig zu beherrschenden Eingriff geworden. Dabei ist es häufig erforderlich, mehrere Venen freizulegen, wenn beispielsweise die eine Vene diagnostischen Zwecken, die andere therapeutischen Maßnahmen dient. Auch für die sogenannten Verweilkatheter einschließlich der Kavakatheter sowie für die verschiedenen Maßnahmen zur Anlage eines Herzkatheters ist die Venaesectio erforderlich. Wie wir bereits bei der intravenösen Infusionstherapie berichtet haben, sind wir natürlich auch in der Lage, perkutan diese Katheter anzulegen — ich erinnere nur an die SELDINGER-Technik — doch wird insbesondere bei Säuglingen, Kleinkindern und bei älteren Leuten eine Venaesectio durchgeführt, da die perkutane Technik, besonders bei Kleinkindern und Säuglingen nur einem sehr Erfahrenen gelingt.

Auch diese kleine Operation ist prinzipiell unter aseptischen Kautelen durchzuführen. VAILLANT berichtet über lokale Komplikationen bei Venenkatheterismus. Bei 234 von verschiedenen Operateuren nach derselben Technik durchgeführten Venaesektionen, um einen Polyäthylenkatheter anzulegen, wiesen 34 Fälle Komplikationen auf, davon 10 Phlebitiden. Je länger der Katheter lag, um so höher war die Komplikationsrate (1 % wenn der Katheter vor Ablauf von 12 Stunden, 3 % wenn er vor Ablauf von 36 Stunden, 38 % wenn der Katheter nach 36 Stunden entfernt wurde).

Die Untersuchungen ergaben, daß diese entzündlichen Veränderungen auf bakterieller Grundlage entstehen. Trotz länger liegender Katheter, wir benutzen vorwiegend Polyvinylschläuche, konnten wir solche Komplikationen nicht beobachten.

Technik der Venaesectio.

Die operative Freilegung einer Vene ist eine aseptische Operation, zu deren Ausführung Händedesinfektion, sorgfältige Säuberung des Operationsfeldes, *Merfen-*, *Jod-* oder ähnlicher Anstrich sowie ein Abdecken mit sterilen Tüchern erforderlich ist. Die Haut des Unterarmes, bei Säuglingen des Oberarmes, bzw. die Haut im Bereich der freizulegenden Vene, wird sodann nach Anlegen einer Staubinde und Durchführung einer Lokalanästhesie in meist waagerechter Richtung — also quer zum Verlauf der Vene — gespalten. Zur Anlage des Kavakatheters ist die Venaesectio prinzipiell im Bereich des Oberarmes anzulegen. Die Querinzision empfiehlt sich, da man auf diese Weise bestimmten Abnormitäten der Venenverzweigung begegnen kann. Bei Mißlingen einer Venaesectio, bzw. beim Auffinden eines thrombosierten Gefäßes, kann sofort ohne Schwierigkeiten durch Verlängerung der Inzision eine weitere Vene aufgesucht werden.

Eine Inzision in Richtung des Blutflusses, wie sie früher insbesondere zu Zwecken des Aderlasses vorgenommen wurde, und die auch noch in seltenen Fällen durchgeführt wird, ist nur zu empfehlen, wenn eine deutlich sichtbare Vene nachweisbar ist und man mit Hilfe der Venaesectio umfangreichere diagnostisch- bzw. therapeutische Eingriffe durchführen will. Im letzteren Falle wird etwa 2 bis 3 mm neben der Vene ein etwa 1 1/2 cm langer Schnitt gelegt, und nach Eindringen in das subkutane Fettgewebe die Vene von der Seite her dargestellt. Das gleiche gilt für die allgemeine Methode der Freilegung einer Vene. Hier wird ebenfalls ein etwa 1 1/2 cm langer Schnitt quer zum Verlauf der vermuteten Vene angelegt, wobei nun der Assistent die Haut mit zwei feinen dreizinkigen Häkchen anhebt und der Operateur mit einer stumpfen Präparierschere die Vene aus dem Bereich des subkutanen Fettgewebes isoliert. Ist das Gefäß gefunden und sorgfältig freipräpariert, führt man eine mit einem Katgutfaden armierte DESCHAMPSsche Nadel unter der Vene hindurch und ligiert das distale Ende der Blutader. (Abb. 42.)

Ist nur eine einfache intravenöse Injektion vorgesehen und nicht die Anlage eines Dauertropfs, bzw. das Einschieben eines Katheters, wird die Vene noch einmal mit einem Katgutfaden unterfahren und durch das Hochhalten der Fäden kann nun die Injektionskanüle in die Vene eingeführt und das jeweilige Medikament injiziert werden. Diese Maßnahme kommt jedoch heute nur noch außerordentlich selten vor, da man letztlich nicht nur eine intravenöse Injektion verabreichen will, so daß das Gefäß wenigstens für 24 Stunden offen gehalten wird. Aus diesem Grunde kommt das folgende Verfahren zur Anwendung.

Nachdem das distale Ende ligiert ist und der Faden lang gelassen wurde, wird ein zweiter Katgutfaden mit Hilfe der DESCHAMPSschen Nadel um das Gefäß geschlungen, wobei jedoch der Faden noch nicht geknüpft sein soll. Wir gehen hierbei so vor, daß wir zwar den ersten Knoten legen, ihn jedoch nicht zuziehen. Darauf hebt der Assistent die Enden der proximalen nicht fest verknoteten Katgutfäden

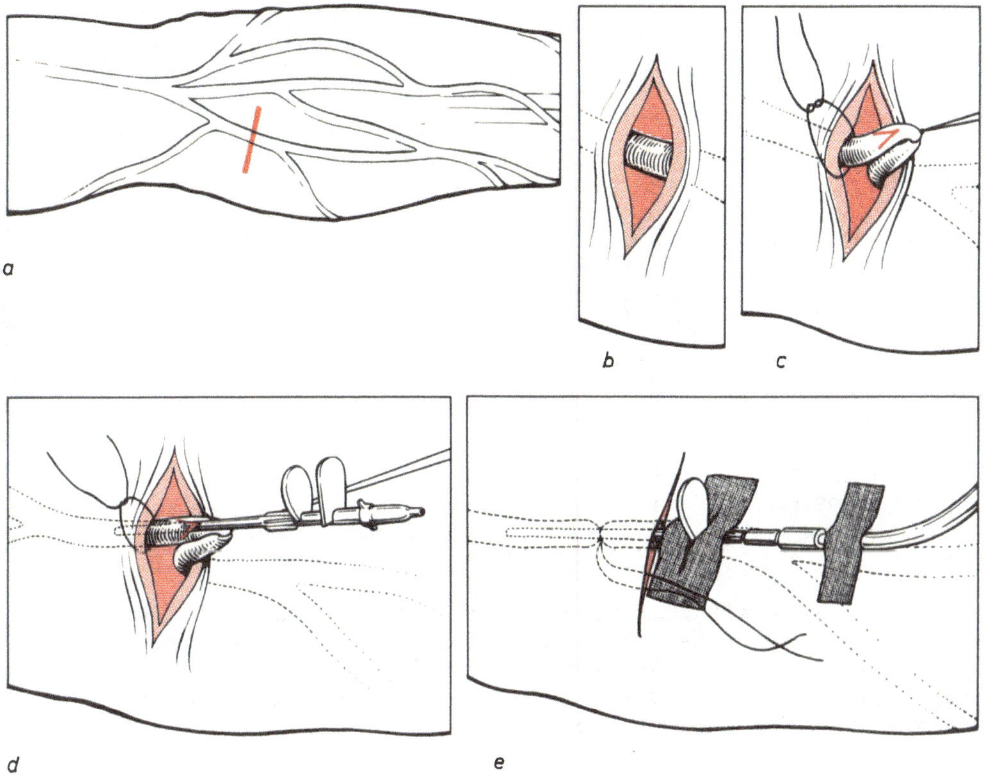

Abb. 42. Technik der Venaesectio im Bereich der V. cephalica.

a) Inzisionsstelle.

b) Darstellung der Vene.

c) Nach distal ist die Vene ligiert, nach proximal ist ein loser Faden geschlungen. Scherenschlag zur Eröffnung der Vene.

d) Einführung der Braunüle bzw. eines Kunststoffkatheters (über die Vene und den Kunststoffverweilkatheder wird die proximalwärts gelegene Ligatur geknüpft).

e) Naht mit eingelegter intravenöser Dauertropfinfusion.

an und sperrt dadurch einen evtl. venösen Rückfluß. Der Operateur schneidet nun die Vene mit einer feinen spitzen Schere zipfelartig an und schiebt die Kanüle bzw. den Katheter in die Vene. Liegt die Kanüle — wir benutzen heute vorwiegend Kunststoffkanülen — richtig in der Vene, wird der um das Gefäß und um die Kanüle lose geknotete Faden fest ligiert. Beim Schieben eines Katheters geht man in der gleichen Weise vor.

Beim **Legen eines Kavakatheters** wird die Venaesectio im Oberarmbereich angelegt, um die Ellenbeuge zu meiden und den Katheter gleich in größere Gefäße gleiten zu lassen, so daß er leicht in die V. cava cranialis eindringen kann. Der von der V. cephalica geschobene Kavakatheter erreicht die V. cava cranialis über die

V. axillaris oder V. subclavia, der über die V. basilica geschobene Katheter die V. brachialis. In seltenen Fällen wird der Kavakatheter von der V. jugularis superficialis angelegt, die die V. cava cranialis über die V. jugularis erreicht. (Abb. 43)

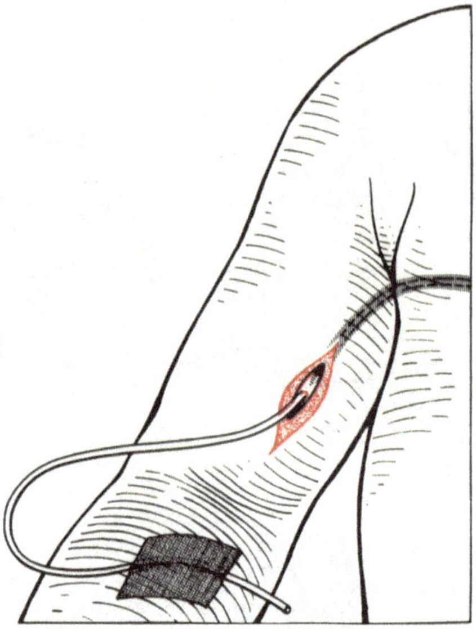

Abb. 43. Anlage eines Kavakatheters von einer oberflächlich gelegenen Vene des Oberarms.

Beim Anlegen eines Herzkatheters wird dieser Vorgang mit Hilfe des Bildverstärkers-Fernsehkette kontrolliert. Während man bei einer einfachen Venaesectio im Unterarmbereich die Extremität auf ein kleines Tischchen wie zu handchirurgischen Eingriffen lagert, ist es beim Schieben des Kavakatheters nicht unbedingt erforderlich, die Extremität auf eine Schiene zu lagern.

Beim Schieben eines Kavakatheters kann es manchmal vorkommen, daß infolge der oberflächlich freigelegten Vene ein gewisser Stop eintreten kann, wenn der Schlauch in die V. axillaris bzw. subclavia hineinrutscht. Hier empfiehlt sich ein kleiner Trick, den uns Eckart demonstriert hat: Während des Schiebens des Katheters, wobei von vornherein darauf zu achten ist, daß die Extremität gewissermaßen in Verlängerung der großen Venenstämme im Schulterbereich gelagert wird, wird der Arm leicht abduziert bzw. rotiert, so daß der Schlauch gewissermaßen „besser die Kurve nehmen" kann, und in den großen Venenstamm hineingleitet.

Um den Kavakatheter richtig zu führen, muß man wissen, wieweit man ihn vorzuschieben hat. So muß man den Polyvinylschlauch vom Oberarm etwa 40 cm, von der rechten Halsseite ca. 12 cm und von der linken Halsseite etwa 15—20 cm vorschieben. Die Kavakatheter können auch über die V. saphena magna am Oberschenkel gelegt werden, doch wird diese Methode außerordentlich selten angewendet, da sie mit einer erheblich größeren Komplikationsrate belastet ist.

Nachdem der Polyvinylschlauch richtig gelagert ist, wird er durch die noch nicht fest verknoteten Fäden im Venaesectiobereich fixiert. Eine Hautnaht beendet den Eingriff.

Prinzipiell muß eine Röntgenkontrolle der Lage des Kavakatheters durchgeführt werden. In seltenen Fällen kann der Katheter zu weit vorgeschoben sein. Liegt der Polyvinylschlauch in der V. cava cranialis, also richtig, muß dennoch beachtet werden, daß *bei weit vorgeschobenem Katheter evtl. bis in die Nähe der Trikuspidalklappe,* die Infusionsflüssigkeit eine *irreversible Schädigung der Herzklappe* auslösen kann.

Verständlicherweise ergeben Quernähte bei der Venaesectio, die wir hier empfehlen, nicht so schöne Narben wie eine Naht nach Längsinzision. Doch bei einer Venaesectio kommt es letztlich nicht auf das kosmetische Resultat, sondern wie schon vorn ausgeführt, auf die Zweckmäßigkeit an. In jedem Falle aber wird man bei der Wundnaht sehr gewissenhaft vorgehen und die Hautwunde mit feinen Kunststoffäden verschließen. Die Kunststoffkanüle, bzw. der an das System angeschlossene Polyvinylschlauch, werden zusätzlich meist in Schlingenform mit Leukoplast fixiert. Der Eingriff wird mit der endgültigen Fixierung der Extremität auf der Schiene mittels elastischer Binden beendet.

Beim Säugling und manchmal auch beim Kleinkind — hier spielt die operative Situation eine wesentliche Rolle — ist für die **Freilegung einer Vene zur intravenösen Infusion, bzw. Transfusion,** die V. saphena magna knapp über dem tibialen Malleolus an der Konvexität der Vorderseite besser geeignet als die im Arm befindlichen Venen, die gegebenenfalls später auch noch Verwendung finden können.

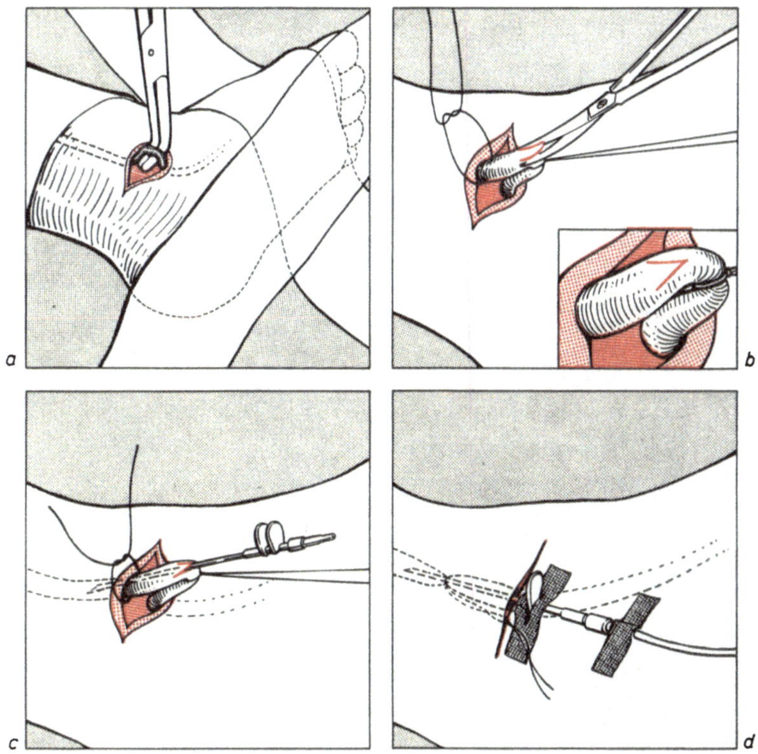

Abb. 44. Venaesectio im Bereich der V. saphena magna.

Das dort fast immer sicht- und tastbare Gefäß legt man in Lokalanästhesie mittels ca. 1 cm langen Querschnitts frei, wobei das ganze Bein in Dorsalflexion des Fußes mit der Außenseite auf eine kleine gepolsterte Kramerschiene gelagert und so gut am Tisch oder Bett fixiert wird.

Die Umspritzung der Haut mit einem 1prozentigen Lokalanästhetikum erfolgt im Verlauf der Vene in 2 cm Ausdehnung. Auch hier gibt es verschiedene Anschauungen über die Schnittführung zur Freilegung der Venen. Während wir aus den oben angeführten Gründen eine Querinzision für günstiger halten, empfiehlt beispielsweise Ritter die Inzision über dem Gefäß in 1/2 cm Länge. Wenn man schon einen Längsschnitt durchführt, sollte man jedoch auf keinen Fall den Hautschnitt über dem sichtbaren Gefäß durchführen. Ist das Gefäß wirklich gut inspektabel und palpabel, ist die Inzision in Längsrichtung nur neben dem Gefäß zu verantworten.

Die auf dem Periost, bzw. auf der Faszie, locker aufliegende und meist von kleineren Hautnerven begleitete Vene wird dann mittels einer stumpfen Präparierschere isoliert. Das Einlegen der Kunststoffkanüle, bzw. des Polyvinylschlauches, wird wie oben schon beschrieben durchgeführt (Abb. 44).

Abschließend erfolgt Hautnaht, doch empfehlen wir gerade bei Säuglingen, den Katheter wenigstens 24 Stunden liegen zu lassen, da auf diese Weise jederzeit eine Vene offen ist.

Bestimmte Schwierigkeiten kann es beim Anlegen eines intravenösen Dauertropfs auf dem sogenannten Hasenschartentisch geben, den wir zur Operation der Lippenplastik bevorzugen. Das Kind ist auf einen kleinen, speziell für Säuglinge konstruierten Operationstisch so gelagert, daß der Operateur dem Gesicht des Spaltkindes vis-à-vis sitzt.

In diesem speziellen Fall kann keine Schiene angelegt werden, so daß die Anlage eines intravenösen Tropfes an der nur mit elastischen Binden fixierten Extremität schwieriger zustandekommt. Aber gerade hier ist die Indikation zum Flüssigkeitsersatz von entscheidender Bedeutung, weil es infolge der Atemumstellung und des Flüssigkeitsverlustes sehr leicht zu dem von Ombrédanne beschriebenen Syndrom „Paleur et hyperthermie“ kommt.

ANHANG

A. Intrakardiale Injektion

Bei absoluten Notfällen (Herzversagen unter der Narkose u. ä.) ist die intrakardiale Injektion angezeigt. Obwohl über den Wert dieser Maßnahme manchmal noch gestritten wird, sollte jeder Arzt von diesem, gewissermaßen vitalen therapeutischen Eingriff, Gebrauch machen. Es spielt ja letztlich gar keine Rolle, ob Berichte vorliegen, daß eine intrakardiale Injektion keinen Nutzen brachte. Wir wissen jedoch, daß das Herz genau wie durch eine Herzmassage durch eine intrakardiale Injektion einer 1‰-*Suprarenin*-Lösung manchmal seine Funktion wieder aufnimmt.

B. Technik der intrakardialen Injektion

Mit langer dünner Kanüle wird dicht neben dem Brustbein, am besten im vierten Interkostalraum, bei Kindern und Jugendlichen manchmal auch im fünften Interkostalraum 4 bis 5 cm in die Tiefe gegangen, bis ein deutlicher Widerstand das Durchstechen der Herzwand anzeigt. Bei weiterem Vorschieben der Kanüle und bei gleichzeitiger Aspiration wird man feststellen können, ob die Nadel richtig liegt: Infolge der Aspiration füllt sich die Injektionsspritze mit reichlichen Mengen dunklen Blutes, ein Zeichen dafür, daß die Kanülenspitze im Herzlumen liegt. Darauf injiziert man 1 bis 2 ml einer 1‰-Suprarenin-Lösung und setzt die Herzmassage und die künstliche bzw. assistierte Beatmung fort (Abb. 45).

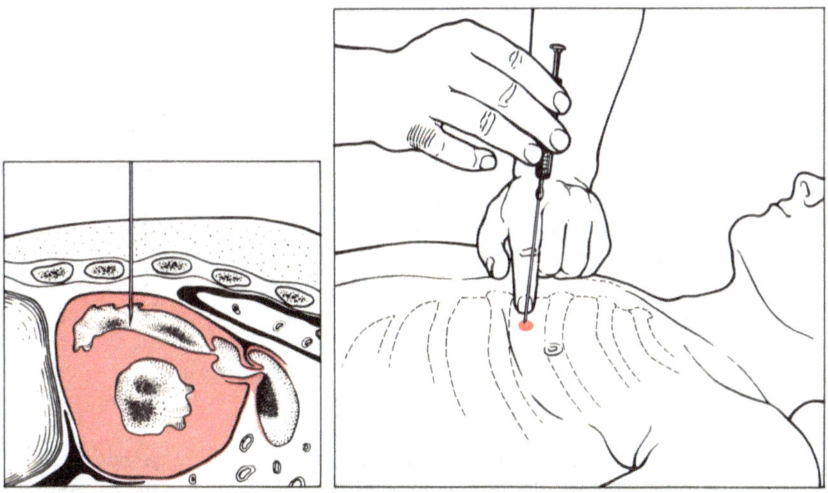

a) Punktionsstelle. b) Punktionskanüle in situ.

Abb. 45. Technik der intrakardialen Injektion.

III. DIE INTRAMUSKULÄRE INJEKTION

A. Allgemeines

Die meisten Medikamente werden intramuskulär appliziert. Die Zirkulationsgeschwindigkeit, bzw. der Wirkungsbeginn des jeweils injizierten Medikamentes ist im Gegensatz zu der intravenösen Injektion, bei der wir die Zirkulationsgeschwindigkeit des Blutes messen können, verschieden und richtet sich u. a. nach Lösungsmittel, Konzentration und Dosierung. Da sich Dost mit diesen Fragen eingehend beschäftigt hat, verweisen wir hier auf seine Monographie *„Der Blutspiegel"*.

Zur Resorption und zum Wirkungseintritt des von uns zur Praemedikation meist verwendeten Cocktail lytique, bestehend aus *Atropin, Atosil* und *Dolantin,* benötigt der Körper, und das ist je nach Individuen wieder verschieden, ca. 30 bis 50 Minuten. Körpergröße, -gewicht und Ausgangslage beeinflussen diesen Faktor wesentlich.

Die parenterale Therapie setzt sich heute also hauptsächlich aus der intravenösen und intramuskulären Verabreichung von Pharmaka zusammen. Die anderen Anwendungsformen sind weit in den Hintergrund gerückt. Bei einer Zusammenstellung aus unserer Klinik, die Lokalanästhesie ausgeklammert, wurde festgestellt: An 500 Patienten, die stationär eine längere Liegezeit als 12 Tage aufzuweisen hatten, also Patienten, die mittelschwere bis schwere Operationen bzw. Entzündungszustände durchzumachen hatten, wurden insgesamt

1083	intramuskuläre Injektionen	(75,94 %)
297	intravenöse Injektionen	(20,84 %)
46	subkutane Injektionen	(3,22 %)

vorgenommen.

Wie wir anhand dieser kleinen Fallzahl ersehen können, stützen sich die therapeutischen Bemühungen zum großen Teil auf die intramuskuläre Injektion. So finden wir in unserem Krankengut 75,94 % intramuskuläre Injektionen gegenüber 20,84 % intravenösen Verabreichungen. Die erhebliche Zunahme der intramuskulären Injektionen gegenüber früheren Zeiten basiert vor allem auf der Verordnung von Antibiotika und der systematischen Praemedikation bei der modernen Narkose.

Doch ist das nicht allein der Grund für die Zunahme der intramuskulären Injektionen. Eine weitere Bevorzugung der intramuskulären Injektionen liegt in der Bequemlichkeit für Arzt und Patienten. Da das Pflegepersonal befugt ist, intramuskuläre Injektionen durchzuführen, wird der Arzt wesentlich entlastet, andererseits scheuen viele Patienten die intravenöse Spritz-Technik, so daß oft auf die intramuskuläre Verabreichung von Medikamenten zurückgegriffen wird.

Das Hauptindikationsgebiet der intramuskulären Injektionen ist je nach medizinischer Fachdisziplin verschieden. Es liegt bei uns in der Anwendung von Antibiotika, Sedativa (Praemedikation), vieler Schmerzmittel, Kortisone u. ä. Es gibt nur eine Kontraindikation für die intramuskuläre Injektion, und zwar die verlängerte Blutungs- und Gerinnungszeit. So ist nach Möglichkeit jede Injektion in die Muskulatur zu vermeiden, wenn der Patient unter Antikoagulantientherapie steht. Durch die wesentlich verlängerte Blutungszeit kommt es hier sehr leicht zu Haematomen, die in gesteigerter Form, ja in grotesker Form bei den Koagulopathien, also beispielsweise bei der Haemophilie auftreten. Bei Patienten, bei denen auf Grund pathologischer bzw. therapeutischer Befunde die Blutungszeit wesentlich verlängert ist, ist eine intramuskuläre Injektion kontraindiziert.

B. Applikationsorte

1. Topographische Anatomie der Glutäalgegend

Die Haut der Glutealregion ist außerordentlich derb und durch starke Bindegewebszüge der Subkutis mit der darunter liegenden Faszie verbunden. Zwischen diesen Subkutisfibrillen ist das Fett in kleinen Kammern eingelagert. Die Haut läßt sich daher nur mit der Unterlage zusammen in Falten abheben. Ergüsse, also auch Spritzenabszesse, können sich daher nur schwer ausbreiten und verursachen durch die starke Gewebsspannung, die sie erzeugen, heftige Schmerzen.

Über die hintere Gegend der Hüfte, das Gesäß, schreibt Hyrtl:

„Sie ist bei kerngesunden, kräftig konstituierten Personen schön gerundet, besonders im weiblichen Geschlechte (Venus callipygos), derb und prall anzufühlen und bei kräftigen männlichen Gestalten selbst in der Afterfurche behaart (Hercules melampygos), wird sie bei siechen und ausgemergelten Individuen schlaff, hängend, schlotternd. Der Rand der Hinterbacke hängt tiefer, ihre Wölbung sinkt selbst zu einer Grube ein."

„Hiatque turpis inter aridas nates
Podex, velut crudae bovis (Horaz)."
Und häßlich klafft der Hintern zwischen den
dürren Backen wie beim rohen Rindvieh.

Im Subkutangewebe findet man nur kleine Hautarterien und Venen. Die Hautnerven erreichen die Region von allen Seiten und stammen daher aus ganz verschiedenen Quellen. So sind es insbesondere die Nn. cluneum superiores, medii und inferiores. Die großen Arterien- und Venenstämme liegen in der Tiefe, so daß man diese relativ selten einmal anstechen kann.

„Die Gefäße und Nerven treten aus dem Becken durch das Foramen ischiadicum majus in die Glutäalregion ein und benutzen hier teilweise das Foramen suprapiriforme, teils das Foramen infrapiriforme" (Hafferl).

Unter dem subkutanen Bindegewebe und der Fascia superficialis folgt die Aponeurose, die vom Darmbeinkamm entspringt. Sie besteht in ihrem Ursprung bis zum äußeren Rand des großen Gesäßmuskels hin nur aus einem, von dahin aber aus zwei deutlich getrennten Blättern, von denen jedoch das oberflächliche auf dem großen Gesäßmuskel gelegene infolge seines bindegewebigen Aussehens und seines auffallend geringen Querschnitts kaum als Aponeurose angesprochen werden kann. Das tiefe unter den großen Gesäßmuskeln eindringende Blatt zeigt sich als typische Aponeurose. Am unteren Rand des großen Gesäßmuskels verbinden sich beide Blätter zur Fascia lata.

Die Muskeln des Gesäßes liegen in drei Schichten übereinander: M. glutaeus maximus, M. glutaeus medius und M. glutaeus minimus. Die Glutäalfaszie steht mit den Faszien der Umgebung in direkter Beziehung, ventral umscheidet sie bei ihrem Übergang in die Fascia lata den M. tensor fasciae latae; Kranial heftet sie sich an den Darmbeinkamm. Durch diese bindegewebige Einscheidung der Glutäalmuskeln bleiben Ergüsse und Eiterungen in diesem Muskelbereich, wie sie z. B. nach intramuskulären Injektionen vorkommen können, stationär und sind sehr schmerzhaft, ohne aber Erscheinungen an der Oberfläche zu machen.

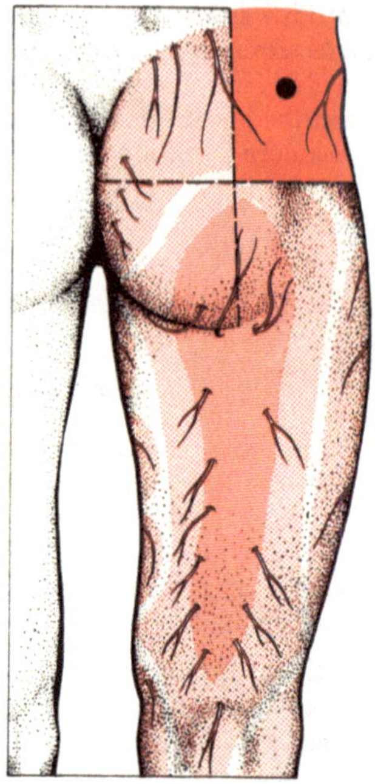

Abb. 46. Darstellung der Regio glutaealis mit Injektionsort für die intramuskuläre Injektion. Der obere äußere Quadrant mit der Injektionsstelle ist deutlich dargestellt.

Die Abbildungen (46—48) zeigen nach dieser kurzen Schilderung der topographischen Anatomie den günstigsten Injektionsort für die glutäale Einspritzung. Üblicherweise bezeichnet man diese Gegend als den oberen äußeren Quadranten. Wir wissen, daß hier nur eine mäßige Gefäß- und Nervenversorgung vorliegt, so daß noch heute die meisten Injektionen dort ausgeführt werden. Da man sich, wie wir weiter unten zeigen werden, häufig in der Bestimmung des oberen äußeren Quadranten irren kann, hat Hochstetter, der sich als Anatom eingehend mit der intraglutäalen Injektion beschäftigt hat, einen sehr interessanten Vorschlag gemacht:

„Die linke Hand wird auf die Hüfte des Patienten gedrückt, daß der Handteller den großen Rollhügel fühlt und von den maximal gespreizten Schwurfingern (Mittel- und Zeigefinger) der ventral gelegene mit der Kuppe die Spina ilica ventralis tastet. Das durch die Schwurfinger begrenzte und gespannte Hautfeld wird gereinigt: im mittleren Bereich wird senkrecht zur Hautoberfläche eingestochen. Die nötige Stichtiefe ergibt sich meist aus dem vorangegangenen Palpationsbefund der Subkutis. In unklaren Fällen sticht man mit langer Nadel usque ad os und zieht dann 1 cm zurück. Hierauf wird nach fehlender Aspiration von Blut langsam injiziert. Liegt die Injektionsspritze nach Reinigung des Hautfeldes nicht in Reichweite, markiert man sich die Einstichstelle (z. B. mit Jod), injiziert aber nur unter neuerlichem Aufdrücken der Hand und Palpation der genannten ‚Knochenmarken'. (Abb. 49)

Die Nadelachse soll dabei keinen der Schwurfinger unterkreuzen und eher ein wenig gegen den Darmbeinkamm als gegen den großen Rollhügel gerichtet sein. Günstig ist Seitenlage des Patienten mit leicht überkreuzten Beinen, doch kann bei einiger Übung mit Palpieren auch in Rückenlage des Patienten injiziert werden.

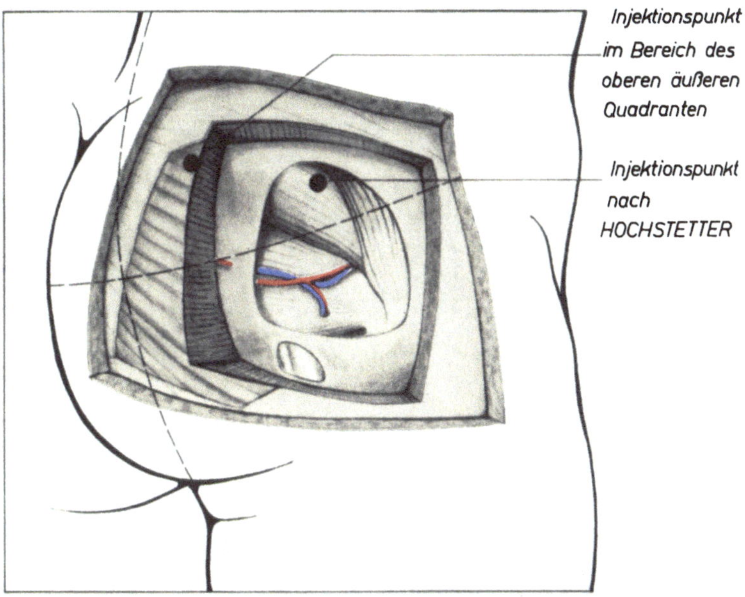

Abb. 47. Schematische Darstellung der intraglutäalen Punktionsstelle, wobei deutlich wird, daß in den empfohlenen Arealen keine Nerven- und Gefäßverletzungen zustandekommen können.

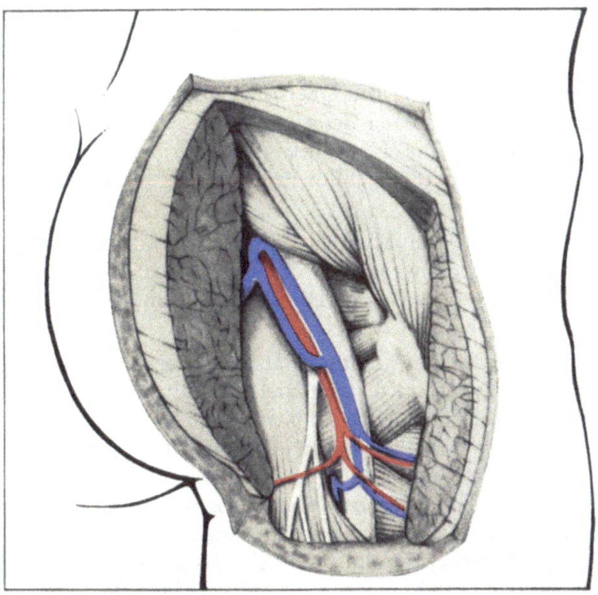

Abb. 48. Lage der tiefen Gefäße und Nerven der Glutäalgegend. Eine unterhalb des oberen äußeren Quadranten durchgeführte Injektion kann daher Komplikationen hervorrufen.

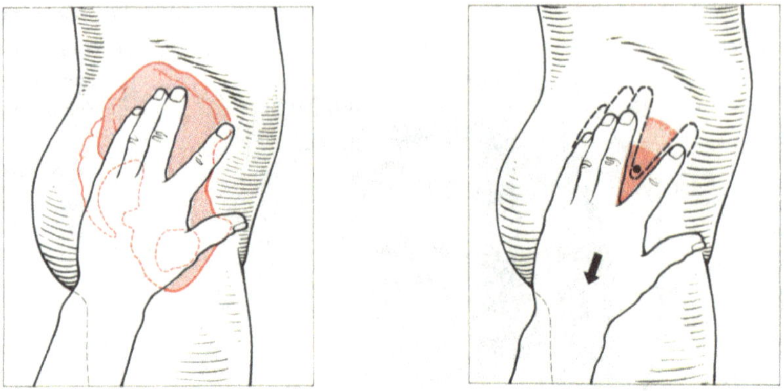

Abb. 49. Schematische Darstellung der HOCHSTETTERschen Technik zur intraglutäalen Injektion.

Wichtig ist die exakte Feststellung der Spina ilica ventralis, die mit der etwa 7 cm von ihr gelegenen lateralsten Prominenz des Darmbeinkammes, der Eminentia christae ilicae (Tuberculum glutaeum anterius WALDEYER) verwechselt werden kann. Die Spina weist als scharf begrenzter Höcker ventralwärts. Der dorsale Schwurfinger erreicht bei entsprechender Handlänge die Prominenz, die man übungsweise zur sicheren Orientierung tasten soll. Im Dreieck zwischen Eminentia Christae ilicae, Spina ilica ventralis und Trochanter major liegt das günstige Muskelfeld zur intramuskulären Injektion."

2. Topographische Anatomie des Oberschenkels

(Regio femoris ventralis)

Die Haut der ventralen Seite des Oberschenkels ist zwar dick, aber nicht besonders dicht behaart. An der inneren Seite und in der Nähe der Leistenbeuge finden sich zahlreiche Talgdrüsen. Die Haut besitzt auf Grund der Vielzahl subkutaner Lymphgefäße in diesem Bereich erheblich mehr Absorptionskraft als an der dorsalen Seite.

Am Oberschenkel sind drei Muskelgruppen vorhanden. Die Extensorengruppe, die Adduktoren- und Flexorengruppe. Obwohl dadurch die Möglichkeit einer Ausbildung von drei Septen gegeben wäre, kommt es nur an einer Stelle zur Ausbildung eines stärkeren bindegewebigen Septums.

Dieses befindet sich an der fibularen, also an der äußeren Seite und entsteht dadurch, daß sich die Fascia lata an der lateralen Seite der Extensoren in die Tiefe senkt und am Femur befestigt. Dieses Blatt trennt, oft als Septum intermusculare laterale bezeichnet, die ventral liegenden Extensoren von der dorsalen Flexorengruppe. An der medialen Seite des Oberschenkels kann man von einem Septum aber kaum sprechen. Hier liegen die verschiedenen Muskelgruppen, zwischen denen bestimmte Spatien bestehen. Dagegen finden wir ventral zwischen den Adduktoren und Extensoren das Septum intermusculare mediale ausgebildet, das die großen Gefäße aufnimmt. So haben wir am Oberschenkel zwei verschiedene Spatien, den Raum der großen Gefäße an der Innenseite des Oberschenkels und die der Muskulatur an der Außenseite.

Wie Abb. 50 zeigt, erkennt man deutlich, daß der Oberschenkel vom N. cutaneus femoris lateralis und von den Rr. cutanei anteriores N. femoralis versorgt werden. Wir erkennen aus diesem Bild jedoch schon die günstigste Injektionsstelle, die sich prinzipiell lateral bzw. fibular, also immer mehr zur Fascia lata hin richten muß.

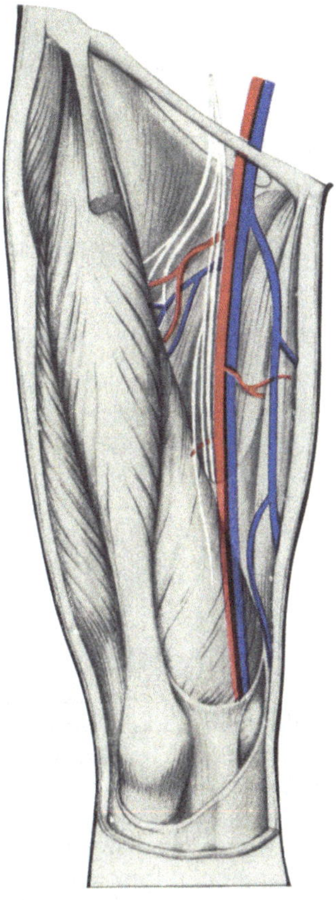

Abb. 50. Gefäß-Nervenbündel im Bereich des Oberschenkels. Anhand dieser Abbildung erkennt man, daß die Gefäße medialwärts liegen und der günstigste Injektionsort für eine intramuskuläre Injektion im Bereich des Oberschenkels fibular liegt.

Der Gefäßnervenstamm liegt medial bzw. tibial und ist von den großen Muskelgruppen geschützt. Oberflächlich finden wir selbstverständlich kleine Arterien und Venen, die sich zur A. femoralis bzw. V. saphena hin orientieren. Aus diesem Grunde ist es besonders wichtig, schon in diesem Rahmen darauf hinzuweisen, daß intramuskuläre Injektionen nur in einem bestimmten Bereich des Oberschenkels zu verabfolgen sind. Der seitliche und der mittlere Bauch des M. quadriceps femoris eignet sich vorzüglich zur intramuskulären Injektion.

Man muß sich immer vor Augen halten, daß in der Nähe der Inguinalgegend auch rückläufige Gefäße nach lateral verlaufen (V. circumflexa ilium sup.), also daß wenigstens eine Handbreit unterhalb des kaudalen Ansatzes des Leistenbandes die obere Grenze für die Injektion ist. Da sich der Oberschenkel nach distal verjüngt, die Muskulatur entsprechend ihren Ansätzen und entsprechend der Knochenstruktur des Femur konturreich und aponeurotisch wird, gilt das gleiche für die untere Grenze, die mit einer Handbreite über dem Knie angegeben wird. Aus der Abb. 51 ist das Applikationsfeld für eine intramuskuläre Injektion zu ersehen.

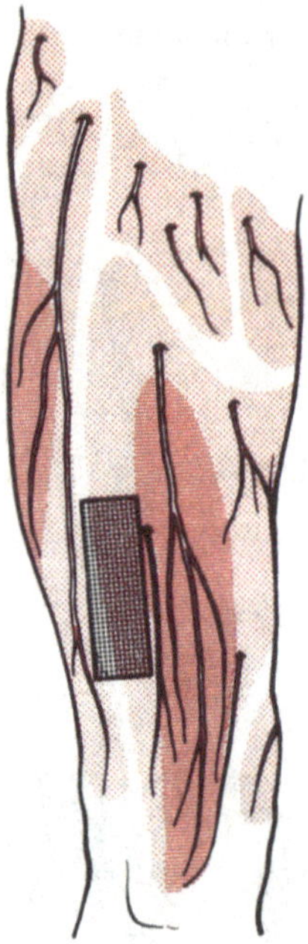

Abb. 51. Applikationsfeld der intramuskulären Injektion im Bereich des Oberschenkels.

3. Topographische Anatomie des Oberarmes

Die Haut des Oberarmes ist an der inneren, vorderen Seite, also ulnarwärts, wesentlich zarter als an der äußeren, radialwärts gelegenen Region, wo sie sich der Schulter und Rückenhaut nähert. Sie enthält dort starke Talgdrüsen und Haarbälge, wodurch das Phänomen der „Cutis anserina" deutlicher hervortritt als an der ulnaren Seite. Die Haut ist überall faltbar und leichter um die Peripherie herum als nach oben oder unten zu verschieben. Ihre Verschieblichkeit gestattet, selbst die Lefzen einer Wunde mit Substanzverlust in Kontakt zu bringen und primär zu vereinigen. Das hat sowohl für die intramuskuläre Injektion im Bereich des Oberarmes, aber besonders für die subkutane Technik eine besondere Bedeutung. Bei der subkutanen Technik, auf die wir noch im einzelnen zu sprechen kommen, benötigen wir verschiebliche Haut, die wir anheben können, um die Injektionslösung zu injizieren.

Das ist im Bereich des Oberarmes, im Bereich des M. biceps, insbesondere auf seiner Mittellinie der Fall. Für die intramuskuläre Injektion spielt die Verschieblichkeit der Haut eine große Rolle, denn hier wird eine unten näher zu erläuternde Technik empfohlen, die von dieser abhängig ist. Das subkutane Bindegewebe erscheint als doppelte Lage, die Oberfläche von beiden ist bei Kindern und Frauen reich an Fettzellen und rundet die Form des Armes. Bei muskelstarken Individuen ist die Muskulatur konturreich und Ursprung und Ansatz lassen sich wesentlich leichter studieren. Die tiefere Lage des subkutanen Bindegewebes ist fettarm und läßt sich als Fascia superficialis bei mageren Individuen darstellen. Das subkutane Bindegewebe enthält die oberflächlichen Hautnerven und Venen. „Letztere sind für den Wundarzt wichtiger als erstere. Es findet sich hier:

1. Die V. cephalica, welche im Sulcus bicipitalis externus nach aufwärts steigt, um in die Furche zwischen Pectoralis major und Deltoides einzudringen, wo sie viel tiefer als am Oberarm liegt, und deshalb zum Aderlaß nach LISFRANC nur mittels eines vorläufigen Hautschnittes benutzt werden könnte. Sie führt ihren Namen Cephalica — Kopfvene, von dem Vorurteil der alten Medizin, welche aus ihr nur bei Kopfleiden und Zahnschmerz zur Ader zu lassen pflegte.

2. Die V. basilica verläuft im Sulcus bicipitalis internus und entleert sich schon am Oberarm, nachdem sie die Fascia durchbohrte, in die V. brachialis. Die Alten nannten die rechte Basilica auch Hepatica und die linke Splenica, weil sie nur bei Krankheiten dieser Eingeweide diese zu eröffnen pflegten. Entzündungen dieser subkutanen Venen läßt ihren Verlauf als harte, schmerzhafte, rötliche Stränge, mit knotigen Anschwellungen an der Stelle der Klappen durch die Haut hindurchschimmern. Die oberflächlichen Saugadern begleiten in großer Anzahl diese Venen, besonders die Basilica, und durchsetzen zwei bis drei Lymphknoten, die in wandelbaren Entfernungen im Sulcus bicipitalis internus vorkommen" (HYRTL).

In ähnlicher Weise, wie wir schon die anatomische Situation zur intramuskulären Injektion im Oberschenkelbereich schilderten, liegt der Gefäß-Nervenstrang geschützt und von der großen Oberarmmuskulatur bedeckt im Sulcus bicipitalis medialis (ulnaris). Dieser Sulcus stellt die Rinne dar, die medial von der Fascia brachii bedeckt wird. Auf der lateralen Seite finden wir ebenfalls einen entsprechenden Sulcus bicipitalis lateralis. Beide sind gewissermaßen die Begrenzungen für die Vorwölbung des M. biceps und führen distal in die Ellenbeuge und bilden dort als Sulci cubitales mediales und laterales die oberen Schenkel der Y-förmigen Grube der Ellenbeuge.

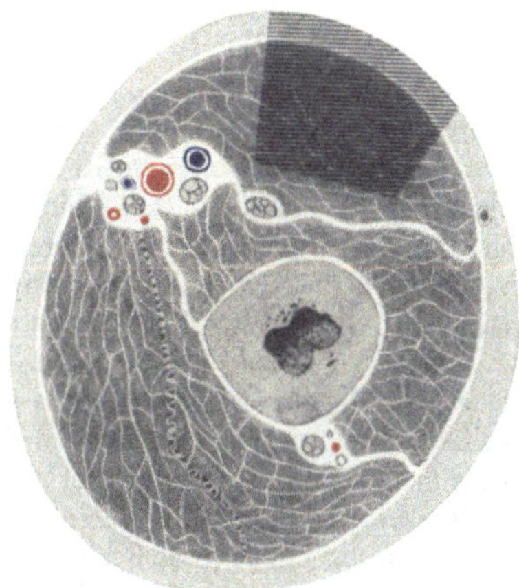

Abb. 52. Querschnitt des Oberarms aus dem — gestricheltes Feld — der Applikationsort für eine intramuskuläre Oberarminjektion ersichtlich ist. Man erkennt deutlich den medial liegenden Gefäß-Nervenstamm, so daß die Injektion im medio-lateralen Anteil des M. biceps durchgeführt wird.

Aus der Abb. 52 läßt sich deutlich der Querschnitt des Oberarmes erkennen, wobei die schraffierte Region dem Applikationsort für eine intramuskuläre Injektion entspricht. Man erkennt deutlich den großen Gefäß-Nervenstamm, der medial liegt und vom M. biceps und insbesondere der Fascia brachialis geschützt wird.

C. Die intramuskuläre Injektionstechnik

1. Glutäalinjektion bei Männern

Nachdem wir die anatomischen Situationen der richtigen Applikationsorte gezeigt haben, soll nun im einzelnen die Injektion beschrieben werden.

Bei der Glutealinjektion muß man von vornherein unterscheiden, ob man im Liegen oder im Stehen spritzt. Der erstere Fall wird zumeist in Krankenhäusern und Kliniken erfolgen, während die Injektion am stehenden Patienten in der ambulanten Praxis durchgeführt wird. Ob man sich für den Applikationsort die bekannte Stelle des oberen äußeren Quadranten einer Gesäßhälfte aussucht oder ob man nach dem Verfahren von HOCHSTETTER, das wir schon geschildert haben, vorgeht, ist gleichgültig; entscheidend ist die möglichst schmerzlose und komplikationslose Injektion. HEYN macht mit Recht darauf aufmerksam, daß man schon bei der Auswahl einer genügend langen Kanüle unbedingt darauf zu achten hat, daß das Ansatzstück nicht verrostet ist, „denn tief in der Glutealmuskulatur abgebrochene Kanülen sind operativ schwer auffindbar“! Darüber hinaus ist bei der Kanülenauswahl (nach Möglichkeit Stärke 1) auch darauf zu achten, daß die angeschliffene Kanülenspitze nicht mit leichten Widerhaken versehen ist. Solche oft noch im Gebrauch befindlichen Kanülen — dieser kleine scharfe Widerhaken wird beim Säubern einfach nicht bemerkt — können aber erhebliche Schmerzsensationen im Bereich der Injektionsstelle hervorrufen.

Nach der Kontrolle des zu injizierenden Medikaments wird beim liegenden Patienten nach Säuberung des vorgesehenen Injektionsfeldes mit einem Alkoholtupfer (bei Penicillininjektionen sollte nur Äther zur Säuberung benutzt werden) die Injektionsspritze in die rechte Hand genommen. Die linke Hand umfaßt nun im Bereich der Injektionsstelle im oberen äußeren Quadranten der Gefäßmuskulatur (entweder etwa 2 bis 3 Querfinger unterhalb der leicht zu tastenden Christa ilica) oder nach HOCHSTETTER im Bereich der maximal gespreizten Schwurhand zwischen Mittel- und Zeigefinger, mit Daumen und Zeigefinger, gewissermaßen kneifend die vorgesehene Applikationsstelle. Dieses 4—5 cm breite Ergreifen des Injektionsfeldes hat mehrere Bedeutungen. Einmal wird dadurch die Punktionsstelle angehoben und infolge der Topographie folgt die Muskulatur dem Hautgriff und entfernt sich von den in der Tiefe gelegenen Gefäßen und Nerven, zum anderen wird durch dieses zarte Kneifen schon ein leichter Schmerz ausgelöst. Die nun mit der rechten Hand geführte Injektionsspritze wird ruckartig und senkrecht durch Haut und oberflächliche Faszie in den M. glutaeus maximus gestoßen, wobei der anfangs ausgelöste Kneifschmerz häufig diesen Punktionsschmerz überdeckt. Auch bei der HOCHSTETTERschen Injektionsmethode wird genau so vorgegangen, hier wird die intramuskuläre Injektion im ventralen Abschnitt der kleinen Glutaei durchgeführt. NIGST berichtete erst kürzlich über erhebliche Erfolge mit dieser Methode. Er schlägt jedoch vor, diese Technik am seitlich liegenden Patienten vorzunehmen, und muß infolge der Abmessung mit der linken Hand zumindest am Anfang der Injektion auf diese Hand zur sonstigen Hilfestellung verzichten.

Auch bei einer perfekten Beherrschung der HOCHSTETTERschen Technik wird sie in jedem Fall länger dauern, da man erst die linke Hand auf den Trochanter major legen muß, sie wie zur Schwurhand maximal spreizen muß, um nun entweder gleich zwischen Mittel- und Zeigefinger zu injizieren bzw. nach Kennzeichnung der Applikationsstelle in ähnlicher Weise vorzugehen wie wir.

> Wir legen sehr großen Wert auf das kneifende Fassen des Applikationsortes unter der Injektion, das wir sogar häufig wiederholen, um den Patienten völlig über den Zeitpunkt der Injektion im Unklaren zu lassen. Sehr häufig gelingt es durch diesen kleinen psychologischen Trick, die Injektion schmerzlos durchzuführen

Bei Männern ist darauf zu achten, daß relativ starke und nicht zu alte Kanülen benutzt werden. Es ist eine irrige Auffassung zu glauben, daß die Kanülenstärke den Schmerz wesentlich erhöht. Es können jedoch Nadelbrüche und andere Komplikationen auftreten, die häufig nur mit chirurgischen Eingriffen zu beseitigen sind.

Gelegentlich, und das ist wahrscheinlich die häufigste und harmloseste Komplikation, kommt es bei sehr starker Kutis und Gebrauch älterer Injektionsnadeln, insbesondere wenn man etwas zaghaft injiziert, zum Umbiegen der Kanüle. Ein harmloser Fehleingriff, der jedoch für den Patienten sehr schmerzhaft sein kann.

Aus diesem Grunde hat die moderne pharmazeutische Industrie fertige Kunststoffspritzen mit festsitzenden V2A-Stahlkanülen *(Citole, Manole, Sterajekt* u. a.) entwickelt, die nach einmaligem Gebrauch weggeworfen werden. Diese Injektionsmethodik hat sich besonders in der Praxis bei der Verabreichung von Antibiotika bewährt, ein Verfahren, das, da es nicht wesentlich teurer ist, jedem empfohlen werden kann.

Nach der Injektion, die je nach Präparat schnell, bei öligen Lösungen langsamer zu erfolgen hat, wird die Injektionsspritze mit Kanüle ebenfalls wieder mit einem plötzlichen Ruck entfernt und die Injektionsstelle sofort mit einem Alkohol- oder ähnlichem Tupfer abgedeckt. Um Nachschmerzen zu vermeiden und die Resorption zu beschleunigen, empfiehlt es sich, mittels drückender und rotierender Bewegung der linken Hand zu versuchen, das Injektionsdepot gewissermaßen zu verteilen. Die Versorgung mit einem Pflaster kann bei den meisten Männern entfallen.

Vielfach wird die Frage der **Aspiration bei der intramuskulären Injektion** erörtert. Fast alle Autoren empfehlen eine Aspiration, wie sie ja letztlich bei jeder Injektion durchgeführt werden sollte. Auf Grund unserer Erfahrung, insbesondere der Beobachtung intramuskulär injizierender Schwestern und Pfleger in ambulanter und klinischer Behandlung, muß aber festgestellt werden, daß nur in einem geringen Prozentsatz diese Aspiration durchgeführt wird. Auf Grund der topographisch-anatomischen Situation, auch durch die von uns hier erwähnte Technik, die Applikationsstelle kneifend darzustellen, was ja zweifellos eine Vasokonstriktion zur Folge hat, kommt es in den seltensten Fällen zur Aspiration. Wir selbst haben es unter der Injektion nach negativer Aspiration mehrmals erlebt, daß ein leichtes Nachbluten jedoch zeigte, daß eine oberflächliche Arterie oder Vene an- oder durchstochen wurde.

Beim liegenden Patienten, also bei mittel- bis schwerkranken Personen, sollte man immer einen Aspirationsversuch machen. Da der Patient bettlägerig ist und ein eventuell entstehendes Haematom außerordentlich lästig, ja sogar komplizierend sein kann, wenn es sich beispielsweise um Tumorpatienten o. ä. handelt, sollte man trotz der umstrittenen Blutaspiration unter der intramuskulären Injektion nicht darauf verzichten. Zur Vorbeugung eines Dekubitus ist hier nach Möglichkeit jede Komplikation zu vermeiden. Als Injektionstechnik schlechthin eignet sich hier vorzüglich das HOCHSTETTERsche Verfahren.

Interessant sind die Untersuchungen, die HOCHSTETTER über die Ausbildung und Resorption des intraglutäalen Injektionsdepots mit Hilfe von Kontrastmitteln durchgeführt hat.

„In allen Fällen zeigte dieses Depot wenige Minuten nach der Injektion eine dem Muskelgebiet entsprechend platte Kegelform, die bald undeutlich wurde. Die Ausbreitung geschieht in Richtung der Muskelfasern etwa doppelt bis dreifach so stark als in den beiden darauf senkrechten Richtungen. Deutlich sichtbare Verdichtungsstreifen entsprechen wohl den gröberen interfaszikulären Bindegewebslagen der Muskulatur."

Man erkennt auch aus diesen Ausführungen, daß entsprechend der Faszienräume das Injektionsdepot relativ langsam in die Tiefe resorbiert wird, daß es sich jedoch im Bereich der Bindegewebslogen um so schneller ausbreitet. Das Anpunktieren größerer Gefäßstämme ist trotz ungeschickter Technik kaum möglich, ebenso wie die Arzneimittelwirkung sich mehr ausbreitet als senkt. Doch erst das Vorhandensein größerer Gefäße, die kaum mit der Injektionsnadel zu erreichen sind, würden zu einer regelmäßigen Aspiration zwingen. Dennoch sollte man, trotz dieser Erkenntnis, immer bei öligen Lösungen aspirieren.

Dagegen wird eine Aspiration in der ambulanten Praxis am stehenden Patienten häufig in Frage gestellt. Das ist bis zu einem gewissen Grade verständlich. Die psychologische, auf den Patienten zugeschnittene Injektionstechnik würde bei diesen leicht Kranken völlig aus dem Konzept kommen, da vor der Injektion — man gegenwärtige sich, die linke Hand hat das Injektionsfeld gehalten — ein Handwechsel erforderlich ist, um die Kanüle zu halten und dann zu aspirieren.

ECKART betont mit Recht, daß man in jedem Fall aspirieren sollte. Auch bei schulmäßigem Vorgehen kann die Spitze der Injektionsnadel in eine kleine Vene eindringen und z. B. ein öliges Präparat injiziert werden. Die Nachblutung bei negativer Aspiration, die wir häufig beobachten, ist jedoch kein Beweis der Unsicherheit der Aspirationsprobe. Sie erfolgt nämlich meist aus einer oberflächlichen Vene, die durchstochen wurde und nicht aus einer tiefen angestochenen Vene. Beim stehenden Patienten sollte man daher doch immer einen Aspirationsversuch unternehmen. ECKART sah einen Patienten, bei dem stehend öliges Penicillin intraglutäal injiziert wurde, schon während der Injektion zu Fall kommen, wobei er sich durch die liegende Kanüle noch umfangreichere Verletzungen hätte zuziehen können. In diesem Fall wurde vorher nicht aspiriert.

Epikritisch ist festgestellt worden, daß hier wahrscheinlich die ölige Lösung direkt in eine Vene bzw. sogar Arterie injiziert worden war.

2. Intramuskuläre Injektion in den Oberschenkel bei Männern

Schon STÖR hat sich eingehend mit den verschiedenen intramuskulären Injektionen beschäftigt. Er kommt zu dem Schluß, daß für die intramuskuläre Injektion die Oberschenkelmuskulatur zu bevorzugen sei. Man sollte diejenigen Stellen des Körpers für eine Injektion vermeiden, auf denen der Kranke liegt oder sitzt. Nicht selten klagen Kranke, die eine oder mehrere intraglutäale Injektionen hinter sich haben, über recht heftige Schmerzen beim Liegen oder Sitzen.

STÖR berichtet über intraglutäale Injektionen von Quecksilber, Wismuth, ja sogar von Kalziumpräparaten, die sich verständlicherweise außerordentlich ungünstig auswirken.

Alter ist der Meinung, daß für die intramuskuläre Injektion der obere äußere Glutaealquadrant nicht die geeignete Stelle ist. Er empfiehlt in jedem Fall die Injektion in die *vordere* und *äußere Oberschenkelmuskulatur,* in der Grenze zwischen oberem und äußerem Drittel vorzunehmen. Nach Alter trifft man in der Glutäalregion häufig auf atypisch gelegene Venen und Nerven. Die an der Injektionsstelle auftretenden Reizerscheinungen belästigen seines Erachtens die bettlägerigen Kranken sehr. Am Oberschenkel hingegen läßt sich stets Wärme applizieren, die etwaige Schmerzen lindert und die Resorption beschleunigt. Intramuskuläre Injektionen in den M. biceps bedrohen nach Alter die Funktion der Hand (!), intramuskuläre Injektionen in den M. pectoralis beeinträchtigen die Atmung. Wie verschieden die Meinungen von Autoritäten interpretiert werden, ersieht man aus dem Artikel „Zur Technik der Injektion" von Demmer.

„Ein weitaus trauriges Ereignis ergab sich nach einer Morphininjektion in den Oberschenkel. Hochenegg fand am Tage nach einer Blinddarmoperation eine leichte Suffusion über der Fascia lata mit bläulicher Verfärbung. Am nächsten Tag war die *Prinzessin* tot. Embolie durch Thrombose an der Injektionsstelle. Seither läßt er nie mehr eine Injektion ins Bein geben. Die Stichverletzung venöser Kapillaren und die Ruhigstellung des thrombotischen Bereiches ist für den geschädigten Kreislauf eben sehr gefährlich. So kommen wir zur Frage der Lokalisation frei gewählter Injektionsstellen: auf keinen Fall ins Bein."

Obwohl der Autor gelegentlich ebenfalls gern im Bereich des Oberschenkels eine intramuskuläre Injektion durchführt, kann er Störs prinzipiellen Standpunkt, eine intraglutäale Injektion überhaupt zu vermeiden, nicht teilen. Wie die Röntgenkontrastuntersuchungen von Hochstetter und anderen gezeigt haben, ist die Resorption, und das ist ja das Entscheidende für uns, bei der Glutäalinjektion außerordentlich günstig und die bekannten Komplikationen sind gemessen an der Vielzahl der Injektionen relativ gering.

Das gilt in gleicher Weise für die lege artis durchgeführte Injektion im Oberschenkelbereich, insbesondere dann, wenn sich stationär behandelte Patienten nicht umwenden lassen. Es hat sich jedoch herausgestellt, daß die Vielzahl der Patienten eine intramuskuläre Einspritzung in die Glutäalgegend vorzieht.

Bei Schilderung der topographisch-anatomischen Situation (S. 106) haben wir festgestellt, daß es ein bestimmtes Areal auf der Vorderseite des Oberschenkels gibt, das sich ausgezeichnet zur intramuskulären Injektion eignet:

Eine Handbreit unterhalb des kaudalen Ansatzes des Leistenbandes sowie eine Handbreit über dem Knie ist im medio-lateralen Bereich des M. quadriceps femoris der ideale Ort für eine intramuskuläre Injektion.

Wenn Harnisch in seiner Injektiontechnik rät, gewisse Vorsicht lateral am Oberschenkel zu üben, da hier die Gefahr einer Teilnekrose der Fascia lata besteht, müssen wir dem entgegenhalten, daß eine mediale Injektion absolut kontraindiziert ist und daß solche Teilnekrosen unter der Fascia lata nur zur Beobachtung kamen, wenn soweit lateral injiziert wurde, daß von einer **intra**-muskulären Injektion keine Rede mehr sein kann.

Man geht also bei der Technik ähnlich wie bei der Glutäalinjektion vor, indem man den mittleren Bauch des M. quadriceps femoris etwas mehr zur lateralen Seite hin kneifend zusammendrückt und nach Säuberung des Injektionsfeldes, auch hier wieder mit einem kurzen Ruck die Haut durchsticht und nach Aspiration die Injektion durchführt. Auch hier bewährt sich wieder das mehrfache Kneifen in die Muskulatur, um den Patienten von der Injektion selbst abzulenken. Eine Versorgung durch ein Pflaster ist bei Männern auch hier sehr selten erforderlich.

3. Intramuskuläre Injektion im Oberarmbereich bei Männern

Obwohl diese Injektionsart ebenso wie die intramuskuläre Injektion in den Oberschenkel oftmals aus äußerlichen Gründen (intramuskuläre Injektion bei ambulanter, insbesondere bei zahnärztlicher Behandlung) günstiger erscheint, sollte man die intramuskuläre Injektion in den Oberarmbereich nur in speziellen Fällen durchführen. So kommt es beispielsweise vor, daß Patienten mit einer ausgedehnten Psoriasis im Bereich des Gesäßes und der Oberschenkel intramuskuläre Einspritzungen erhalten müssen, die dann aus verständlichen Gründen im Oberarm appliziert werden. Hier kommt es aber infolge der abnormen Anastomosierung der Venen und der manchmal relativ oberflächlich liegenden Arterien und Nerven viel häufiger zu Komplikationen. So berichtet schon Heyn, daß ihm zwei Fälle bekannt geworden sind, bei denen nach intramuskulärer Injektion in den Oberarm (in einem Fall durch eine Schwester) eine Radialislähmung entstand. Auch Stör berichtet schon über solche Fälle, über die wir im Kapitel „Komplikationen der intramuskulären Injektion und ihre Behandlung" (S. 117) im einzelnen eingehen werden.

Die Injektionstechnik am Oberarm — wir haben oben die topographisch-anatomische Situation dargelegt — sollte immer im Bereich des M. biceps, und zwar im medio-lateralen Anteil durchgeführt werden.

Auf Grund der verschieden stark ausgebildeten Muskulatur in diesem Bereich empfiehlt es sich, eine nicht zu lange Kanüle zu benutzen und das Injektionsdepot nicht genau senkrecht zu applizieren. Nach Säuberung des in Abb. 53 dargestellten Applikationsfeldes wird wiederum mit der linken Hand der medio-laterale Teil des M. biceps kneifend gefaßt. Hier läßt sich infolge des Aufbaus die Haut einschließlich der Muskulatur am günstigsten bewegen. Die Kanüle sollte nun noch, während der linke Daumen und Zeigefinger das Applikationsfeld zusammendrückt, von schräg unten nach oben in einem Winkel von etwa 45 Grad geführt werden. Hier ist die Haut auch bei Männern nicht so derb, so daß in keinem Falle ein so heftiges und ruckartiges Anstechen der Muskulatur erfolgen muß wie bei der Glutäal- oder Oberschenkelinjektion.

Auf Grund der Berichte über die Zwischenfälle nach intramuskulärer Oberarmeinspritzung wird man auf die Kanülenführung besonderen Wert legen und sich weit entfernt von dem medial und lateral gelegenen Gefäß-Nervenstamm halten.

Die Kanüle gleitet also von der Punktion am unteren Teil des Applikationsfeldes in leicht lateraler Richtung direkt in den Bauch des M. biceps hinein, wo — nach negativer Aspiration — die Injektion durchgeführt wird.

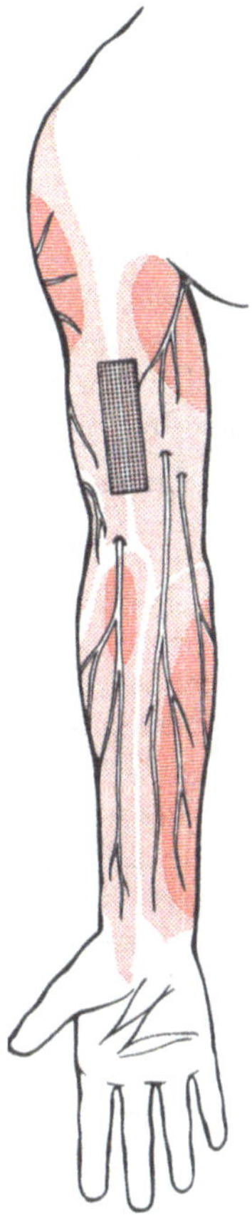

Abb. 53. Applikationsfeld für die intramuskuläre Injektion im Bereich des Oberarms. Hier wird der medio-laterale Anteil des M. biceps bevorzugt.

4. Intramuskuläre Injektion im Pektoralisbereich bei Männern

Diese Injektionstechnik ist weitgehend verlassen worden. Im einzelnen kommen wir jedoch noch bei der Schilderung der subkutanen Einspritzung in den Brustbereich darauf zurück. Wenn auch Demmer für diese pektorale Injektionstechnik eine Einspritzung infraklavikulär in die Mohrenheimsche Grube empfiehlt, so können wir sie auf Grund der unangenehmen Punktion und der von Alter geschilderten Funktionseinschränkung der Atmung nicht empfehlen.

5. Die intramuskuläre Injektion bei Frauen, Kindern und Säuglingen

Grundsätzlich besteht kein Unterschied in der Technik der intramuskulären Injektion bei diesem Personenkreis gegenüber der der Männer. Es gibt jedoch einzelne Varianten, die hier kurz besprochen werden sollen.

Bei Frauen ist es durch Anatomie und Geschlecht bedingt, daß im Gegensatz zu den Männern die Haut und Faszie der Glutaealgegend nicht so derb ist. Hier ist die ruckartige intramuskuläre Injektion gewissermaßen mit sanfter Gewalt vorzunehmen. Da auf Grund der statistischen Auswertung Frauen insgesamt häufiger erkranken als Männer, wird die intramuskuläre Injektion beim weiblichen Geschlecht öfter angewandt (Hormonpräparate). Es müßte sich daher von selbst verstehen, daß man hier gerade auch die psychologische Seite der Injektion betrachtet. Es empfiehlt sich daher, diese i. m. Injektionen bei Frauen, deren Entkleiden oftmals auch schwieriger als beim Mann ist, im Liegen durchzuführen, um ihnen infolge des schon beschriebenen Ablenkungsmanövers den Schmerz nach Möglichkeit fern zu halten. Bei ambulanten Patientinnen, deren Figur bzw. Korpulenz vermuten läßt, daß sie ein umfangreiches Korsett tragen, sollte der erfahrene Arzt die Patientin fragen, ob ihr nicht eine Injektion in den Oberschenkel lieber wäre.

Interessant ist dazu eine Umfrage, die wir bei unseren Patientinnen durchgeführt haben: Über 80 % der Patientinnen wollten trotz der Ungelegenheit, die ein gewisses Entkleiden mit sich bringt, lieber eine intraglutäale Injektion in Kauf nehmen als eine intramuskuläre Injektion im Bereich des Oberschenkels oder Oberarms. Das liegt zweifellos an kosmetischen Gründen, auf die der Arzt auch im Rahmen einer intramuskulären Injektion eingehen sollte. So ist die Nachsorge, also das gründliche Verreiben der Injektionslösung sowie ein die Punktionsstelle bedeckendes Pflaster empfehlenswert.

Bei Kindern läßt sich nicht immer die HOCHSTETTERsche Technik anwenden. Man sollte daher prinzipiell von den kleineren Verhältnissen ausgehen und exakt in den oberen äußeren Quadranten etwa 2 cm unterhalb der Christa ilica die Glutaealinjektion durchführen. Die Injektion im Bereich des Oberschenkels und des Oberarms verängstigt die Kinder noch mehr, so daß hier die Glutäalinjektion die Methode der Wahl der intramuskulären Einspritzung ist.

Bei Säuglingen kommen intramuskuläre Injektionen nicht sehr häufig vor. Infolge der Fortschritte der modernen Medizin steht hier im Vordergrund die orale Applikation von Medikamenten und bei schwerkranken Säuglingen die Dauertropfinfusion mit Hilfe eines (schon beschriebenen) eingeschobenen Polyvinylschlauches auf intravenösem Wege. Im postoperativen Stadium hat die Verordnung von intramuskulären Injektionen jedoch eine große Bedeutung. Dazu ist folgendes zu sagen: Die intramuskuläre Injektion dieses Personenkreises wird prinzipiell in der Glutäalgegend vorgenommen und die Einspritzung auf Grund der erheblich verschobenen topographisch-anatomischen Situation im Liegen durchgeführt.

Auf diese Weise kann man durch Hilfspersonen den Säugling besser fixieren lassen und die Applikationsstelle genauestens anzeichnen. Im Gegensatz zu der bei Männern beschriebenen Technik kommen hier selbstverständlich auch andere, kürzere Kanülen zur Anwendung. Die bei Erwachsenen und Kindern zu übenden psychologischen Ablenkungsmanöver nutzen hier nichts, denn der Säugling bzw. das Kleinkind sind noch frei von Mißtrauen, ja häufig überrascht von dieser Methodik.

Es kommt jedoch am meisten darauf an, möglichst schmerzfrei zu injizieren. So hat sich uns ein kleiner Trick bewährt, der darin besteht, daß eine Hilfsperson in die andere Gesäßhälfte kneift, während wir ruckartig im oberen äußeren Quadranten injizieren.

Es erübrigt sich zu sagen, daß bei mehrfachen intramuskulären Injektionen im Glutäalbereich der Applikationsort regelmäßig zu wechseln ist, so wird beispielsweise erst die rechte, beim zweiten Male in die linke und dann wieder in die rechte Gesäßhälfte injiziert.

Zum Schluß folgenden Hinweis:

Intramuskuläre Injektionen bei Patienten im Schock oder schlechtem Kreislaufzustand sind häufig sinnlos, ja gefährlich, besonders bei *sogenannten* Kreislaufmitteln und Alkaloiden. Nach Wiederherstellung normaler Zirkulationsverhältnisse werden diese Substanzen besonders dann zunehmend resorbiert, wenn mehrere Injektionen „wirkungslos" vorausgegangen sind. Es kann sogar nach Überwindung der Schock- bzw. schlechten Kreislaufsymptome zu einer Überdosierung, ja sogar zu einer Intoxikation kommen.

Kontraindikation der intramuskulären Injektionstechnik:

Patienten mit haemorrhagischen Diathesen (bes. Haemophile) und Antikoagulantienbehandelte.

D. Komplikationen der intramuskulären Injektion und ihre Behandlung

1. Das Abbrechen einer Injektionsnadel

Heyn machte darauf aufmerksam, daß es zur Vorbereitung jeder intramuskulären Injektion gehöre, sich noch einmal die Kanüle genauestens anzusehen. Er hat es mehrfach erlebt, daß infolge des Durchrostens der Kanüle im Konus-Nadelbereich eine Kanüle während der intramuskulären Injektion abbrach und manchmal nur durch schwierige chirurgische Eingriffe exstirpiert werden konnte. Bei einem schrägen oder rotierenden Einstechen kann es infolge Materialfehlers ebenfalls zum Abbrechen kommen, doch ist es in den meisten Fällen möglich, ohne chirurgische Freilegung die Kanüle zu entfernen. Um dieser Gefahr zu begegnen, sollte man auch keine Spritzen mit einem exzentrischen Konusanteil (konstruiert für die intravenöse Narkose) zu Glutäalinjektionen oder anderen intramuskulären Einspritzungen benutzen.

Ist eine Nadel abgebrochen und es gelingt nicht gleich, beispielsweise mit einer feinen anatomischen Klemme, das Nadelende zu fassen, sind vor jedem weiteren chirurgischen Eingriff erst Röntgenaufnahmen in zwei Ebenen erforderlich. Man ist erstaunt, in wie kurzer Zeit Nadeln von ihrem ursprünglichen Platz aus wandern können, so daß also der Eingriff nur sinnvoll ist, wenn kurz vorher ein Röntgenbild angefertigt wurde. Eine möglichst umgehende Exstirpation der Nadel ist dringend empfehlenswert.

2. Das Anstechen eines Gefäßes

Bei der intramuskulären Injektion kann es durchaus vorkommen, daß eine kleinere oberflächliche in der Subkutis gelegene Arterie oder Vene ange- oder durchstochen wird. Diese Komplikation ist sehr häufig und wird jedem trotz aller Aspirationsversuche schon unterlaufen sein. Das Anstechen eines Gefäßes wird zu einer echten Komplikation, wenn es sich um ein größeres Gefäß, also beispielsweise die A. oder V. glutaea posterior handelt. Hier würde auch jeder Aspirationsversuch positiv sein, doch muß betont werden, daß bei einer Beachtung der vorgeschriebenen Applikationsorte trotz der verschiedenen Varianten der Venenverzweigungen in der Tiefe ein solches Anstechen sehr selten ist. Das gilt ebenso für den Oberschenkelbereich. Am Oberarm ist das Anstechen von größeren Gefäßen, insbesondere von Nerven, schon öfter vorgekommen. Da hier — wie wir ausgeführt haben — grundsätzlich eine Aspiration durchgeführt werden sollte (!), bemerkt man die Gefäßverletzung und wird daher an dieser Extremität den Eingriff abbrechen, um an anderer Stelle intramuskulär zu injizieren. Ein mehrfaches Zurückziehen der Injektionskanüle nach dieser Komplikation ist nicht empfehlenswert, da schon Stör festgestellt hat, daß intramuskulär gelegene Arzneimitteldepots sich sehr schnell verteilen und auf diese Weise die bereits verletzte Arterie oder Vene reizen können. Auf die häufigste Komplikation schwerwiegenden Charakters, die Nervenlähmung nach intramuskulären Injektionen, kommen wir später zurück. Eine Behandlung des An- oder Durchstechens kleinerer subkutaner Gefäße ist nicht erforderlich. Nach Tupferdruck von etwa zwei Minuten wird die Punktionsstelle mit einem Pflaster versehen.

Eine äußerst seltene Komplikation nach intramuskulärer Injektion in der Glutäalgegend publizierten erst kürzlich Sperling und Gieseler. Es handelt sich um ein Aneurysma der A. glutaea caudalis, das etwa ein Jahr nach einer Reihe von intramuskulären Injektionen diagnostiziert wurde.

Die Patientin suchte ärztlichen Rat, nachdem sie etwa ein Jahr starke Schmerzen im linken Gesäß verspürte und über erhebliche Gehbehinderungen klagte. Es war eine Größenzunahme der linken Gesäßhälfte bemerkbar. Die genaue Anamnese deckte intramuskuläre Injektionen kurze Zeit vor Beginn dieses Beschwerdenkomplexes auf.

„Bei unauffälligem klinischem Allgemeinbefund fiel bei der äußeren Inspektion eine Vorwölbung über dem kranialen Bereich der linken Gesäßhälfte auf. Die Palpation dieses Tumors ergab eine weiche Konsistenz mit deutlich fühlbarem Schwirren und angedeuteter Fluktuation. Schon die Auskultation ließ den Verdacht auf ein arterielles Aneurysma eines Glutäalgefäßes aufkommen. Die Angiographie — durch Punktion der Aorta an ihrer Gabelung vorgenommen — brachte bei sonst unauffälligen Gefäßverhältnissen ein tennisballgroßes Aneurysma zur Darstellung, bei dem röntgenologisch nicht sicher zu entscheiden war, ob es von der A. ilica interna oder einem ihrer Nebenäste ausging. Die operative Freilegung des Aneurysma deckte ein solches der A. glutaea caudalis auf. Nach vorheriger Unterbindung der A. ilica interna vor Abgang der A. glutaea cranialis wurde das Aneurysma exstirpiert. Es zeigte sich, daß der N. ischiadicus breit ausgespannt über das Aneurysma verlief, so daß er nach sorgfältiger Präparation zur Seite gezogen werden mußte.

Eine postoperativ durchgeführte neurologische Untersuchung ergab keinerlei Ausfälle der glutäalen Nerven. Die Patientin wurde beschwerdefrei entlassen."

3. Das Haematom

In manchen Fällen kann das sonst so harmlose An- bzw. Durchstechen kleinerer in der Subkutis gelegener Gefäße doch zu Komplikationen führen.

So ist, wie wir in unserem allgemeinen Teil über die intramuskuläre Injektion ausführten, diese Injektionstechnik prinzipiell kontraindiziert bei verlängerter Blutungs- und Gerinnungszeit. Auch bei Personen mit gesteigerter Fibrinolyse, die also anamnestisch schon zu sogenannten „blauen Flecken" neigen, ist eine intramuskuläre Injektion mit einem Risiko verbunden.

Infolge des Anstechens eines Gefäßes kann sich durch die gestörte Blutgerinnung ein erhebliches Haematom entwickeln. Das trifft auch für Patienten zu, die unter Antikoagulantien-Dauertherapie stehen und denen von anderer Seite versehentlich, beispielsweise infolge eines Unfalls, eine intramuskuläre Injektion verabfolgt wird.

(Diese Patienten, einschließlich der Haemophilen, führen meistens Ausweise bei sich, die den Aufnahmearzt über die Erkrankung orientieren. Es ist daher den Patienten immer wieder zu empfehlen, diese Ausweise im Personalausweis zu deponieren, damit sie auch gefunden werden.)

Liegt eine echte Koagulopathie, beispielsweise eine Haemophilie, vor, kann es durch das Anstechen eines Gefäßes zu einem sehr schmerzhaften und sehr umfangreichen Haematom kommen, das therapeutisch außerordentlich schwierig zu beeinflussen ist. Diese Haematome bei Haemophilien können wahrhaft groteske Formen annehmen. (Abb. 54.)

Kommt es jedoch zu einem Haematom bei einer normalen Person, hier kann eine bisher nicht bemerkte gesteigerte Fibrinolyse schuld sein, ist diese Komplikation als harmlos zu betrachten. Neben vorübergehenden Schmerzen, unter denen es zur Abheilung kommt, können jedoch auch schmerzhafte Infiltrate auftreten, die in den Muskeln derbe Verhärtungen hinterlassen, die dann zu dauernder Unbequemlichkeit führen. Im allgemeinen heilt ein Haematom infolge intramuskulärer Injektion bei gesunden Personen unter feuchter Wärme relativ schnell. Das Auftragen von *Hepathrombin-*, *Thrombophob-* und *Hirudoid- u. ä.* Salben ist auch hier empfehlenswert.

Wird dagegen primär oder sekundär ein Haematom infiziert, resultiert ein Bild, das klinisch als

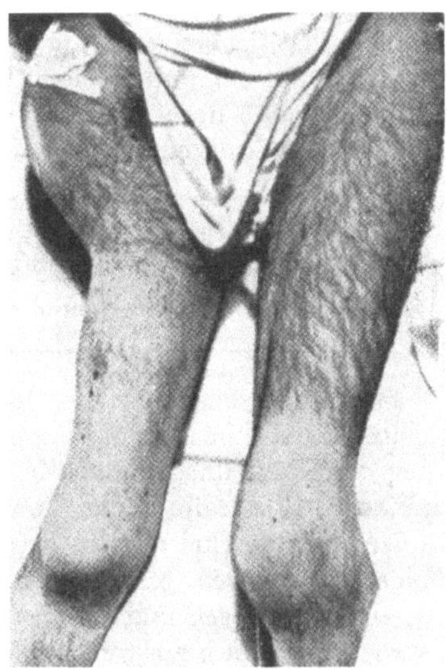

Abb. 54. Erhebliches Haematom nach intramuskulärer Injektion bei einem Haemophilie-Kranken.

bezeichnet wird. Hier kommt es häufig durch Infektion eines Haematoms, aber auch primär durch unsauberes Injektionsinstrumentarium zu einem typischen Abszeß. Dieser Abszeß ist infolge der anatomischen Situation mit ihren festen Bindegewebsräumen sehr schmerzhaft und kann bei konservativer Behandlung längere Zeit Beschwerden auslösen, insbesondere auch Folgezustände zeitigen. Dieser „Spritzenschaden" in Form der lokalen Vereiterung an der Injektionsstelle und den daraus entstehenden Komplikationen dürfte nach vielfältiger Erfahrung aber nur eine sehr seltene Komplikation darstellen.

Goldhahn errechnete aus der Zeit vor 1939 auf rund 100 000 Einspritzungen eine solche Störung. Die Schadendichte ist also gering. Nach Perret dürfte durch die Zunahme der Behandlung mittels intramuskulärer Injektionen bei fast gleichbleibender Schadensdichte solcher Komplikationen, diese jetzt noch geringer sein.

Bis auf wenige Ausnahmen ist die Ursache des Spritzenabszesses die primäre oder sekundäre Infektion der Einspritzungsstelle bzw. das infizierte Haematom.

Die Infektionserreger können erfahrungsgemäß auf sehr verschiedenen Wegen an diese Stelle gelangen. Der **endogenen Infektion,** der Einschwemmung von Infektionserregern, die sich im Körper selbst schon vor der Injektion befinden, an die Einspritzungsstelle, wird erfahrungsgemäß wenig Bedeutung zugemessen. Fritsche hat aber zu dieser Frage eindeutige Beweise liefern können (Pneumokokken im Injektionsabszeß bei Pneumonie u. a.) Goldhahn, Köstlin, Perret u. a. haben demgegenüber immer wieder darauf hingewiesen, daß solche Komplikationen nicht voraussehbar sind. Zum Ausschluß einer endogenen Infektion als Ursache eines Injektionsabszesses ist daher die bakteriologische Untersuchung des Abszeßeiters — also möglichst frühe Probepunktion — nicht zu bagatellisieren.

Die **exogene, also primäre Infektion** kann verschiedene Ursachen haben. Daß das eingespritzte Medikament ursächlich daran beteiligt ist, wie es noch Goldhahn beschrieben hat, ist jedoch heute infolge der Verwendung steriler Arzneimittel aus geschlossenen Glasampullen ziemlich unwahrscheinlich. Wie wir in dem Kapitel „Spritzensterilisation" noch zeigen werden, ist auch bei einem so harmlosen Eingriff, wie einer intramuskulären Injektion, aseptisches Vorgehen unbedingt erforderlich.

Häufig kommt ein Spritzenabszeß bei sehr kranken Personen (Diabetes und andere konsumierende Krankheiten) zustande, deren allgemeine Abwehrkraft erheblich gemindert ist.

Hier findet man auch — trotz intensiver Pflegemaßnahmen — häufig einen Dekubitus, so daß in diesen Fällen eine sterile Glutäalinjektion schon durch Behinderung der Säuberungsaktionen in Frage gestellt wird. Bei solchen Patienten ist daher u. E. eine Glutaealinjektion kontraindiziert. Doch auch intramuskuläre Injektionen in den Oberschenkel oder in den völlig atrophisch gewordenen Arm können schwere Folgen hinterlassen. Man muß sich immer darüber im klaren sein, daß bei Kranken mit einem schweren und chronischen Krankheitszustand die Haut der Glutäalgegend — wie Perret sich ausdrückt, „grundsätzlich verschmutzt ist". Trotz der Säuberungsmaßnahmen, die, wie wir heute wissen, infolge des Zeitfaktors, den alle Desinfektionsmittel bis zur Wirkung benötigen und deren Anwendung infolge der Zeitdauer bei allen Injektionssäuberungen nicht ausreicht, können in den tiefen Hautporen liegende Infektionserreger mit Sicherheit nicht immer erfaßt werden. Die von uns zur intramuskulären Injektion empfohlene dicke Kanüle durchsticht gewissermaßen nicht nur die Haut, sondern stanzt sie infolge des Kanülenlumens aus, so daß häufig auch ein Stück der mit Infektionserregern beladene Haut in die Tiefe verschleppt wird. Schon Köstlin hat darauf hingewiesen, und eine Bestätigung fand sich durch die Untersuchung von Regamey, der 40 % der zuvor unberührten Kanülen unmittelbar nach dem Zurückführen aus der zuvor lege artis gesäuberten Haut infiziert fand. Daß durch Versehen bzw. mangelnde Sterilität ein Spritzenabszeß zustande kommen kann, liegt auf der Hand. Doch ist man im allgemeinen erstaunt, wie gut diese muskulären Einspritzungen vertragen werden. Praedestiniert für diese Komplikation sind Kranke, denen längere Zeit Arzneimittel auf intramuskulärem Wege zugeführt werden, die also täglich, und das über eine Woche und noch länger, ein bis zwei intramuskuläre Injektionen erhalten. Auch Depotpenicilline und ölige Lösungen, deren Resorptionszeit verlängert ist, können infolge der neuerlichen Reize und einem evtl. Eindringen von Erregern die klassischen Symptome einer Entzündung auslösen. Die öligen Lösungen, vor allem Hormonpräparate (z. B. das *Cyren)* werden, wie wir schon oben betont haben, erheblich langsamer resorbiert, wodurch sich in der Tiefe Abszesse bzw. nach mehrfacher Injektion an der gleichen Stelle infolge der noch vorhandenen Abwehrlage abgekapselte Hohlräume, also Zysten (Ölzysten) bilden. Perret zitiert diesbezüglich ein Urteil des LG Würzburg Uv 7. 10. 1952/10362/51:

„Nach den ärztlichen Gutachten ist die Abszeßbildung auf die *Cyren*injektion durch die Schwester zurückzuführen ... es ist aber der Schwester unter Heranziehung der Akten und Krankenblätter eine fehlerhafte Behandlung beim Setzen der Spritzen nicht nachzuweisen. Insbesondere lag kein Fehler darin, daß sie drei Spritzen im Abstand von 4 bzw. 3 Tagen in die gleiche Gesäßseite gab.“

Betrachtet man dieses Urteil, so muß man dem Sachverständigen und den Richtern zweifellos zustimmen. Doch sollte gerade bei öligen Lösungen trotz mehrtägigen Abstandes der Applikationsort häufig gewechselt werden. Daher ist es Pflicht und Aufgabe eines jeden Stationsarztes sowie des praktisch tätigen Arztes, darauf zu achten, daß bei länger dauernder, täglicher intramuskulärer Applikation auch der Ort der Injektion gewechselt wird. So ist es beispielsweise nicht empfehlenswert, 20 Glutaealinjektionen hintereinander, trotz Seitenwechsel, durchzuführen. Man muß sich nur klar werden, daß trotz einer relativ schnellen Resorption im Muskelgewebe — (Röntgenkontrastuntersuchungen von Hochstetter) — das Injektionsdepot doch vorübergehend das Muskelgewebe schädigt und in diesem Bereich eine gewisse Schwächung der Abwehrkraft eintritt.

Die Erscheinungen des Spritzenabszesses unterscheiden sich nicht wesentlich von denen eines anderen Abszesses. Hier kann aber infolge der festen Faszienbeschaffenheit sowie der derben Haut im Bereich der Glutäalgegend der Abszeß längere Zeit kaschiert sein, so daß das erste Kardinalsymptom, der Schmerz, längere Zeit im Vordergrund steht, bevor überhaupt die Diagnose gestellt wird. Wenn erst der Arzt durch eine Schwellung und Rötung der Haut auf diese eitrige Entzündung aufmerksam wird, hat der Patient schon längere Zeit gelitten.

Leider kommt das allzu häufig vor, da das Pflegepersonal, das häufig die intramuskulären Injektionen durchführt, die Schmerzen des Patienten in der Glutäalgegend bzw. im Oberschenkelbereich verschweigt und auf ihre eigene Art therapeutisch eingreift (Salbenbehandlung u. ä.). Dadurch erfährt oftmals der Arzt relativ spät von einem im Entstehen begriffenen Spritzenabszeß bzw. sieht ihn erst in der typischen Blüte.

Therapeutisch ist das ideale Mittel die Frühinzision. Doch infolge der geschilderten Umstände kommt es meistens nicht dazu. Auch eine in die Tiefe reichende Probepunktion, selbstverständlich mit sehr dicker Kanüle, ist empfehlenswert, da sich die Eiterung längere Zeit in der Tiefe hält und es ihr sehr schwer gemacht wird, die Oberfläche zu erreichen. Kommt es zu einem oberflächlichen Abszeß, ist die typische Behandlung einzuleiten, mit chirurgischer Entlastung, Drainage und anschließender Wärmebehandlung.

Das Krankheitsbild des Spritzenabszesses ist immer mit großen Schmerzen und Unbequemlichkeiten verbunden, doch wird man es mit chirurgisch-konservativen Maßnahmen beherrschen können. In sehr seltenen Fällen kommt es zu so schwerwiegenden Komplikationen, daß dieser verhältnismäßig harmlose Spritzenabszeß haematogene Metastasierungen setzt und dadurch letal enden kann.

Bei der Betrachtung solcher Fälle wird man fast immer hinterher und bedauerlicherweise erst dann feststellen, daß ja gerade die Gegend des Körpers, die der Gefahr des Dekubitus am meisten ausgesetzt ist, nun auch noch durch chemische Reize alteriert wurde, und so der Entstehung eines Nekroseherdes Vorschub geleistet wird. Stör berichtet über einen solchen Fall:

„Bei einem Kranken, der wegen eines schweren Rheumatismus ans Bett gefesselt war, entwickelte sich im Anschluß an eine Injektion von Ameisensäure in den Glutaeus eine große Nekrosehöhle, die durch sekundäre Infektion zur Sepsis und zum Tode führte."

Perret berichtet in seiner Arzthaftpflicht über die Komplikationen nach Einspritzungen in die Muskulatur:

„Die gefürchtete, weil meist tödlich verlaufende Gasbrandinfektion nach Injektion hat an Bedeutung verloren. Während vor wie im letzten Kriege diese nach Einspritzungen in Einzelfällen immer wieder beobachtet werden konnte (Perret berichtete aus dem gesamten Schrifttum bis 1941 über 112 bekannt gewordene Fälle), sind mir nach dieser Zeit nur zwei nicht veröffentlichte Fälle bekannt geworden, bei denen die Desinfektion der Spritzen mit Alkohol erfolgte. Der Rückgang der Häufigkeit dieser Komplikation muß damit zusammenhängen, daß Alkohol als Desinfektionslösung für das Spritzeninstrumentarium seitdem nicht mehr benutzt wird. Alkohol kann sporenhaltige Erreger (Gasbrandkeime) enthalten. Für den Injektionsgasbrand gelten grundsätzlich die Gesichtspunkte, die auch für die übrigen Infektionen nach Einspritzungen gelten. Die Benutzung von Alkohol bei der Desinfektion kann jedoch nicht als ausreichende Sorgfalt betrachtet werden, da dieser nicht nur eine fragliche Desinfektionskraft besitzt, sondern wegen des Gehaltes an Sporen auch als absolut gefahrvoll für die Desinfektion gelten muß (Jungmichel, Baumann, Perret u. a.).

Die seit rund 15 Jahren gehäuft auftretende infektiöse Gelbsucht (homologe Serumhepatitis) wird immer wieder mit den üblichen Sterilisations- und Desinfektionsmaßnahmen u. a. m. in Verbindung gebracht. Mit Heißluft und Dampfautoklav ist eine absolute Sterilität zu erreichen, diese Verfahren stoßen aber außerhalb der Klinik und des Krankenhauses auf unüberwindliche Schwierigkeiten. Da im bisher üblichen Verfahren des einfachen Auskochens in Wasser für 10 bis 20 Minuten das Virus der infektiösen Gelbsucht nicht ohne weiteres abgetötet werden soll, ist angegeben worden, daß eine ausreichende Sterilisation durch Verstärkung des Kocheffektes zu erzielen sei. Es wird Zusatz von Chemikalien (Formalin usw.) empfohlen. Reste der Kochflüssigkeit müssen aber wieder entfernt werden, was dies Verfahren kompliziert und neue Lücken in der Aseptik schafft. Anerkennung hat das Verfahren von BORENZSTEIN gefunden (mechanische evtl. auch chemische Vorreinigung des Instrumentariums und anschließendes übliches Auskochen in Aqua dest.). Das Präsidium des Deutschen Ärztetages hat ausführliche Ratschläge zur Sterilisation von Spritzen gegeben; die verschiedenen ausreichenden Methoden sind ausführlich beschrieben. ⟨Krankenhausarzt 26, 257 (1953).⟩

> Es besteht kein Zweifel, daß durch das Spritzeninstrumentarium eine infektiöse Gelbsucht übertragen werden kann, Spuren von infiziertem Blut genügen.

Das beweisen bekannt gewordene Gruppenerkrankungen, bei denen als gemeinsame Infektionsquelle Injektionen, aber auch Blutentnahmen aus einer ärztlichen Praxis, einer Krankenhausstation usw. ermittelt werden konnten. Ob im Einzelfall ein iatrogener Schaden in Frage kommt, wird sich aber kaum sicher ermitteln lassen, weil viele andere Infektionswege möglich sind, die mit dem Spritzeninstrumentarium des Arztes nichts zu tun haben.

„Bei Einzelfällen ist dieser Beweis kaum je zu führen — es wird heute so viel gespritzt, daß Injektionen in der Vorgeschichte in keiner Weise ein Beweis für die ätiologische Rolle beim Auftreten einer Hepatitis sein können" (SCHULTEN).

Die Gefahr der Übertragung einer infektiösen Gelbsucht durch das ärztliche Instrumentarium wird sicherlich überschätzt. FREIDRICH sah nach 83 000 Einspritzungen — 19 Fälle von Gelbsucht, von denen günstigstenfalls drei als Serumhepatitis aufgefaßt werden konnten und bei denen lediglich die Möglichkeit nicht ausreichender Sterilisation gegeben war. SIEDE ist jedoch der Ansicht, daß etwa 50 % aller Hepatitisfälle als Inokulationshepatitis und damit als iatrogene Hepatitisfälle zu interpretieren wären. Diese Meinung wird aber von vielen anderen (A. W. FISCHER, ERB, RÖMER u. a.) mit Angabe guter Gründe nicht geteilt.

Über die Häufigkeit von Virusinfektionen durch angeblich nicht ausreichende Sterilisationsverfahren wie aber auch um die Sterilisationsverfahren selbst gehen die Meinungen der Fachkenner also weit auseinander. Sicher ist, daß es allgemein gültige Regeln noch nicht gibt und ganz besondere Umstände vorliegen müssen, wenn eine infektiöse Gelbsucht als schuldhafter, vermeidbarer iatrogener Schaden betrachtet werden kann" (PERRET).

Daß aber auch das Injektionsmittel ebenso wie bei der intravenösen Injektion bei der intramuskulären Einspritzung von sehr großer Bedeutung ist, geht aus der Arbeit von BONOMO hervor, der über 56 Patienten mit verschiedenen rheumatischen Erkrankungen berichtet, denen *Irgapyrin* intramuskulär, peroral, intravenös oder intraartikulär verabreicht wurde. An Nebenwirkungen registrierte dieser Autor und diese Zahl erstreckt sich auf alle Applikationen einschließlich der vom Autor ausdrücklich erwähnten, nicht ganz einwandfreien Injektionstechnik: Erregungszustände bei vier Patienten, Glykosurie bei drei Patienten, Oedeme an den unteren Extremitäten bei neun Patienten, Pruritus bei zwei Patienten, Urtikaria bei einem Patienten, lokale Induration bei 19 Patienten, ein Abszeß bei einem Patienten. Eine solche offene Auswertung ist relativ selten. Doch müssen wir feststellen — und die Literatur berichtet darüber — daß das *Irgapyrin* zweifellos Komplikationen setzen kann, daß jedoch solche Komplikationen in unserem Krankengut nicht bekannt geworden sind.

5. Das Anstechen eines Nerven

Stör, der sich 1933 mit den Fehlern und Gefahren auch der intramuskulären Injektionen auseinandergesetzt hat, konnte schon eine Anzahl von Nervenlähmungen nach intramuskulären Injektionen beschreiben. Bei der Glutäalinjektion ist es der N. ischiadicus und bei der Oberarminjektion ist es vor allem der N. radialis, die geschädigt werden.

Curschmann und Kramer bezeichnen die nach intraglutäalen Injektionen auftretenden Ischiadikusschäden als ein bekanntes Krankheitsbild.

Wilder sagt, die Möglichkeit am Arm die großen Nerven zu treffen, ist deshalb besonders groß, weil sie sowohl auf der Beugeseite wie auch auf der Streckseite häufig oberflächlich liegen. Stör hat bei Messungen über den Abstand des N. radialis von der Haut gefunden, daß selbst bei kräftigen Männern die Entfernungen kaum 3 cm übersteigen.

Aus diesem Grunde haben wir bei der intramuskulären Injektion im Bereich des Oberarms dringend empfohlen, nicht senkrecht in die Muskulatur, sondern in einem Winkel von etwa 45 Grad zu punktieren. Stör zitiert folgenden interessanten Fall:

„Ein Unfallverletzter sollte zur Bekämpfung drohender Lungenkomplikationen *Solvochin*injektionen erhalten. Die verhängnisvolle Injektion wurde an der Außenseite des Oberarms ausgeführt. Während der Kranke bei der Einspritzung selbst keine Schmerzen geäußert haben soll, klagte er einige Stunden später über heftige Beschwerden im Oberarm. Am folgenden Tage wurde eine Lähmung des N. radialis in allen Qualitäten festgestellt. Da nach mehrwöchiger Behandlung der Zustand sich nicht veränderte, aber im Bereich der Einstichstelle eine immer stärker sich entwickelnde harte Geschwulst gefunden wurde, wurde versucht, den Nerven operativ anzugehen. Die vorher erwogene Annahme, daß es sich um eine narbige Umklammerung gehandelt habe, wurde während der Operation bestätigt: Der Nerv war auf eine Strecke von 1,5 cm von Narben fest umklammert. Trotz Auslösung und Verlagerung des Nervs konnte nach einviertel Jahr eine Besserung nicht beobachtet werden.

Es trat hier also wenige Stunden nach der Solvochininjektion eine Lähmung auf, die zunächst auf die unmittelbare chemische Einwirkung zurückzuführen ist, dann aber dadurch irreparabel wurde, daß sich das umgebende Gewebe narbig veränderte und die Narben die Ernährung der Nerven behinderten. Die Annahme einer unmittelbaren intraneuralen Injektion ist für die Erklärung dieses Falles auch gar nicht nötig und deshalb auszuschließen, ‚weil der Kranke bei der Injektion selbst keinen so heftigen‘ Schmerz hatte, wie ihn die Punktion eines Nerven und die Injektion eines chemisch aktiven Stoffes hervorrufen würde. Man muß vielmehr annehmen, daß die Arzneiflüssigkeit sich langsam, im Verlauf einiger Stunden, zum Nerven diffundiert ist, ihn schädigte und auf dem Wege über eine chemisch bedingte Entzündung zur Narbenbildung führte."

Ein ähnlicher Fall, bei dem es ebenfalls zu einer langsam beginnenden Radialislähmung kam, kam nach Injektion von *Salyrgan* zustande.

Münnich und Perret haben sich ausführlich mit Schäden der intramuskulären Injektion beschäftigt. Sie unterscheiden *drei* verschiedene *Formen von Lähmungen* nach intramuskulären Injektionen:

1. die Sofortlähmung mit Sofortschmerz,
2. die Sofortlähmung ohne Sofortschmerz,
3. die Spätlähmung ohne Sofortschmerz (subakute Lähmung).

„Die Sofortlähmung mit Sofortschmerz bei endo- oder paraneuraler Injektion ist, wie bereits beschrieben, ein Beweis für die falsche Lage der Nadel. Aber auch ohne Sofortschmerz kann eine Sofortlähmung auftreten, und zwar durch traumatische Schädigung des Nerven infolge endoneuraler oder paraneuraler Injektion, bei der nach Perret die Direktschädigung ‚aus im einzelnen nicht bekannten Gründen ohne sensiblen Reiz (Schmerz) einhergeht‘. Die Spätlähmung ohne Schmerz (subakute Parese) kann ohne Schmerz nach Stunden oder spätestens in ein bis zwei Tagen auftreten. Als Ursache für die Entstehung dieser Lähmungsart wird angenommen, daß das injizierte Medikament infolge Diffusion durch Muskellücken bis zu den größeren Nervensträngen gelangen und auch durch Toxizität schädigend wirken kann."

Inwieweit vom Injektionsdepot infolge Diffusion eine solche Nervenschädigung entstehen kann, ist von zahlreichen namhaften Autoren sehr unterschiedlich beurteilt worden. So vertreten z. B. Bodechtel, Scheidt, Demme und Löwenstein die Ansicht, daß Nervenschädigungen nur auf Grund einer fehlerhaften Injektionstechnik auftreten können. Andere Autoren dagegen, Lange, Nedelmann bejahen die Möglichkeit einer solchen Diffusion von Medikamenten mit nachfolgender Schädigung. In dieser Richtung haben neuerdings tierexperimentelle Untersuchungen von Fuhrmann und Grünwaldt gezeigt, daß sich z. B. *Joduron* und *Bismogenol* bereits kurze Zeit nach der Injektion in der Muskulatur ausbreiten. Durch Obduktionsbefunde an Menschen, die vorher intramuskuläre Injektionen erhalten hatten, hatte Külbs bereits früher festgestellt, daß die injizierten Medikamente sich bis in die Nähe der großen Nervenstränge ausgebreitet hatten.

Auch die Hochstetterschen Untersuchungen über die Ausbreitung eines Injektionsdepots sprechen für die Möglichkeit einer Diffusion.

„Aufgrund dieser Feststellungen glaube ich, daß man wohl berechtigt sein kann, eine Schädigung des N. ischiadicus und seiner Äste durch Diffusion anzunehmen. Hinzufügen möchte ich allerdings, daß der Druck, unter dem das Medikament injiziert wurde und die Menge des Medikaments wahrscheinlich nicht unwesentlich ist."

Die Injektionstechnik spielt in jedem Fall eine ausschlaggebende Rolle. So ist beispielsweise von Harrer berichtet worden, daß infolge intramuskulärer Injektion eine Parese des N. iliohypogastricus zustande kommt (N. iliohypogastricus entspringt aus Th 12 und L 1, verläuft zwischen der Rückfläche der Niere und der Vorderfläche des M. quadratus lumborum, dringt zunächst zwischen M. transversus abdominus und M. obliqu. internus abdominus, dann zwischen die beiden Obliqui., der Endast zeigt zur Haut über dem Anulus inguinalis superficialis).

In diesem Fall ist zu weit kranial und mit zu langer Nadel injiziert worden.

Auch Kuhn und Reggli berichteten erst kürzlich über die Schädigung des N. glutäus cranialis durch eine intraglutäale Injektion.

Lähmungen nach intramuskulären Injektionen sind nach den verschiedensten Arzneimitteln beobachtet worden. Nach Perret alphabetisch geordnet bei:

„Äther, Antipyrin, Asthmolysin, Atebrin, Atophanyl, Badional, Bismogenol, Calcium, Campher, Cibalgin, Cibazol, Chinin, Cardiacol, Deriphyllin, Eubasin, Eleudron, Globucid, Hexeton, Irgapyrin, Luminal, Melubrin, Novasurol, Penicillin, Solarson, Somnifen, Solvochin, Salyrgan, Streptomycin, Sulfapyridin, Sublimat, Stronchin, Transpulmin, Tuberkulin, Verasulf"

Bei der chemisch so unterschiedlichen Zusammensetzung der Medikamente ist es nicht möglich, bei allen einen gemeinsamen schädigenden Faktor anzunehmen.

„Daher besteht auch nicht die Berechtigung, ein einzelnes Medikament als besonders „gefährlich" zu bezeichnen. Die Häufigkeit der Schädigung dürfte lediglich dadurch bedingt sein, welches Medikament z. Z. modern ist und deshalb am meisten injiziert wird. Nur bei einem Medikament, nämlich *Chinin* ist als erwiesen anzusehen, daß es infolge besonderer Affinität zum Nerven leicht zu Schädigungen führt. Von den nach intramuskulären Injektionen aufgetretenen Nervenschädigungen ist die des N. ischiadicus zu nennen, unter seinen Ästen besonders der N. fibularis, während Tibialisschädigungen selten beobachtet worden sind. Es handelt sich jedoch bei diesen Schädigungen nicht immer nur um rein motorische Ausfälle (Lähmungen) im Fibularis-Tibialis-Gebiet, sondern auch vielfach um sehr heftige, fast kausalgieartige Reizerscheinungen.

Die Prognose der nach fehlerhaften Injektionen aufgetretenen Nervenlähmungen ist bei vollständiger Parese quoad sanationem recht ungünstig. Besonders gefährdet sind Arteriosklerotiker und Diabetiker, bei denen infolge eingetretener Gangrän in einzelnen Fällen sogar Teilamputationen vorgenommen werden mußten. Ungünstig lauten auch in dieser Beziehung die Literaturberichte über die bei Kindern eingetretenen Lähmungen; vielfach resultierten Dauerzustände; die gelähmten Glieder blieben im Wachstum zurück, so daß schwere Verkrüppelungen die Folge waren." (PERRET)

Abschließend sei STAMMLER zitiert, der vor kurzem über die Schädigung des R. profundus n. radialis berichtete.

„Während die ‚Spritzenschädigung' des N. ischiadicus und seiner Äste ein relativ häufiges und allgemein bekanntes Ereignis ist, wird an die Möglichkeit einer Verletzung anderer peripherer Nerven durch intramuskuläre Einspritzungen differenter Arzneimittel seltener gedacht. Oft handelt es sich auch um Unkenntnis der anatomischen Gegebenheiten oder um Leichtsinn und Bequemlichkeit. — Relativ häufig kommen in letzter Zeit Injektionen in die Muskulatur des Unterarmes vor. Hierbei wird die Unterarmstrecke bevorzugt, da die Gefahren beim Einspritzen in die Beugemuskulatur (N. medianus und ulnaris) auch dem anatomisch und neurologisch weniger ausgebildeten Mediziner meist bekannt sind. Aber auch die Streckmuskulatur am Unterarm ist für intramuskuläre Injektionen ungeeignet: der Ramus profundus nervi radialis und bei tiefer Injektion auch der N. medianus können getroffen werden. Bei einem Fall aus der Praxis injizierte der herbeigerufene Notfallarzt Promazin in die radiale Streckmuskulatur des linken Unterarms etwa 5 cm unterhalb des Olekranons. Es traten sofort ein krampfhafter Schmerz in der Unterarm- und Handmuskulatur sowie eine vollständige Lähmung der Hand- und Fingerstreckung auf; Sensibilitätsstörungen bestanden nicht. Diese Injektionsschädigung des Ramus profundus nervi radialis bildete sich — glücklicherweise — im Verlauf eines halben Jahres zurück. Eine derartige Nervenschädigung ist als Folge eines Kunstfehlers anzusehen und zieht meist entsprechende juristische Konsequenzen nach sich. Es sollte deshalb stets nur in die vorgeschriebenen Muskelareale injiziert werden."

Die Behandlung dieser Nervenschädigungen ist insbesondere dann, wenn eine intraneurale Injektion z. B. im Oberarmgebiet zustandegekommen ist, prognostisch relativ ungünstig. Auch ein operativer Eingriff hat kaum Aussicht auf Besserung. Selbst eine Nervenresektion und Naht des auf weite Strecken geschädigten Nerven kann nicht viel Aussicht auf Heilung geben. Die in der modernen Medizin bekannt gewordene Nerventransplantation unter Zusatz von Cortison-Derivaten (NIGST, MIEHLKE) könnte hier eine Besserung bringen, doch hat der Autor mit diesen Methoden keine Erfahrungen, so daß nichts Näheres darüber ausgesagt werden kann. Einzig die Lösung narbiger Umklammerungen der nicht chemisch geschädigten Nerven verspricht bei frühzeitiger chirurgischer Intervention Erfolg.

Auf jeden Fall ist nach solchen Zwischenfällen eine frühest mögliche neurochirurgische Konsultation empfehlenswert. In diesen schwierigen Fällen, die evtl. zu irreparablen Nervenstörungen führen können, spielt zweifellos die Nervenversorgung eine große Rolle. Aus diesem Grunde sollte man den von LERICHE empfohlenen Grenzstranglbockaden Aufmerksamkeit schenken. Zweifellos können durch Stellatumblockaden, zumindest durch Blockade des Plexus brachialis im Bereich der oberen Extremität und durch paravertebrale Sympathikusblockaden im Bereich der unteren Extremität die Ernährungsbedingungen wesentlich verbessert werden.

6. Die Nekrose

Nicht alle Injektionsabszesse sind durch direkte Verschleppung von Infektionserregern bei der Einspritzung verursacht. Ist dies der Fall, dann wird es gewöhnlich auch in unmittelbarem zeitlichen Zusammenhang mit der Einspritzung zu entsprechenden Symptomen (Rötung, Schwellung, Schmerz, Fieber usw.) kommen.

Bei einem nicht geringen Teil der Injektionsabszesse handelt es sich nicht um primäre Infektionen. Erst Tage nach der Einspritzung kommt es zur Verdickung an der Einspritzstelle, mäßigen subjektiven Mißempfindungen. Das Ganze wird klinisch als **„Aseptische Nekrose"** bezeichnet, die jedoch nachträglich noch durch endogene Infektion zum infektiösen Geschehen sich ausbreiten kann. Angenommen werden muß, daß es sich dabei primär um **Unverträglichkeitserscheinungen des Gewebes gegenüber dem eingespritzten Mittel** handelt. Auch das Injektionsdepot im Bereich des Injektionsortes kann dort verlaufende Gefäße mechanisch verschließen, so daß es zu kegelförmigen Nekrosen kommt (Arneth). Allen diesen aseptischen Nekrosen, die auch bei ölhaltigen Arzneimitteln oder nicht differenten Mitteln (Hormone usw.) auftreten können, ist gemeinsam, daß sie als unvermeidbare Komplikationen anzusehen sind. Die Unverträglichkeit ist an keine Regel gebunden. Es kann das gleiche Mittel zwar reaktionslos vertragen werden, durch Kumulation aber später doch zur aseptischen Störung kommen. Auch Gefäßverschlüsse (kegelförmige Nekrosen) sind durch besondere Injektionstechnik nicht vermeidbar. Diese aseptischen Nekrosen hinterlassen in der Mehrzahl der Fälle dauernd störende „Knubbelbildungen" im Bereich der Glutaealregion. Diese von Sauerbruch als „Knollen" bezeichneten, in der Tiefe liegenden — an sich harmlosen — Tumorbildungen — es handelt sich zumeist um Narbenfibrosen — können jedoch infolge ihrer Lokalisation funktionelle und kosmetische Beschwerden verursachen. So kann längeres Sitzen in manchen Fällen unmöglich werden. Therapeutisch kommt hier nur ein chirurgischer Eingriff infrage, dessen Erfolg jedoch niemals verbürgt werden sollte, da infolge der erneuten Narbenbildung ähnliche Beschwerden ausgelöst werden können.

Blum, der infarktähnliche Nekrosen nach intramuskulären Injektionen von Antibiotika beschreibt, sei hier wörtlich zitiert:

Ein zwölfeinhalb Monate altes Kind wurde an einem auswärtigen Krankenhaus wegen eines hochfieberhaften Infektes aufgenommen. Die Untersuchung ergab eine linksseitige exsudative Pleuritis. Das Kind wurde täglich sechsstündlich mit Penicillininjektionen (wäßrige Lösung) intramuskulär behandelt. Der Einstich soll bei allen Injektionen in den äußeren oberen Quadranten der Gesäßmuskulatur erfolgt sein. Am 11. Tag konnte man im Injektionsbereich einen scharf begrenzten, blauroten Fleck beobachten, der nach 24 Stunden in eine deutlich demarkierte, schwarzbraune, 3:1 cm große Nekrose überging. Am nächsten Tag wurde das Kind in unser Krankenhaus verlegt. Nach zwei Tagen begann sich die Nekrose abzustoßen und hinterließ tiefe, schwarzrandige Defekte mit infiltrierten zum Teil unterminierten Rändern. Knapp neben dem großen Nekroseherd ein gleichbeschaffener, kleiner, kreisrunder Substanzverlust. Auf *Perubalsam* und *Heparinoidsalbe* kam es nach zwei Wochen zur fast vollständigen Reinigung und Epithelisierung der Defekte und nach weiteren zwei Wochen zu reizloser Vernarbung.

Bei allgemeiner Beobachtung ist eine toxische Wirkung des Medikamentes durch intra- oder periarterielle Injektionen anzunehmen. Inwieweit bei der Nekrosebildung auch andere Faktoren eine Rolle gespielt haben, läßt sich schwer sagen. Um daher bei intramuskulären Injektionen die intra- oder periarterielle Einspritzung von Medikamenten zu vermeiden, hat Hochstetter ein geeignetes Injektionsfeld angegeben."

Vivell und Hennewig berichten in einer Zusammenfassung von Schrifttumsberichten über lokale Gewebsschäden nach intramuskulärer Injektion von Medikamenten und stellen dabei vier eigene Fälle vor. Die Nekrosen betrafen 40 Erwachsene, 10 Kinder, vier Säuglinge und zwei Neugeborene.

Als injizierte Medikamente wurden angegeben: *Transpulmin, Solvochin, Eubasin, Cibazol, Eleudron, Elkosin, Irgapyrin, Butazolidin, Wismut und Solvarsin.* Bei den *eigenen Beobachtungen wurde Achromyzin* und *Penicillin-Streptothenat* verabfolgt.

Allen lokalen Störungen an der Einspritzungsstelle ist also eines gemeinsam: Es können nicht nur die erwähnten Faktoren ursächlich sein, sondern es müssen wahrscheinlich in jedem Fall mehrere ungünstige Faktoren zusammenkommen, ehe es zur Störung kommt (Goldhahn).

Neuerdings sind sogenannte *Jetspritzen* zur intramuskulären und zur subkutanen Injektion im Gebrauch. (Abb. 55.)

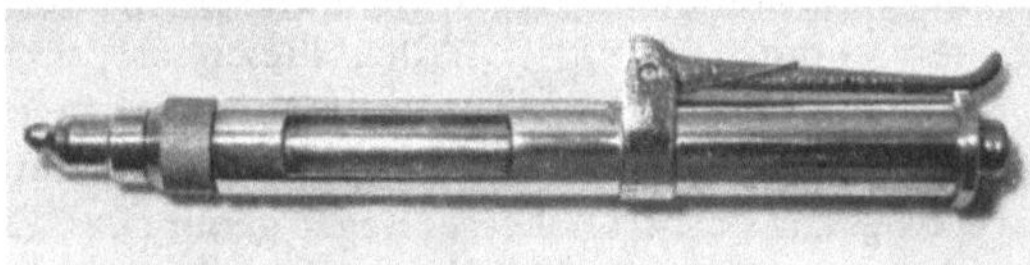

Abb. 55. Dermo-Jet-Injektionsspritze.

Die Injektion durch Hochdruck, die sogenannte Jet-Injektion basiert auf der Beobachtung des Ingenieurs Lockhart, daß unter hohem Druck ausspritzendes Dieselöl schmerzlos in die Haut von Arbeitern eindrang.

Nach seinen ersten Versuchen, den Hochdruck zur nadellosen Applikation von Flüssigkeiten einzusetzen, hat sich die Firma *Scherer, Detroit,* in vielen Jahren um die Entwicklung eines Einzeldose- und Multidose-Injektionsgerätes, des sogenannten *„Hypospray"* bemüht. Bereits 1947 wurde das Monodosegerät experimentell (Figge) und klinisch (Hingson und Hughes) geprüft. Man erreichte schon damals Injektionstiefen von 1 bis 2, bei Neugeborenen sogar 3,5 cm. In diesem Monodoseinjektor ohne Nadel wird das Injektionsgut in Hülsenform als sogenannte Metapulse eingesetzt, die durch Federdruck eingepreßt wird. Schon frühzeitig wurden damit Insulin (Hingson und Hughes), Penicillin (Hingson, Hughes), Streptomycin (Hirsch u. Mitarbeiter) und Cortison (Goldmann und Mitarbeiter) appliziert. Auch Oberflächenanästhesien (Larrick und Mitarbeiter, Prestun und Mitarbeiter) und Tiefenanästhesien bei rheumatischen Beschwerden (Brody) sind damit gelungen.

Der Druck des austretenden feinen Strahls wird durch verschiedene Düsen reguliert, deren Lumen mehrfach kleiner ist als der Durchmesser einer 20er-Rekordkanüle. Für die Intrakutaninjektion ist eine feine Spezialdüse mit seitlicher Bohrung angefertigt worden. Die damit ausgestoßene Flüssigkeitsmenge ist nach gravimetrischen Messungen exakt. Abweichungen zwischen den einzelnen Ausstoßdosen liegen unter 3 %. Die in das Gewebe eindringenden Injektionsmengen liegen dagegen etwas niedriger, da 0,05 ml an der Eintrittstelle der Haut haften bleibt. Das spielt für die Dosierung von 0,5 bis 1,0 ml keine Rolle, muß jedoch in der Dosierung von Intrakutaninjektionen berücksichtigt werden.

Als Vorteile der Hochdruckinjektion sind die vermeidbare Scheu vor der Nadel und die überwiegende Schmerzlosigkeit herauszustellen, so daß eine Verbesserung und Verbilligung dieser Geräte der Injektion ohne Nadel in der Zukunft viele Anhänger gewinnen kann. Mit dem *Hypospray-Jet-Injektor* als Multidose-Gerät ist nicht nur der Infektion durch Injektion zu begegnen; seine einfache Handhabung gestattet ohne Zwischensterilisation eine beliebige Anzahl von Injektionen hintereinander, so daß 1000 Tests oder Impfungen je Stunde möglich sind. Damit sind ohne besonders geschultes Personal Test-, Chemoprophylaxe- oder Impf-Programme in kurzer Zeit durchzuführen (SPIESS und LÜDERS).

Wir haben mit diesen Spritzen selbst nur wenig Erfahrung. Sie sind, wie schon geschildert, angenehm im Gebrauch, doch findet sich beispielsweise nach einer Grippe-Schutzimpfung (0,5 ml) in den Oberarm eine über Tage nachweisbare, schmerzhafte Infiltration im Bereich der Impfstelle. Leider wurden wir durch eine Konplikation auf diesen Spritzentyp aufmerksam, und zwar stellte sich uns eine Patientin, eine Diabetikerin, vor. Sie hat seit 1 1/2 Jahren sich ihre täglichen Insulininjektionen mit Hilfe einer Jetspritze injiziert. Nachdem das ein Jahr gutgegangen war, trat erstaunlicherweise eine Atrophie im Bereich des rechten M. biceps ein, die sich nach Verwendung der Jetspritze noch verstärkte. Es besteht jetzt eine relativ hochgradige Atrophie in der Muskulatur des Oberarms mit einer Seitendifferenz im Oberarmumfang von 2 cm.

Die Patientin geht sehr ungern auf die alte Injektionsmethode zurück und spritzt trotz unseres Rates, mit dieser Jetspritze nun im Bereich des linken Oberarmes. Sie hat uns jedoch versprochen, bei dem kleinsten Anzeichen einer entsprechenden Atrophie diese Insulininjektionen sich nach alter Methode zu verabfolgen.

Bis jetzt befolgt sie aufgrund der guten Erfahrungen nicht unseren Rat, auf die alte Methode zurückzugehen.

Wir sehen an diesem kurzen Beispiel, daß mit einem wesentlichen Fortschritt der Spritzentechnik auch ein gewisser Rückschritt verbunden ist. Kommt es hier tatsächlich zu einer Atrophie der Muskelfibrillen, müßte diese Spritzenart mit Vorsicht betrachtet werden.

Andere Mitteilungen über Muskelatrophien durch Jetspritzen sind uns bisher sonst nicht bekannt geworden.

IV. DIE SUBKUTANE UND INTRAKUTANE INJEKTION

A. Allgemeines

Im Gegensatz zu früher ist die Häufigkeit subkutaner Injektionen deutlich zurückgegangen. Das liegt zum großen Teil daran, daß erstens die Resorptionszeiten schlecht bestimmbar sind und daß sie stark von dem Zustand des Patienten abhängen. Zweitens werden heute mehr differente Mittel injiziert, die — subkutan appliziert — unverträglich sind.

Um die Jahrhundertwende war die subkutane Technik noch ein wesentliches Therapeutikum, auch die subkutanen Infusionen bei Kindern spielten bis vor kurzer Zeit noch eine große Rolle. BERNATZIK gab in EULENBURGS *„Real-Enzyklopädie der gesamten Heilkunde"* eine genaue Schilderung der Technik. Er weist darauf hin, daß eine Injektion in die Kutis nicht nur starke Schmerzen mache, sondern zu heftigen Entzündungen, ja zu Nekrosen der Haut führen könne. Hiermit ist schon eine der häufigsten Folgen einer nicht lege artis durchgeführten Injektion berührt. Klinisch bekannt sind die ödematösen Quaddeln nach subkutaner Injektion, die mit mehr oder minder starker Entzündung einhergehen, so daß die Kranken oft recht empfindlich in ihrem Wohlbefinden beeinträchtigt sind. Meist sind diese Komplikationen harmlos und verschwinden in wenigen Tagen. Sie können aber auch in seltenen Fällen zur Nekrose der Haut und durch Sekundärinfektion zu einem Erysipel und bei ungünstiger Ausgangslage des Patienten zu einer Sepsis führen.

Die intrakutane Injektion spielt dagegen auch heute noch bei der BCG-Schutzimpfung eine große Rolle. Auch wird sie vielfach in der Heiltherapie, beispielsweise mit *Impletol,* angewendet und wird deshalb im einzelnen später abgehandelt.

B. Applikationsorte

Wie aus der Überschrift allein schon hervorgeht, handelt es sich um Eingriffe im Hautbereich. Bei der subkutanen Injektion muß das Medikament unter die Haut in das subkutane Fettgewebe gespritzt werden, während bei der intrakutanen Injektion das Arzneimitteldepot direkt in der Haut zu liegen kommt. Aus Abb. 56 a ist die deutliche Unterteilung der Haut in Epidermis, Korium und Subkutis zu erkennen. Schon an diesem Bild sieht man, daß in der Subkutis eine Anhäufung von Fettzellen vorhanden ist, durch die sich die Subkutis deutlich von der Epidermis und Kutis (Korium) unterscheidet. In der Abb. 56 b erkennt man die richtige Lage des jeweiligen Injektionsdepots. Aus diesem Grunde soll nun im folgenden kurz die topographische Anatomie der für die sub- und intrakutanen Injektionen wichtigen Applikationsorte aufgeführt werden.

1. Topographische Anatomie der Haut

Die Haut (Kutis) besteht aus dem ektodermalen Anteil der Epidermis oder der Oberhaut und dem mesodermalen Anteil, der sich aus dem Korium oder der Lederhaut und der Subkutis (Tela subcutanaea) oder dem Unterhautfettpolster zusammensetzt. Epidermis und Korium sind fest miteinander verbunden. Fingerförmige Erhebungen, die sogenannten Koriumpapillen, werden von der sich zwischen sie einsenkende Epidermis leistenförmig umgriffen.

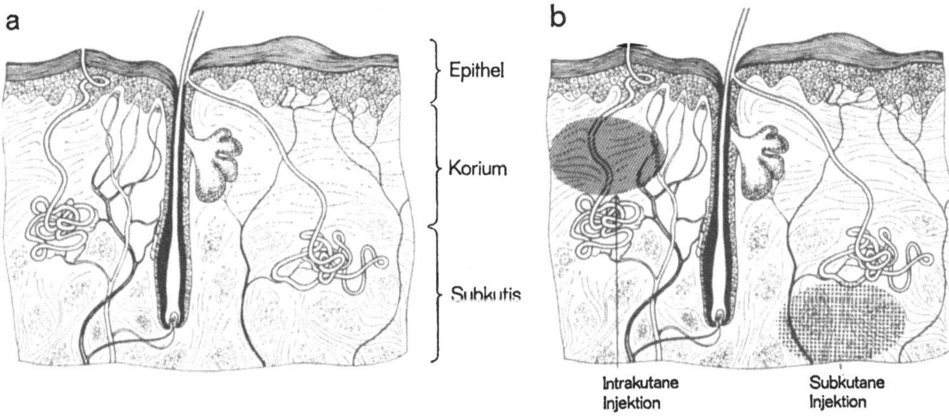

Abb. 56. Hautquerschnitt.

a) In der Abbildung ist die deutliche Unterteilung der Haut in Epidermis, Korium und Subkutis zu erkennen.

b) Diese Abbildung läßt deutlich das intrakutane im Bereich des Koriums und das subkutane im Bereich der Subkutis liegende Injektionsdepot erkennen.

Über den Aufbau der Haut und ihre Anhangsgebilde gibt Abb. 56 a eine Übersicht. Die Epidermis besteht aus einer unteren Lage palisadenartig angeordneter Zellen der Basal- oder Zylinderzellenschicht (Stratum basalum oder cylindricum). Darüber finden sich mehrere Lagen polyedrischer Zellen, die durch Protoplasmabrücken (Stacheln) miteinander verbunden sind. (Stachelzellenschicht — Stratum spinosum.) Beide Schichten werden als Rete MALPIGHI zusammengefaßt. Es folgen das Stratum lucidum und das Stratum corneum.

Die Grenzschicht zwischen Epidermis und Korium wird von einem dichten Faserfilz gebildet, in den kollagene elastische und Gitterfasern einstrahlen. Das Korium selbst, an dem die oberflächlichere zarte Kapillarschicht Stratum capillare und die tiefere, mächtigere Stratum reticulare unterschieden werden, stellt ein dichtes Geflecht kollagener und sie durchkreuzender elastischer Fasern dar. Dadurch ist seine große Festigkeit und Dehnbarkeit „nach Art eines gummidurchwirkten Hosenträgerbandes" bedingt (HOFFMANN). Außer den Anhangsgebilden der Epidermis enthält es zahlreiche kleinere Blut- und Lymphgefäße, Nerven und glatte Muskelfasern, während das Fett der Subkutis angehört. Daher auch der Name „subkutanes Fettgewebe". Die Blutgefäße bilden zwischen Kutis und Subkutis ein tiefes, parallel zur Oberfläche ausgebreitetes Gefäßnetz. Diese relativ kleinen Gefäße spielen aber bei der Injektionstechnik eine große Rolle. Sie stellen gewissermaßen das Endstromgebiet dar und sind außerordentlich wichtig für die Diffusion der dort gelegten Arzneimitteldepots. Dagegen verlaufen größere, oberflächliche Venen im unteren Bereich des subkutanen Fettgewebes, deren Verletzung bei einer Injektion zu gewissen Komplikationen führen könnte.

2. Topographische Anatomie der Haut des Oberarms

Da die meisten subkutanen Injektionen im Bereich des Oberarms verabfolgt werden, sollen hier unter Bezugnahme auf Kapitel „Topographische Anatomie des Oberarms" (S. 108) für die subkutane und intrakutane Technik nur einige Ergänzungen gebracht werden. Wir haben schon oben ausgeführt, daß sich die Haut des Oberarms sehr gut verschieben läßt. Eine praktische Bedeutung daraus ergab sich schon in früheren Zeiten, man denke an die plastische Rekonstruktion der Nasen aus dem Oberarmbereich nach TAGLIACOZZI (italienische Methode) und an die heute vielfach verwendete Rundstieltechnik aus dem Oberarmbereich. Man ist also in der Lage, trotz größerer Substanzdefekte die Haut wieder primär zu verschließen. Für die subkutane Injektionstechnik spielt das insofern eine große Rolle, da es uns hier am Oberarm hervorragend gelingt, die Haut in der Weise abzuheben und zu falten, daß eine

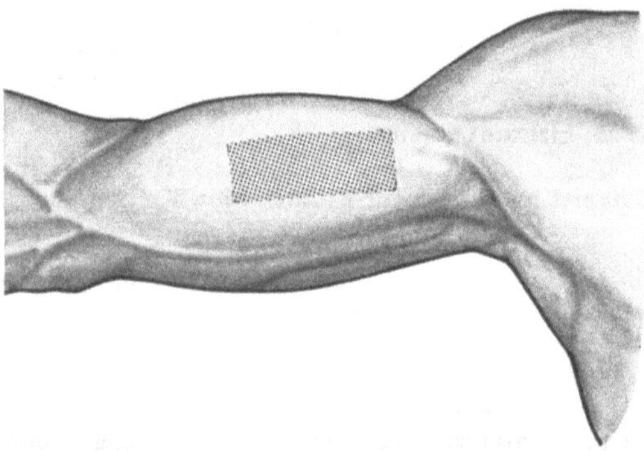

Abb. 57. Beugeseite des Oberarms mit Applikationsort für die subkutane und intrakutane Injektion.

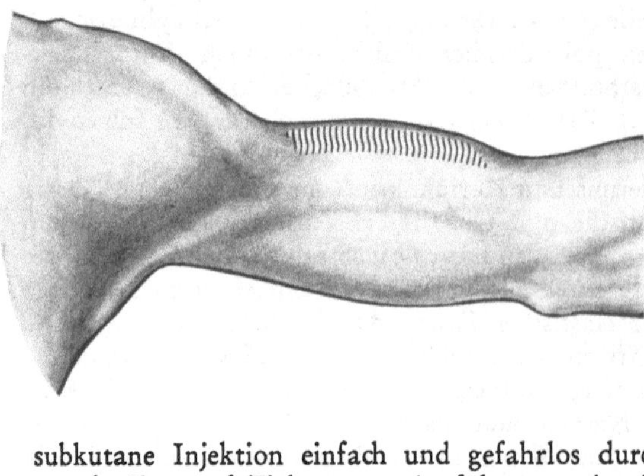

Abb. 58. Streckseite des Oberarms mit Applikationsort für die subkutane und intrakutane Injektion.

subkutane Injektion einfach und gefahrlos durchgeführt werden kann. Da dieses gerade Sinn und Ziel unserer Ausführungen ist, ist es von entscheidender Bedeutung zu wissen, in welchem Hautareal gefahrlos injiziert werden kann. Aus den Abb. 57 und 58, auf denen man einmal die Beuge-, zum anderen die Streckseite erkennen kann, sieht man deutlich, daß im Bereich des medialen, also des inneren Randes des Armes größere Venenstämme zu erkennen sind. Die V. basilica mit ihrem oft atypischen Verlauf vereinigt sich oftmals schon im Oberarmbereich mit der V. brachialis. Aus diesem Grunde ist also eine Injektion in dem sehr beweglichen und verschieblichen inneren Hautanteil in jedem Falle kontraindiziert. Hier können ohne weiteres größere Venenstämme verletzt werden.

Dagegen bietet sich die medio-laterale Seite des M. biceps für eine subkutane Injektion an. Hier kann man gefahrlos ein Arzneimitteldepot setzen. Die laterale Injektion, also die subkutane Einspritzung in den Bereich des M. brachialis bzw. des M. triceps wird von uns nicht in dem Maße empfohlen, da, wie aus dem Querschnitt des Oberarmbereichs (Abb. 52) zu ersehen ist, hier manchmal die V. cephalica im Grenzgebiet zwischen M. brachialis und M. biceps liegt, zum anderen im Septum intermusculare brachii laterale, also zwischen M. brachialis und M. biceps der N. radialis und die A. collateralis radialis liegen. Wie wir versucht haben, bei der intramuskulären Injektion verständlich zu machen, daß es im Glutäalbereich ein Injektionsfeld gibt, das bei richtiger Kanülenführung gefahrlos verwendet werden kann, so

empfehlen wir hier für die subkutane Injektion die mediolaterale Seite des M. biceps in der Mitte des Oberarms.

In seltenen Fällen wird leider noch heute die BCG-Schutzimpfung im Oberarmbereich durchgeführt. Da es sich bei der Tuberkuloseschutzimpfung um eine intrakutane Injektionstechnik handelt, müßten wir entsprechend unserer Disposition noch die topographische Anatomie der Haut dieses Applikationsgebietes abhandeln. Abgesehen davon, daß topographisch hier kein wesentlicher Unterschied besteht, empfehlen wir dringend, diese aktive Impfung nicht am Oberarm, sondern am Oberschenkel durchzuführen. Aus diesem Grunde entfallen hier weitere Ausführungen.

3. Topographische Anatomie der Haut des Oberschenkels

Im Gegensatz zum Oberarm ist die Haut des Oberschenkels viel weniger verschieblich. Das trifft insbesondere für Frauen und Kinder, aber auch für jugendliche Männer zu. Außerdem ist hier Epidermis und Korium wirklich wie eine Lederhaut, so daß das Eindringen der Injektionsnadel häufig unangenehm ist. Am Oberschenkel unterscheiden wir zwei Applikationsorte: Einmal das Injektionsfeld für die subkutane Injektion, zum anderen ein Injektionsfeld für die intrakutane Injektion. Aus den Abb. 59 und 60 sind die Applikationsorte sowohl für die subkutane wie intrakutane Technik deutlich zu ersehen. Während wir bei der subkutanen Injektion wiederum die Haut oberhalb des medio-lateralen Anteils des M. quadriceps femoris benutzen, hier sind keine Gefäß- und Nervenverletzungen zu befürchten, setzen wir die Quaddeln für die intrakutane Injektion an der Außenfläche des Oberschenkels, und zwar möglichst hoch, also am proximalen Beginn der Fascia lata. Bei Kindern soll die intrakutane Injektion, beispielsweise bei der BCG-Schutzimpfung möglichst hoch, beinahe schon im Bereich des Gesäßes gesetzt werden, da infolge des Wachstums die durch die aktive Schutzimpfung ausgelösten kleinen Narbenfelder nach distal wandern.

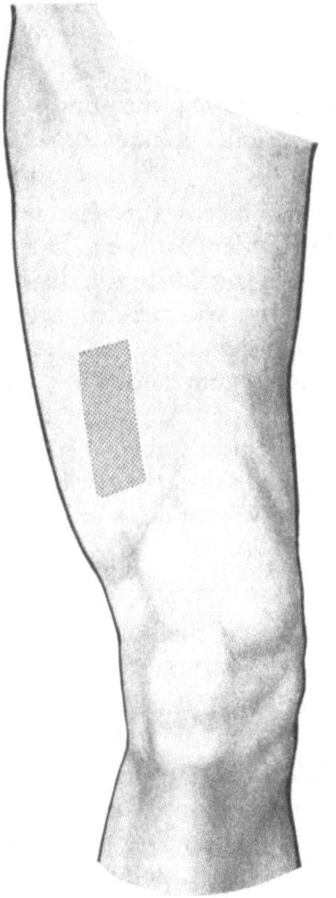

Abb. 59. Applikationsfeld für die subkutane Injektion im Bereich des Oberschenkels.

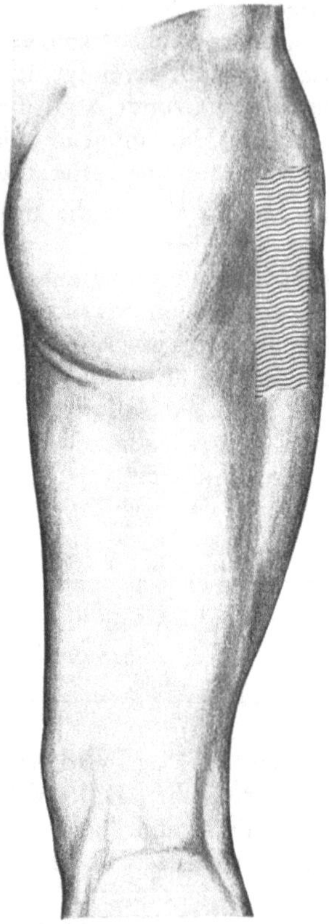

Abb. 60. Applikationsfeld für die intrakutane Injektion im Bereich des Oberschenkels.

4. Topographische Anatomie der Haut der Brust

Früher wurden sehr häufig subkutane Schutzimpfungen im Bereich des M. pectoralis und der Mamma vorgenommen. Jeder Ältere von uns wird sich noch an die Militärzeit erinnern, in der wir die Typhusimpfungen im Brustbereich durchmachen mußten. Da diese Injektionstechnik außerordentlich unangenehm ist, es resultieren manchmal auch erhebliche Schwellungen und vorübergehende Entzündungserscheinungen, sollte dieser Applikationsort kaum mehr Verwendung finden. Infolge der guten Durchblutung des subkutanen Fettgewebspolsters der Brust ist es jedoch auch heute noch in seltenen Fällen erforderlich, diesen Applikationsort heranzuziehen. Bei größeren Mengen eines Impfserums spielt der Umfang eines Injektionsdepots eine beachtliche Rolle. Da im Gegensatz zu den anderen Applikationsorten im Brustbereich eine größere Menge von Impfstoffen resorbiert werden kann, wird man in Notfällen, wenn auch ungern, auf diesen Applikationsort zurückgreifen. Es versteht sich von selbst, daß diese subkutane Injektion nach Möglichkeit nur bei Männern vorgenommen wird, da das Setzen eines spezifischen Arzneimitteldepots im Brustbereich der Frau folgenschwere Komplikationen auslösen kann, die bis zur Atrophie, ja sogar zu einer äußerlichen Entstellung der Mamma führen können. Diese Schwierigkeiten treten beim Mann dagegen nicht auf, so daß in früheren Zeiten wenig Rücksicht auf die möglichen Folgen genommen wurde.

Die subkutane Injektion im Brustbereich hat vor allem wegen der umfangreichen Blutversorgung gewisse Gefahrenmomente. So beteiligen sich an der Versorgung der Mamma perforierende Äste der A. thoracica interna sowie Äste der A. thoracica lateralis, hierzu kommen noch Zweige der Aa. intercostles. Aus der Bilderserie 61 a—c ist deutlich die umfangreiche Gefäßversorgung zu ersehen, die infolge der Blutversorgung der Mamille fast kein Areal der Brust frei läßt.

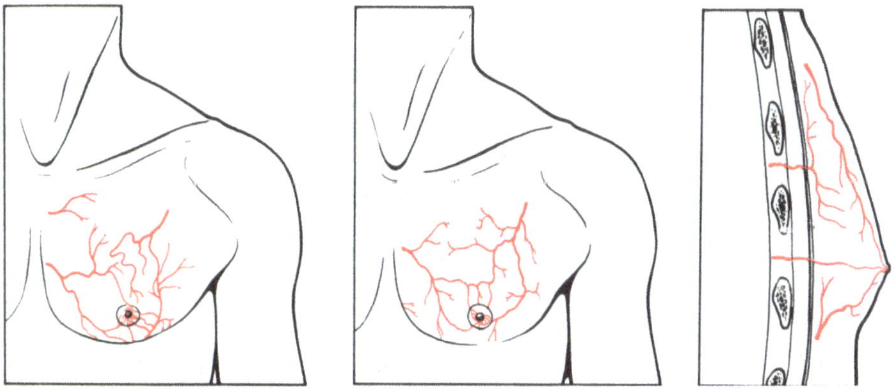

a b c

Abb. 61a—c. Arterielle Versorgung der männlichen Brust.
Aus dem Gefäßreichtum ist zu erkennen, daß sowohl die intramuskuläre Injektion im Bereich des M. pectoralis major wie auch die subkutane Injektion im Bereich der männlichen Brust zu erheblichen Reaktionen führen kann.

Aufgrund dieser topographisch-anatomischen Tatsachen kam es früher in der Militärzeit bei vielen Soldaten auch zu erheblichen Reaktionen nach der intramuskulären bzw. der subkutanen Injektion. Abgesehen von der Serumwirkung auf den Körper, die sicher individuell verschieden zu beurteilen ist, kann es aber auch in diesem Areal mit Sicherheit zu einer Gefäß- bzw. Nervenverletzung kommen, deren Infektionen regelrechte männliche Mastitiden auslösen können. Wir erinnern uns an einen Patienten, dessen Brust schon kurze Zeit nach der Impfung anschwoll. Dieses Infiltrat erreichte eine Größe von mindestens zwei Männerfäusten, war anfangs derb und gerötet, und erst nach einer Inzision kam es zum Rückgang des Prozesses.

5. Topographische Anatomie der Haut des Rückens

Da die topographische Anatomie der Rückenhaut mit der topographischen Anatomie der Haut (S. 131) übereinstimmt, und im Bereich des Rückens normalerweise keine subkutanen Injektionen, sondern lediglich intrakutane Injektionen zum Zweck der

Heilanästhesie bzw. Allergietestungen durchgeführt werden, verweisen wir auf den Abschnitt „Topographische Anatomie der Haut".

Auch die früher vielfach geübte subkutane Infusion zum Flüssigkeitsersatz bei Säuglingen ist weitgehend aufgegeben worden und durch die moderne Infusionstherapie ersetzt worden. Allergieprüfungen, also Sensibilitätsteste von Arzneimitteln, werden sowohl sub- wie auch intrakutan vorgenommen. Sie unterscheiden sich jedoch in keiner Weise von den anderen Maßnahmen.

C. Die subkutane Injektionstechnik

Im Gegensatz zu den anderen Injektionsmethoden gibt es hier keinen wesentlichen Unterschied bei der Anwendung dieser Therapie zwischen Männern, Frauen, Kindern und Säuglingen. Die subkutane Einspritzung wird vor allem im Bereich des Oberarms durchgeführt, deshalb soll sie im einzelnen hier beschrieben werden:

In der überwiegenden Anzahl der subkutan anzuwendenden Medikamente handelt es sich um kleine Mengen wässriger Lösungen. Aus diesem Grunde und aufgrund der anatomischen Tatsache verschieden lokalisierter Schmerzpunkte wird bei der subkutanen Technik eine dünne Kanüle (Stärke 18 oder 20) bevorzugt. Nachdem die Injektionsspritze und das anzuwendende Medikament überprüft worden sind, die überflüssige Luft aus der Injektionsspritze entfernt wurde, wird mit einem Alkohol- bzw. Äthertupfer die Haut im Bereich des jeweiligen Applikationsfeldes sorgfältig gereinigt. Aus Bequemlichkeitsgründen sollte der Patient bei der subkutanen Injektion am Oberarm sitzen und der Arzt auf der rechten Seite gewissermaßen halb hinter dem Patienten stehen. In dieser Stellung wird der rechte Oberarm punktiert. Ist der Arzt Linkshänder, empfiehlt es sich, die kontralaterale Position einzunehmen.

Mit dem linken Daumen und Zeigefinger, die ebenfalls durch Äther oder Alkohol gesäubert sein sollen, ergreift der Arzt gewissermaßen kneifend die Haut des rechten Oberarms im Abstand von etwa 1 cm. Durch die Flexibilität der Haut in diesem Bereich kann er diese leicht hochziehen. Nun wird mit der rechten Hand in einem flachen Winkel — etwa 15 Grad zur Hautoberfläche — die emporgezogene Haut punktiert, die Injektionsnadel nach Durchdringen der Epidermis und des Koriums und Erreichen des subkutanen Bindegewebes parallel zur Haut vorgeschoben und nach Aspiration das Arzneimitteldepot injiziert. Auch hierbei empfiehlt es sich, ähnlich wie bei den intramuskulären Injektionen kurz vor der Hautpunktion die hochgezogene Haut ein- oder zweimal zusammenzudrücken, gewissermaßen zu zwicken, um durch den damit ausgelösten Schmerz den Einstich zu kaschieren. (Abb. 62.)

Die Frage der Blutaspiration wird auch bei dieser Injektionstechnik verschiedenartig gehandhabt. Während es im allgemeinen im Bereich des Oberarms empfehlenswert ist, eine Blutaspiration durchzuführen, ist bei strenger Einhaltung des Applikationsortes u. E. bei dieser Injektionsart eine Blutaspiration nicht erforderlich. Wie wir schon ausgeführt haben, benötigt jede gewissenhafte Blutaspiration einen Handwechsel, bedeutet also eine wesentliche Verlängerung der Einspritzung. Man sollte auch die psychologische Einstellung zur Injektionstherapie berücksichtigen und sich streng an die beschriebenen gefäß- und nervenarmen Applikationsorte halten.

Nachdem das Arzneimittel injiziert wurde, wird die Injektionsspritze mit der rechten Hand so gegriffen, daß der Zeigefinger auf dem Kanülenkonus liegt und die Spritze und Kanüle zugleich mit einem Ruck entfernt werden. Das Steckenbleiben der Nadel löst zwar keine Komplikationen aus, doch ist es für den Patienten zweifellos angenehmer, wenn die manchmal etwas lockere Kanüle sofort aus dem Applikationsfeld entfernt wird.

Die eben beschriebene Technik erstreckt sich auch auf die anderen Applikationsorte. Nur gelingt es in diesen Bereichen infolge der topographisch-anatomischen

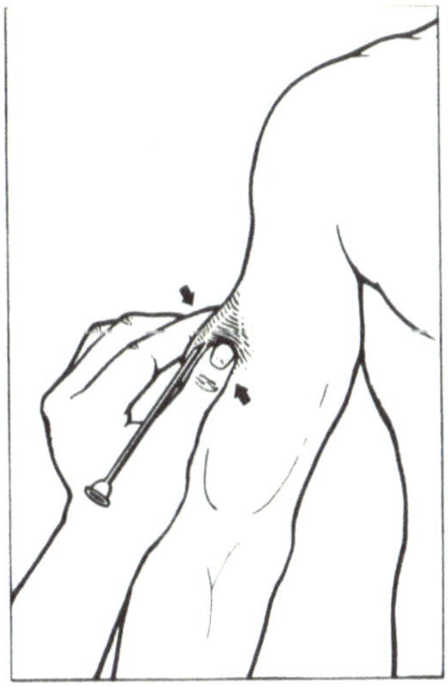

Abb. 62. Darstellung der subkutanen Injektion im Bereich des Oberarms.

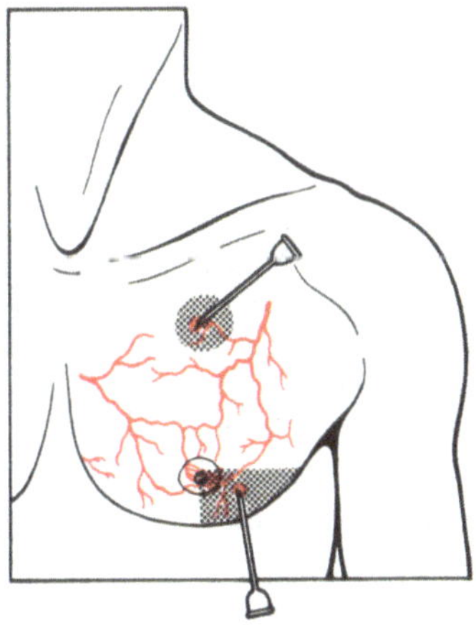

Abb. 63. Applikationsfeld für intrapektorale sowie subkutane Injektion im Bereich der männlichen Mamma.

Situation — die Epidermis und das Korium sind an diesen Stellen fester mit der Subkutis verbunden — nicht, die Haut in einer Entfernung von 1 cm zu greifen und emporzuziehen. An diesen Stellen muß ein etwa 2 cm breites Areal ergriffen werden, um die Injektion durchzuführen. (Abb. 63.)

Die subkutane Einspritzung am Oberschenkel erfolgt wie oben schon dargestellt im medio-lateralen Anteil des M. quadriceps femoris (Abb. 59). Hierbei hat man darauf zu achten, daß der Patient nach Möglichkeit liegt und die Injektionsspritze von kaudal nach kranial, also von unten nach oben geführt wird. Beim Rechtshänder erfolgt die Injektion wiederum am rechten Oberschenkel, beim Linkshänder am linken.

Die subkutane Einspritzung in die Rückenhaut unterscheidet sich nicht von der Technik im Oberarm und Oberschenkel, auch hier wird nach einem Greifen der Haut von etwa 2 cm Breite die Haut emporgezogen, ein oder mehrere Male gezwickt und die Injektion zumeist im Bereich der Brustwirbelsäule paravertebral von kaudal nach kranial durchgeführt.

D. Die intrakutane Injektionstechnik

Infolge der Zunahme der BCG-Schutzimpfungen, die heute beinahe von jeder geburtshilflichen Abteilung durchgeführt werden, und die auf der Technik der intrakutanen Injektion beruhen, soll in diesem Rahmen auf die Technik und die Schwierigkeiten bei dieser nicht immer einfachen Einspritzungsart eingegangen werden. In entsprechender Weise werden bei der sogenannten Segmenttherapie bestimmte intrakutane Quaddeln *(Novocain, Impletol)* angelegt.

Die intrakutane Injektion im Bereich des Oberschenkels

Im Kapitel Applikationsorte für die intrakutane Technik haben wir schon hervorgehoben, daß hier die Außenseite des Oberschenkels in ihrem kranialsten Abschnitt, also am proximalen Ansatz der Fascia lata benutzt wird. Wir haben auch schon auf das Wachstum und die dadurch entstehende Hautverschiebung aufmerksam gemacht, so daß jeder Arzt, der diese Injektion durchführt, diese Punkte schon allein aus kosmetischen Gründen berücksichtigen sollte. Die Verschiebung der Injektionsstellen infolge des Wachstums hat man besonders in den früheren Zeiten beobachten können, in der es noch notwendig war, zwei intrakutane Quaddeln zu setzen. Infolge der Entwicklung der aktiven Schutzimpfungen ist aber auch hier ein grundlegender Wandel eingetreten und es wird heute in der überwiegenden Anzahl der Fälle nur noch eine intrakutane Quaddel gesetzt.

Die Technik der intrakutanen Injektionstherapie erfordert infolge der geringen Menge des Arzneimitteldepots und infolge der in der Haut liegenden Depots ein spezielles Instrumentarium. Von vielen Kollegen, insbesondere von den Pädiatern werden die sogenannten Tuberkulinspritzen bevorzugt, die bei einem Volumen von 2 ml etwa 10 cm lang sind. Auf diese Weise ist die Millilitereinteilung erheblich größer und man ist in der Lage, eine genaue Dosierung vorzunehmen. Das gleiche gilt für die Injektionskanülen, die äußerst fein und zart aus V_2A-Stahl konstruiert sind (Stärke 20).

Mit diesem Instrumentarium wird die intrakutane Injektion folgendermaßen vorgenommen:

Am liegenden Patienten, es handelt sich ja hier zumeist um Säuglinge, die von Hilfspersonen fixiert werden müssen, wird auf dem Wickeltisch bzw. Behandlungstisch die Punktion so vorgenommen, daß der Arzt zum Rücken des Kindes steht. Der Säugling liegt auf der Seite — vom Arzt abgewendet. Nachdem die Punktionsstelle mit Alkohol, Äther o. ä. gereinigt wird, sucht der Arzt mittels seines ebenfalls gesäuberten Daumen und Zeigefinger die Punktionsstelle auf. Im Gegensatz zur subkutanen Injektion werden hier höchstens 4 bis 5 mm der Haut gegriffen und diese nur wenig emporgezogen. Durch diesen kleinen Griff hat der Arzt Epidermis und Korium gegriffen, ohne das subkutane Fettgewebe mit zu fassen. Nun wird die Injektionsspritze in die rechte Hand genommen — die Injektionslösung ist zu kontrollieren — und die Punktion wird in die zusammengedrückte Haut, in diesem Falle also beinahe parallel zur Haut, durchgeführt. Infolge des Reichtums der Lederhaut (Korium) an kollagenen und elastischen Fasern trotz der zarten Haut des Säuglings, ist hier ein gewisser Druck notwendig, um die nicht zu scharf angeschliffene Kanülenspitze in das Korium zu stechen. Durch Entleerung von 0,1 ml und die dadurch zustandegekommene kleine

Quaddel kann man die richtige Lage der Nadelspitze kontrollieren, die in diesem Falle hier wieder mit der angeschliffenen Kanülenspitze zum Arzt zu schauen hat.

Kommt es allein durch diesen zehntel Milliliter zu einer kleinen intrakutanen Auftreibung, liegt die Nadel richtig und das Injektionsdepot kann entleert werden.

Kommt es nach Injektion von 0,1 ml nicht zu der erwähnten Quaddelbildung und läßt sich der $^1/_{10}$ Milliliter leicht und ohne Druck entleeren, liegt die Kanüle subkutan — also nicht richtig. Die Nadel ist zu entfernen und eine neue Punktion muß versucht werden. Nach lege artis gelegten Medikamenten- oder Serumdepots wird die Spritze mit einem Ruck zurückgezogen und häufig zeigt sich nun infolge des Injektionsdepots eine Quaddel mit dem typischen Symptom einer Cutis anserina. Infolge des Eindringens der Injektionsflüssigkeit kommt es zur Kompression, teilweise auch zur Kontraktion der kleinen, oberflächlich liegenden Gefäße, so daß nach der Injektion die Quaddel blaß erscheint. Die sorgfältige Säuberung nach dem Eingriff beendet die intrakutane Einspritzung.

Die Heilanästhesie hat in letzter Zeit viele Anhänger gefunden. Neben den verschiedenen perkutanen Anwendungsformen wird die intrakutane Heilanästhesie zum Beispiel bei Interkostalneuralgien, bei geringgradigen Bandscheibenbeschwerden u. ä., durchgeführt. Hierbei werden paravertebral, also etwa 2 bis $2^1/_2$ cm von den Dornfortsätzen entfernt beiderseits eine Reihe von intrakutanen Quaddeln gesetzt. Obwohl manche Autoren (Leriche, Hunecke u. a.) dieser Technik großen therapeutischen Effekt zuschreiben, hat der Autor trotz mehrfacher Anwendung dieser Methode nicht viele Erfolge gesehen.

Wie beim Säugling die intrakutane Quaddel gesetzt wird, so wird hier am liegenden Patienten die Haut entsprechend den zu behandelnden Segmenten, sowie Daumen und Zeigefinger des injizierenden Arztes sorgfältig gereinigt und die Quaddel ebenfalls wieder durch leichtes Hochziehen der Haut intrakutan gesetzt. Das gleiche wiederholt sich beiderseits der Wirbelsäule entsprechend der Lokalisation des angegebenen Leidens. Auch hier ist wieder eine möglichst große graduierte Spritze, also eine solche vom Tuberkulintyp und eine Injektionskanüle in der Stärke zwischen 18 und 20 zu benutzen. So empfiehlt es sich, ebenfalls 0,1 ml vorzuspritzen, um die Lage der Kanüle zu kontrollieren, die Injektion durchzuführen und dann die Spritze mit Zeigefinger am Kanülenkonus ruckartig zu entfernen. Eine abschließende Säuberung beendet diesen Eingriff.

E. Komplikationen und ihre Behandlung

Bei der subkutanen und intrakutanen Technik kommen relativ selten Komplikationen vor. Die häufigsten Komplikationen sind zweifellos die Infektion und die allergische Reaktion auf das injizierte Arzneimitteldepot. Schon Stör macht auf die infolge unsauber ausgeführter Injektion auftretenden Infektionen und Abszesse, sogar auf das außerordentlich selten auftretende Gasödem aufmerksam. Auf Grund der Lokalisation insbesondere durch Anwendung der Antibiotika sind diese Infektionen durchaus zu beherrschen. Über den Gasbrand haben wir schon in dem Kapitel „Intramuskuläre Injektionen“ (S. 122) berichtet. Schwerwiegende Komplikationen infolge einer subkutanen oder intrakutanen Injektion sind in den letzten Jahren nicht bekannt geworden.

Infektionen kommen jedoch relativ häufig vor, insbesondere, wenn man das Selbstspritzen der Diabetiker berücksichtigt. Durch die jahrelange Anwendung von Injektionen haben diese Patienten eine solche Routine und Geduld, daß in den meisten Fällen die Infektionen konservativ, also häufig ohne ärztlichen Beistand behandelt werden.

JUNG und GLÖCKNER haben erst kürzlich über multiple Hautknochenbildungen und Verkalkungen nach Insulin-Injektionen berichtet. Diese Arbeit zeigt jedoch deutlich, wie selten solche schwerwiegenden Komplikationen im Verhältnis zu den täglich in aller Welt verabreichten Insulin-Injektionen sind.

Das oben für die Diabetiker Gesagte, trifft in noch viel stärkerem Ausmaß für die Süchtigen zu. Auch hier werden alle leichteren Komplikationen schon aus Furcht vor Entdeckungen selbst behandelt, doch beobachten wir infolge der oftmals erheblich geschwächten Abwehrkräfte sogar Nekrosen. Daß solche Zwischenfälle sich auch im Krankenhaus ereignen können, berichtet STÖR:

„Bei Kranken, die alle mit einer aus derselben Quelle bezogenen Morphiumlösung behandelt wurden, zeigten sich (nach subkutaner Injektion) entzündliche Reaktionen von Dreimarkstück- bis Handtellergröße in der Umgebung der Einstichstelle, die in einem Falle zu einer oberflächlichen Hautnekrose führte. Falsche Technik und Verunreinigung konnte ausgeschlossen werden. Die Untersuchung des Präparates ergab, daß dem Morphin 33 % des billigen Tartarus stibiatus beigemengt war."

Kommt es einmal zu einem Anstechen eines größeren Gefäßes und damit zur Ausbildung eines Haematoms, wird konservativ anfangs mit kühlenden Alkoholumschlägen, später mit feuchter Wärme und den schon zitierten *Thrombophob-*, *Hepathrombin-* u. ä. Salben vorgegangen. Die oben erwähnte Entzündung infolge einer subkutanen Injektion kann in seltenen Fällen zu einem Spritzenabszeß führen. Aus kosmetischen Gründen empfiehlt sich hier dann eine frühzeitige kleine Inzision mit anschließender Drainage. Nervenverletzungen durch subkutane oder intrakutane Techniken sind nicht bekannt geworden.

V. DIE INTRAARTERIELLE INJEKTION

A. Allgemeines

Die intraarterielle Punktionstechnik hat im Gegensatz zu den intravenösen Einspritzungen einen besonders hohen diagnostischen Wert. Unsere Hauptüberschrift ist daher im Grunde genommen nicht ganz korrekt, wir werden im folgenden weniger über die Injektion als über die Punktion sagen. So hat diese Technik heutzutage in der Diagnostik von Herz- und Lungenkrankheiten, bei der Überwachung und Therapie von Patienten mit metabolischen oder respiratorischen Störungen der Blutgas- und Säurebasenverhältnisse einen festen Platz eingenommen. Darüber hinaus benötigt man den intraarteriellen Zugang mehr und mehr beim Einlegen von Kathetern zur sicheren und exakten blutigen Messung des intraarteriellen Drucks auf Intensivpflegestationen, in der postoperativen Überwachung nach Herzoperationen und zur Kreislaufüberwachung und eventuellen intraarteriellen Schnellzufuhr von Blut während großer operativer Eingriffe.

So ist die intraarterielle Injektion weitgehend diagnostischen Maßnahmen vorbehalten, z. B. der Injektion von Röntgenkontrastmitteln, und nur ein geringer Teil ihrer heute schon großen technischen Anwendung liegt auf therapeutischem Gebiet. Es werden bei arteriellen Durchblutungsstörungen Medikamente intraarteriell zugeführt oder bei im endarteriellen Gebiet sich befindlichen bösartigen Tumoren eine Zytostatikatherapie intraarteriell eingeleitet. Auch bei schweren Schockzuständen wird Blut intraarteriell transfundiert, z. B. beim schweren Blutungsschock, um auf diese Weise retrograd direkt die linke Herzkammer aufzufüllen. Dazu wird im allgemeinen die linke A. radialis benutzt.

Wenn auch zur Zeit noch eine gewisse Beschränkung in der intraarteriellen Therapie liegt, so glaubt der Autor ganz sicher, daß sich hier in relativ kurzer Zeit ein Wandel einstellen wird.

B. Applikationsorte

1. Topographische Anatomie der A. femoralis

Die Mehrzahl der diagnostischen Eingriffe wird durch Punktion der A. femoralis durchgeführt. Da jedoch noch andere Arterien punktiert werden, sollen in Ergänzung unserer Kapitel über die topographische Anatomie des Oberschenkels und des Armes noch einige wichtige Tatsachen hervorgehoben werden.

Die A. femoralis betritt die Fossa iliopectinea meistens in der Mitte des Leistenbandes, wo sie dem Rand des knöchernen Beckens an der Eminentia iliopectinea aufliegt und daher durch Anpressen an den Knochen an dieser Stelle komprimiert werden kann. Die Arterie zieht durch die Fossa iliopectinea zum Canalis adductorius und durch diesen und seine distale Öffnung, den Hiatus adductorius, in die Fossa poplitea. *Auf Grund der Beziehungen zur Oberfläche kann man an der A. femoralis drei Strecken unterscheiden.*

Die erste uns besonders interessierende Strecke reicht vom Lig. inguinale bis zum medialen Rande des M. sartorius, die zweite ist von diesem Muskel gedeckt, die dritte liegt im Canalis adductorius und endet am Hiatus adductorius.

In der ersten Strecke liegt die A. femoralis sehr oberflächlich. Dicht unter dem Lig. inguinale wird sie vom Cornu superius des Margo falciformis bedeckt, weiter distal von der Fascia lata. Die V. femoralis schließt sich der Arterie von medial her dicht an und wird mit ihr gemeinsam durch Bindegewebe zu einem Gefäßstrang umschlossen; allmählich tritt die Vene tiefer und beginnt sich hinter die Arterie zu schieben. Innerhalb der ersten Strecke verläßt eine Reihe von Ästen die A. femoralis. Sofort nach ihrem Eintritt in die Fossa iliopectinea gehen die oberflächlichen Arterien ab, die Aa. epigastrica superficialis, circumflexa ilium superficialis und pupendae externae. Der größte Ast der A. femoralis ist die A. profunda femoris, die normalerweise die gesamte Versorgung des Oberschenkels übernimmt, während die A. femoralis selbst außer einigen Muskelästen keine Zweige abgibt.

a) Geschlossene (perkutane) Darstellung der A. femoralis

Das ist schlechthin die ideale Methode zur Punktion der Oberschenkelarterie. Diese perkutane Technik bietet sehr große Vorteile und entspricht gewissermaßen der intravenösen Injektion im Bereich des Unterarms, die heute zum allgemeinen Rüstzeug jedes praktisch tätigen Arztes gehört. HEIDEMANN sagte erst kürzlich:

„Die intraarterielle Therapie ist bei einiger Übung leicht durchführbar und bietet keine wesentlichen Gefahrenmomente."

Auch wir stehen auf dem Standpunkt, daß schon in kurzer Zeit die intraarterielle Technik Allgemeingut jedes Arztes sein wird. Aus diesem Grunde wird die Punktion der Oberschenkelarterie näher abgehandelt. Man orientiert sich von kranial kommend, vom Lig. inguinale, dessen kaudaler Ansatz Leitpunkt für diese Technik ist.

Dicht unter dem Lig. inguinale trifft man in der Subkutis Lymphknoten des Tractus horicontalis, dahinter die Fascia cribrosa (Lamina cribriformis fossae ovalis). Im lateralen Abschnitt derselben, vom Margo falciformis des Hiatus saphenus (Fossa ovalis) etwas bedeckt, findet man die Arterie, medial ist ihr die V. femoralis dicht angeschlossen; die Gefäße liegen direkt hinter der Fascia cribrosa. Man kann die Arterie auch noch etwas weiter distal aufsuchen, dann ist sie unmittelbar unter der Fascia lata zu finden (Abb. 64.)

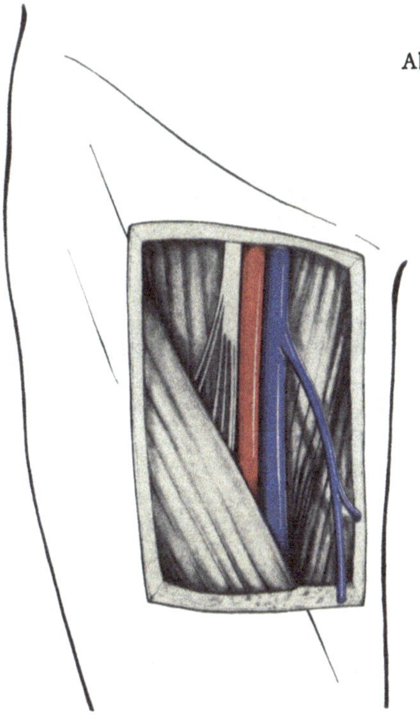

Abb. 64. Schematische Darstellung der A. femoralis.

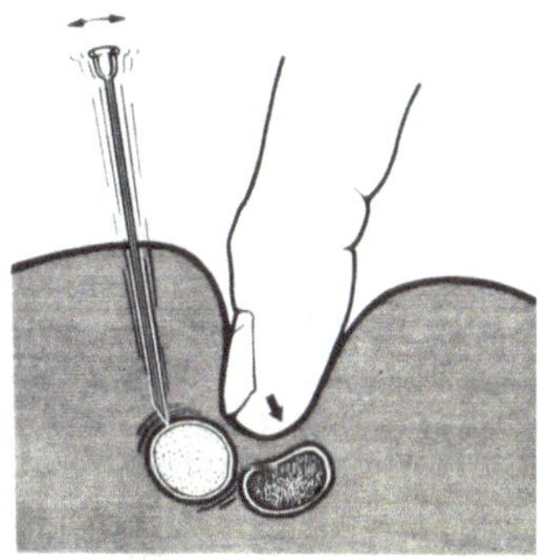

Abb. 65. Erreicht die Injektionskanüle die A. femoralis, kommt es zu deutlichem Pulsieren der Kanüle.

Der jeweilige Applikationsort richtet sich weitgehend nach dem Patienten. Ob man das Gefäß im Bereich der Fascia cribrosa (leichter!) oder der Fascia lata punktiert, ist gleichgültig, entscheidend ist, daß sich die Gefäße schon bei der Palpation so gut darstellen lassen, daß die Injektion ohne Schwierigkeiten gelingt. Ein entscheidender Kunstgriff bei der Darstellung der Arterie ist das mit dem linken Zeigefinger geübte Wegdrücken des großen Venenstammes, sowie das auf die Kanüle übertragene Pulsieren der Arterien (Abb. 65).

b) Offene (chirurgische) Darstellung der A. femoralis

Bei manchen Eingriffen und dann, wenn die perkutane Punktion mißlingt ist es erforderlich, die A. femoralis chirurgisch freizulegen.

Die A. femoralis wird in einer Linie aufgesucht, die die Mitte des Lig. inguinale mit dem Epicondylus medialis femoris verbindet. Auf dieser Linie gibt es drei typische chirurgische Inzisionsstellen:

Dicht unter dem Lig. inguinale in der Fossa iliopectinea, in der Mitte des Oberschenkels hinter dem M. sartorius und im Canalis adductorius.

Die chirurgische Darstellung der A. femoralis entspricht im Grunde genommen der eben geschilderten perkutanen Technik.

Auch hier orientiert man sich wieder von kranial her, tastet vom kaudalen Ansatz des Lig. inguinale kommend die Gefäßloge aus und stellt nun nach Längsschnitt, möglichst stumpf, die A. femoralis dar. Es ist darauf zu achten, daß die V. femoralis medialwärts liegt und die V. saphena magna im oberen Anteil der V. femoralis in diese einmündet. Da hier häufig Anomalien des Gefäßverlaufes vorliegen, ist dringend darauf zu achten, daß diese Venen keinesfalls verletzt werden.

Bei der chirurgischen Freilegung in der Mitte des Oberschenkels orientiert man sich zuerst über den Verlauf des M. sartorius, der von der Spina ilica ventralis schräg nach medial und distal über den Oberschenkel verläuft. Dort, wo er die oben angegebene Verlaufsrichtung der A. femoralis trifft, schneidet man ein. Die V. saphena wird im Subkutangewebe nach medial verlagert und die Scheide des Muskels gespalten. Die Verlaufsrichtung der Muskelfasern gibt sichere Orientierung, denn nur die Fasern des M. sartorius ziehen schräg nach medial und distal, die Fasern des M. vastus medialis und der Adduktoren verlaufen nach lateral-distal. Der M. sartorius wird nach lateral abgezogen und die Hinterwand seiner Scheide ebenfalls durchtrennt. Hinter dieser erscheint die A. femoralis, an ihrem lateralen Rand liegt der N. saphenus, die V. femoralis findet sich tibial und hinter der Arterie. Allerdings können kleinere Begleitvenen auch vor der Arterie verlaufen, die unter Umständen durch ihre starke Blutung die Operation verzögern. (Abb. 66.)

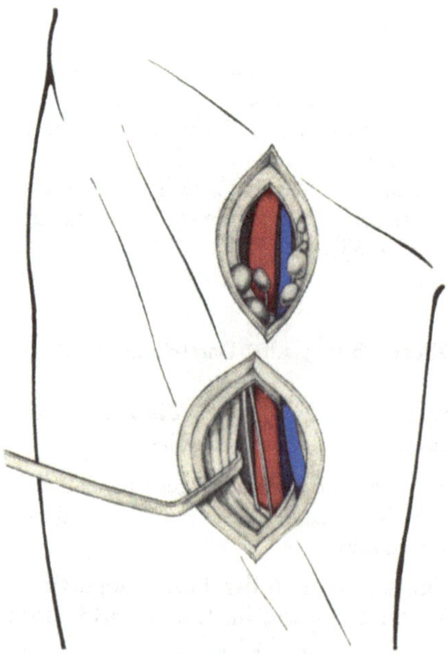

Abb. 66. Chirurgische Darstellung der A. femoralis.

Man kann die Arterie auch noch im Adduktorenkanal aufsuchen, doch ist das bei dem zur Diagnostik erforderlichen Zubehör nur in Ausnahmefällen, z. B. bei größeren Narbenplatten im kranialen Oberschenkelbereich empfehlenswert.

2. Topographische Anatomie der A. carotis

Im Kopfbereich finden wir eine Anzahl von Endarteriengebieten, in deren Versorgungsgebiet Malignome häufig auftreten. So gilt heute schon als eine der besten Methoden zur Bekämpfung des einseitig fortgeschrittenen inoperablen Zungenkarzinoms die intraarterielle Zytostatikaanwendung. Im Gegensatz zu den Anästhesisten, Neurochirurgen und Röntgenologen, die das perkutane Vorgehen bei der Arterienpunktion bevorzugen, legen wir größeren Wert darauf, die Arterie darzustellen, um die Lage des eingeschobenen Katheters genauestens zu überprüfen. Das ist bei so toxischen Mitteln, wie den bisher entwickelten Zytostatika, unbedingt erforderlich, da diese Stoffe absolut gewebsunverträglich sind, und eine para- oder periarterielle Diffusion Nekrosen zur Folge hätte.

Bei diesen großen Gefäßen ist es auch erforderlich, die gelegten Katheter sorgfältig zu fixieren, so daß keine Nachblutungen auftreten können.

Die A. carotis communis, sie ist anfangs immer unser Leitziel, ist relativ einfach aufzusuchen. Durch einen Längsschnitt im Bereich des medialen Randes des M. sternocleido-mastoideus wird Haut und Platysma durchtrennt, so daß sich nun mittels

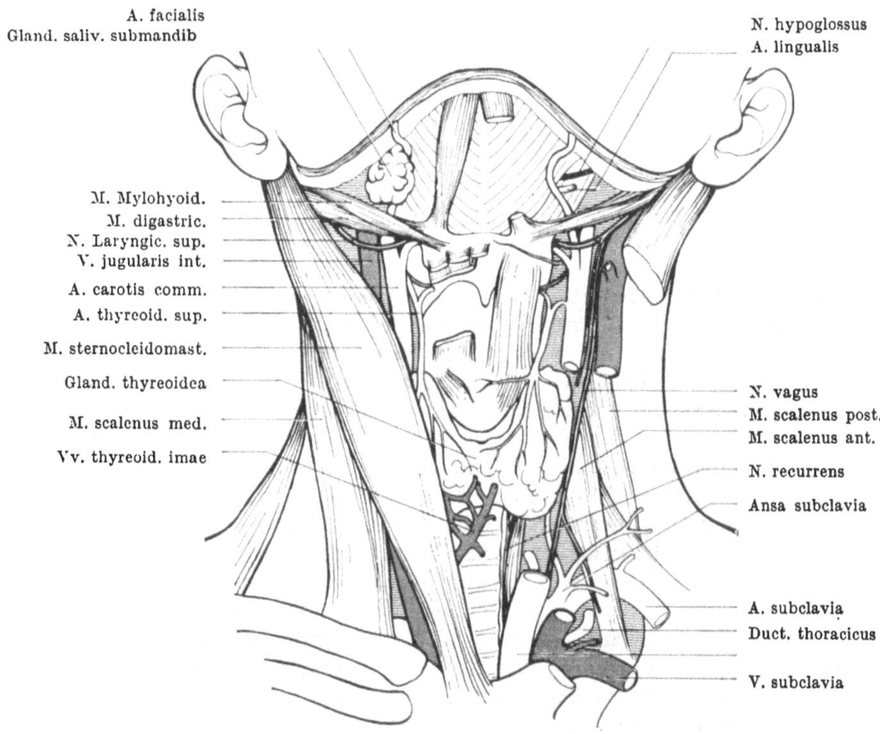

Abb. 67. Schematische Darstellung der A. carotis communis.

stumpfer Präparierschere die oberflächlichen Venen (Vv. jugularis superficialis, thyreoidea cranialis und ihre Verzweigungen) deutlich darstellen lassen. Nach Unterbindung dieser Venen und stumpfem Vorgehen in Richtung Gefäßloge ist die V. jugularis interna gut darzustellen. Da diese Vene zumeist lateral-ventral von der Arterie liegt, muß sie immer zuerst dargestellt werden und mittels eines Sicherheitsfadens umschlungen werden. Durch leichtes Emporziehen der V. jugularis mittels des Haltefadens stellt sich die A. carotis communis tief in der Gefäßloge liegend gut dar. Das Gefäßbindegewebe wird von der A. carotis communis abgetrennt und die Arterie nach kranial entwickelt (Abb. 67.)

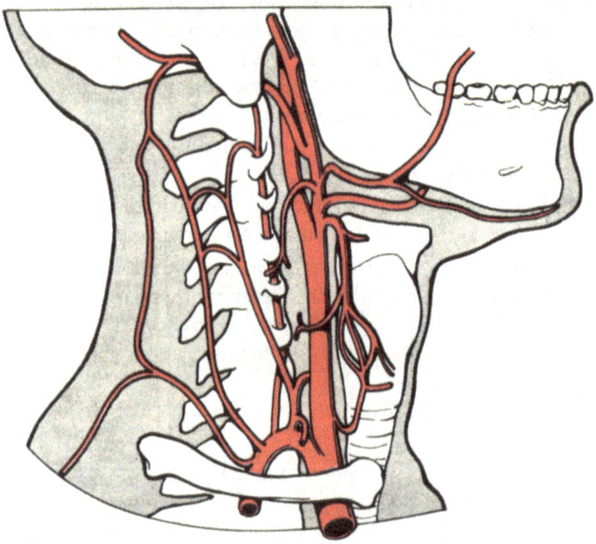

Abb. 68. Schematische Darstellung des Arterienverlaufs im Bereich des Halses.

Wie aus Abb. 68 hervorgeht, liegt die Teilungsstelle der A. carotis communis in die A. carotis externa und interna in Höhe des oberen Randes der Cartilago thyreoidea. Bei jugendlichen Personen ist der Teilungswinkel spitz, beide Gefäße liegen eng aneinander. Sobald die Gefäße aber an Elastizität eingebüßt haben, weichen sie an der Teilungsstelle mehr oder weniger auseinander. Bei der Teilung der A. carotis communis liegt die A. carotis interna lateral, sie schiebt sich aber bald medialwärts hinter die A. carotis externa und zieht im Spatium parapharyngicum aufwärts zum Canalis caroticus. Ihrer tiefen Lage entsprechend wird sie bedeckt von allen drei Muskeln, die am Processus styloideus entspringen und nach vorn und medial ziehen, sie wird daher auch von dem tiefsten von ihnen, dem M. stylopharyngicus von lateral her überlagert. In ihrem ganzen Verlauf bis zum Schädel entläßt die A. carotis interna keinen einzigen Ast. Die A. carotis externa reicht von der Teilungsstelle der A. carotis communis bis in die Regio retromandibularis, wo sie sich in ihre Endäste aufgliedert. Auf ihrem Wege dorthin gibt sie eine große Zahl von Ästen ab, ihre Astfolge liegt oberflächlich zur A. carotis interna, eingebettet in lockeres Bindegewebe, so daß die einzelnen Äste zur Katheterisierung gut zugänglich sind. Die beiden Karotiden selbst sind daher deutlich charakterisiert:

Die A. carotis interna liegt lateral und hinten und hat keine Äste, die A. carotis externa befindet sich vorn und medial und gibt von ihrem Ursprung an sofort Äste ab.

Nachdem man sich stumpf bis zur Teilungsstelle emporpräpariert hat, wird als erstes die Unterscheidung zwischen A. carotis externa und interna vorgenommen. In der Mehrzahl der Fälle liegt die A. carotis externa eben mehr nach medial und gibt gleich nach der Teilung die A. thyreoidea cranialis ab. Da diese Teilungsstelle häufig mit einem festen Bindegewebe umgeben ist, ist sorgfältige Darstellung mit einer stumpfen Präparierschere erforderlich. Man kann dann ohne weiteres die A. carotis externa mit zwei Haltenähten anschlingen und nun die Punktion vorbereiten.

3. Topographische Anatomie der A. radialis

Die A. radialis wird selten zur Arterienpunktion benutzt. Auf Grund ihres relativ kleinen Durchmessers kommt es sehr leicht, gerade bei diagnostischen Eingriffen, in kurzer Zeit zur Verstopfung des Gefäßes evtl. sogar zu einer Thrombose. Daher wird die **A. radialis meistens zur intraarteriellen Bluttransfusion punktiert.** Unter allen Umständen ist darauf zu achten, daß vor dem Eingriff an der A. radialis das Vorhandensein der A. ulnaris geprüft werden muß. Liegt eine Aplasie der A. ulnaris vor, kommt es bei einer Schädigung der A. radialis zu schwerwiegenden Ernährungsstörungen im Bereich der Hand.

In manchen Fällen ist jedoch eine chirurgische Darstellung der A. radialis unerläßlich, so daß auch sie kurz beschrieben werden soll:

Die A. radialis verläßt die A. brachialis vor dem Ellenbogengelenk und zieht in der Richtung der A. brachialis weiter. Sie liegt in der Fossa cubitalis oberflächlich, verläuft schräg radialwärts, kreuzt die in der Tiefe der Fossa cubitalis verlaufende Sehne des M. biceps und verläuft dann im Sulcus radialis am Unterarm. Wie aus Abb. 69 zu ersehen ist, wird die Arterie am distalen Ende des Unterarms freigelegt,

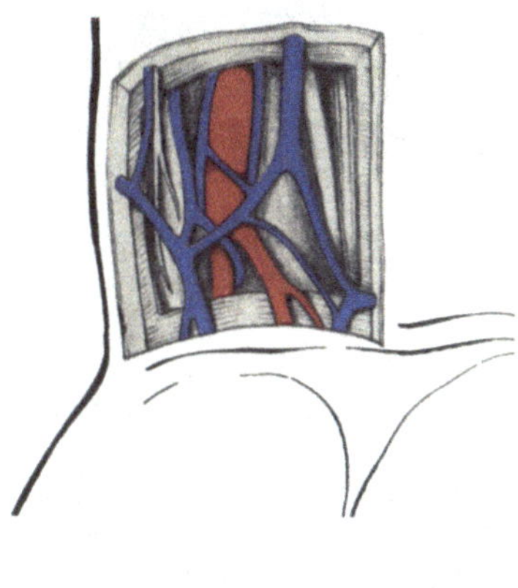

Abb. 69. Darstellung der oberflächlichen und tiefen Gefäße der radialen Handwurzelbeugeseite. Nach Unterbindung der oberflächlichen Venen kann die A. radialis dargestellt werden.

wobei zuerst die oberflächlich gelegenen Venen sorgfältig unterbunden werden müssen, damit bei dem der Arterie entsprechenden Längsschnitt keine größere Blutung auftritt und der Sulcus radialis gut dargestellt werden kann. Der Sulcus radialis wird hier unten begrenzt vom M. brachio-radialis und vom M. flexor carpi radialis. Auch hier ist wieder stumpfes Vorgehen unbedingt erforderlich, da die Arterie meistens von zwei leicht zerreißbaren Vv. comitantes begleitet wird. Diese Venen werden sorgfältig abgeschoben und nach Durchtrennung des Gefäßbindegewebes die Arterie dargestellt.

4. Topographische Anatomie der A. brachialis

Obwohl die A. brachialis in letzter Zeit häufiger punktiert wird, sollte man bei diesem Eingriff immer daran denken, daß die die Arterie begleitenden Venen- und Nervenstämme nicht verletzt werden dürfen. Die Gefäße und Nerven liegen im Sulcus bicipitalis medialis (Sulcus M. bicipitalis brachii ulnaris). Dieser Sulcus stellt eine Rinne dar, die medial von der Fascia brachii bedeckt wird. Die dorsale Begrenzung bildet das Septum intermusculare brachii mediale, lateral liegt der Rinne im proximalen Teil des Armes der M. coracobrachialis, im distalen der M. brachialis an. Von vorn wird der Sulcus je nach Ausbildung der Muskulatur vom M. biceps überlagert. Der Verlauf der A. brachialis wird durch eine Linie angegeben, die den medialen Umfang des M. coracobrachialis mit der Mitte der Fossa cubitalis verbindet. Wegen der Ausbreitung der arteriellen Versorgung durch Abgabe der A. profunda brachii und den Aa. collaterales ulnares und den schon erwähnten sie umgebenden größeren Venenstämmen (Abb. 70) wird häufig eine chirurgische Freilegung erforderlich.

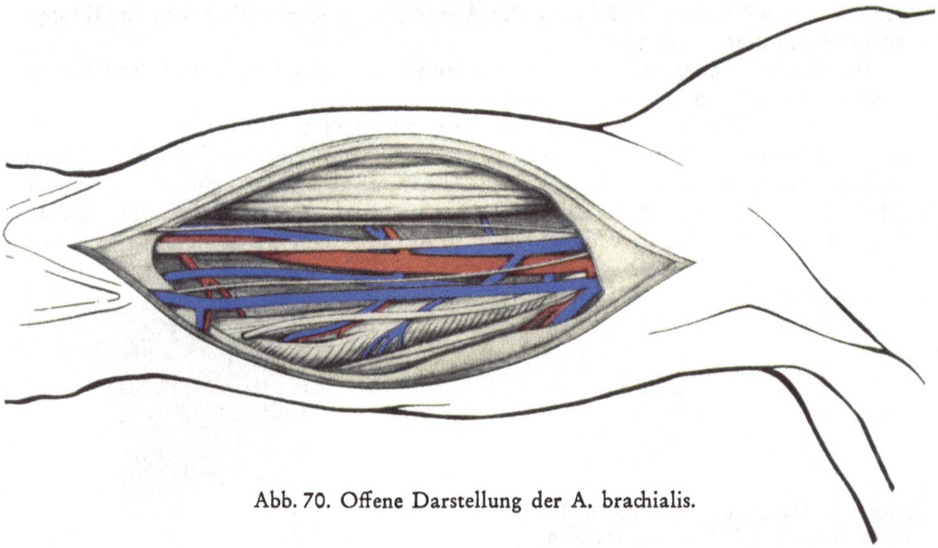

Abb. 70. Offene Darstellung der A. brachialis.

Der Längsschnitt erfolgt im ulnaren Anteil des M. biceps, so daß ein Aufklappen des die Gefäßnervenscheide bedeckenden Muskels möglich wird. Infolge des Gefäßreichtums ist in diesem Bereich sorgfältiges und stumpfes Präparieren erforderlich. Ist es bei diesem Eingriff gelungen, den Bizeps zu isolieren und ihn mittels zweier stumpfer Haken nach lateral wegziehen zu lassen, stellt sich der oberflächliche Teil der Gefäßnervenscheide eingehüllt in Gefäßbindegewebe gut dar, so daß unter Schonung der Nerven und Wegschieben der die Arterie begleitenden Venen das Gefäß gut dargestellt werden kann.

Die topographische Anatomie der Aa. vertebralis und subclavia soll in diesem Rahmen nicht mehr abgehandelt werden, da ihre Punktion kein Routineeingriff ist und sie nur zu speziellen Zwecken herangezogen werden. So hat die Punktion der A. vertebralis beispielsweise nur Interesse im Rahmen der neurochirurgischen Diagnostik.

C. Die intraarterielle Injektionstechnik

1. Die intraarterielle Injektionstechnik bei Männern

Punktion der A. femoralis

Da die intraarterielle Technik vor allem im Bereich der A. femoralis und der A. carotis angewendet wird, sollen diese beiden Techniken hier näher beschrieben werden. Wie aus den anatomischen Vorbemerkungen hervorgeht, läßt sich die A. femoralis im medial-kranialen Anteil des Oberschenkels — also etwa 2 bis 3 Fingerbreit unterhalb des kaudalen Ansatzes des Leistenbandes medialwärts gut palpieren. Die Darstellung der A. femoralis sollte man sich auch mit Hilfe der Lagerung erleichtern, indem dem liegenden Patienten ein hartes Kissen oder eine Decke unter das Gesäß geschoben wird, so daß die Leistenbeuge gestreckt und gehoben wird. Verständlicherweise wird nicht „gestaut". Demgegenüber kann man bei schwer palpablen Arterien distalwärts die Extremität „abbinden". Der arterielle Pulsschlag ist dann sehr deutlich zu fühlen. In diesem Bereich — und man wird sich immer vor Augen halten, daß medial von der Arterie noch die Vene liegt — wird indirekt, und zwar von kaudal nach kranial die Haut durchstochen. Es wird vielfach empfohlen, das kurzgeschliffene Lumenende der Kanüle zur Haut schauen zu lassen. Hier wird jedoch ein Unterschied zwischen der aus diagnostischen Gründen notwendigen Punktion der A. femoralis und der therapeutischen Injektion eines Medikamentes gemacht. Bei der Injektion soll die Kanülenspitze, also das angeschliffene Ende hautwärts liegen, während bei der Punktion die Kanüle umgekehrt liegen soll. *Bei der Punktion, die prinzipiell von kaudal nach kranial durchgeführt wird,* fließt durch diese Kanülenführung nach Anstechen der Arterie sofort Blut aus der Kanüle und kann nach Aufsetzen der Injektionsspritze bei leichtgängigen Spritzen den Stempel pulsierend empordrücken, während *bei der von kranial nach kaudal durchgeführten Injektion* das abgeschrägte Ende der Kanülenspitze mit dem Blutstrom eindringt, eine gute Aspiration und dadurch ein widerstandloses Injizieren ermöglicht.

> Nachdem die Kanüle, nach Möglichkeit lateral von der Arterie in die Gefäßscheide eingedrungen ist, schiebt man die Kanüle zart und langsam vor. Hier bewährt sich übrigens der oben zitierte Kunstgriff, indem der linke Zeigefinger die V. femoralis wegdrückt und der Daumen die pulsierende Arterie palpiert. Bei Annäherung an die Arterie bzw. beim Anliegen des Kanülenlumens an der Arterie werden die Pulsationen der Arterie auf die Kanüle übertragen, ein sehr wichtiges Zeichen zur richtigen Lage der geführten Nadel.
>
> (Abb. 65)

Anhand dieser Pulsation kann man auch genau feststellen, ob man lateral über oder medial von der Arterie liegt, denn durch das Schwenken der Kanüle kommt es zu verschiedenförmigen Pulsationen. Liegt die Kanüle und das ist am günstigsten, entweder lateral oder direkt auf der Arterie, wird die Arterie von kaudal nach kranial punktiert. (Abb. 65.)

Bei einer therapeutischen intraarteriellen Injektion ist nach indirekter Punktion der Haut von kranial nach kaudal und Annähern an die Arterie, bis Pulsationen auf die Kanüle übertragen werden, die Injektion wie oben beschrieben vorzunehmen. Cave Vena femoralis! Mit dem linken Zeigefinger wegdrücken!

Die Injektion wird immer erst nach einer Blutaspiration durchgeführt, die bei richtiger Lage der Kanüle pulsierend von selbst erfolgt — was sich natürlich nach dem Blutdruck des Patienten richtet. Bei der arteriellen Injektion ist darauf zu achten, daß das Arzneimitteldepot langsam injiziert wird. Nach Entfernen der Kanüle empfiehlt sich eine Kompression der Punktionsstelle mittels Fingerdruck. Hierbei ist jedoch darauf zu achten, daß nicht die Stichstelle der Haut komprimiert wird, sondern die Punktionsstelle der Arterie. Durch falsches Komprimieren, beispielsweise kaudal von der Arterienpunktionsstelle, wobei also nur auf den Hautstich und den arteriellen Verlauf gedrückt wurde, kann es zu einem erheblichen Haematom kommen. Es empfiehlt sich daher, mit Mittel- und Zeigefinger die vermutliche Arterienpunktionsstelle für zwei Minuten zu komprimieren. Anschließend sollte man für 20 Minuten auf diese Stelle noch einen Sandsack legen, da schon mehrfach eine Nachblutung zustande kam.

Punktion der A. carotis

Die perkutane Punktion der A. carotis communis wird heute zur Arteriographie durchgeführt. Da der Verfasser aber zur intraarteriellen Infusion in die Endarterien der A. carotis die Arterie prinzipiell freilegt, hat er mit der ersteren Methode keine Erfahrungen. Aus diesem Grunde zitieren wir Jorns, der die perkutane Punktion der A. carotis communis in folgender Weise vornimmt:

„Die Punktion der A. carotis communis, der am besten Morphin oder SEE intravenös vorausgeschickt wird, gestaltet sich etwas schwieriger als die anderer großer Arterien, weil dieses Gefäß leicht ausweicht. Deshalb empfiehlt es sich, den Eingriff am hängenden Kopf vorzunehmen. Der Kopf wird durch Unterlegen von Kissen unter die Schultern in Hängelage gebracht und nach der entgegengesetzten Seite gedreht. Bei dieser Lagerung spannt sich die Halsschlagader am stärksten an. Um ein seitliches Ausweichen zu verhindern, wird das Gefäß mit Zeige- und Mittelfinger der linken Hand festgehalten. Bei der nun folgenden örtlichen Betäubung sind auch die tieferen Gewebsschichten zu durchtränken."

> Der Einstich der Punktionsnadel erfolgt an der Stelle, an der die Pulsation der Arterie am deutlichsten zu fühlen ist. Das ist meist etwa fingerbreit unterhalb des oberen Schildknorpelrandes oder 2—3 Querfinger oberhalb des Schlüsselbeines der Fall.

Von Shimitzu wurde empfohlen, die Nadel genau senkrecht einzustechen. Mit Philippides u. a. zieht Jorns es vor, die Hohlnadel leicht schräg nach oben in Richtung des Gefäßverlaufes in die Haut einzustechen.

„Die Wunde in der Gefäßwand ist bei schräger Durchbohrung des Gefäßes nicht nur kleiner, sondern legt sich nach Herausziehen der Nadel auch leichter wieder zusammen. Zunächst wird die Nadel nur soweit an das Gefäß herangeführt, daß ihre Spitze die Wand eben berührt; dabei werden kräftige Pulsationen wahrgenommen. Darauf wird die bereits mit der Spritze versehene Nadel mit einem kurzen Ruck in das Gefäß eingestochen. Ist man sicher, daß die Hohlnadel einwandfrei in der Lichtung der Halsschlagader liegt, dann kann die Einspritzung erfolgen. Die Verwendung eines Gummischlauches an der Kanüle und eines Glaszwischenstückes, wie sie bei Arteriographien verwendet werden, ist für Heilmitteleinspritzungen nicht erforderlich, da die Umlagerung des Kranken für die Röntgenaufnahmen fortfällt; die Injektion kann vielmehr sofort an die Punktion angeschlossen werden.“ (Abb. 71)

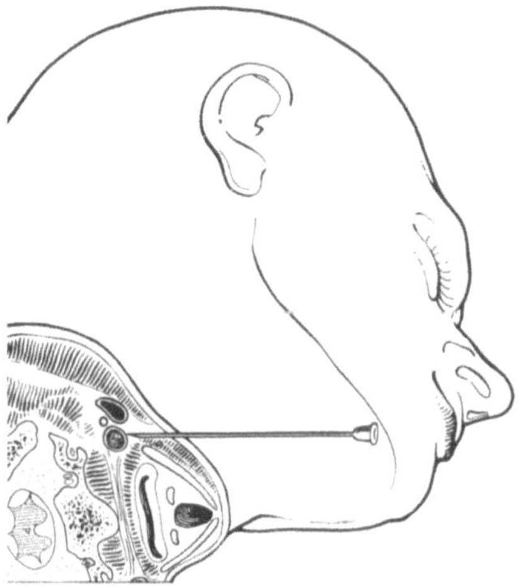

Abb. 71. Schematische Darstellung der geschlossenen Punktion der A. carotis communis bei stark retroflektiertem Kopf.

Bei der chirurgischen Freilegung der A. carotis wird prinzipiell ein Katheter geschoben, der längere Zeit liegen bleibt. Da das SELDINGER-Verfahren und die Katheterisierung der Arterien weiter unten abgehandelt wird, können wir hier auf nähere Ausführungen verzichten.

2. Die intraarterielle Injektionstechnik bei Frauen

Ein wesentlicher Unterschied zur Technik besteht allgemeinhin nicht. Lediglich auf Grund des bei Frauen meist sehr ausgeprägten Unterhautfettgewebes kommt es zu Schwierigkeiten. Das Fettgewebe kann solche Stärke annehmen, daß eine Pulsation der A. femoralis nicht mehr palpabel ist. Hier kommt der Lokalisation unserer Punktion bzw. Injektion größte Bedeutung zu. **Es empfiehlt sich daher, mittels eines Diagramms die Injektionsstelle bzw. das Applikationsfeld anzuzeichnen** (Abb. 72). Dabei geht man folgendermaßen vor: Man bestimmt den oberflächlichen Durchmesser des Oberschenkels, also die Breite, vom kaudalen Punkt des Inguinalbandes bis zur Außenfläche. Bei adipösen Frauen beträgt dieser Durchmesser ungefähr um die 24 cm. Nun wird diese Strecke gedrittelt, d. h. also 24 durch 3 geteilt. Die 8 cm lange Strecke, auf unserem Diagramm mit a bezeichnet, wird vom Inguinalpunkt in Richtung des Breitendurchmessers mittels einer Farblösung angestrichen. Dieser waagerechte Strich wird ergänzt durch die Strecke b. Hier werden wiederum vom In-

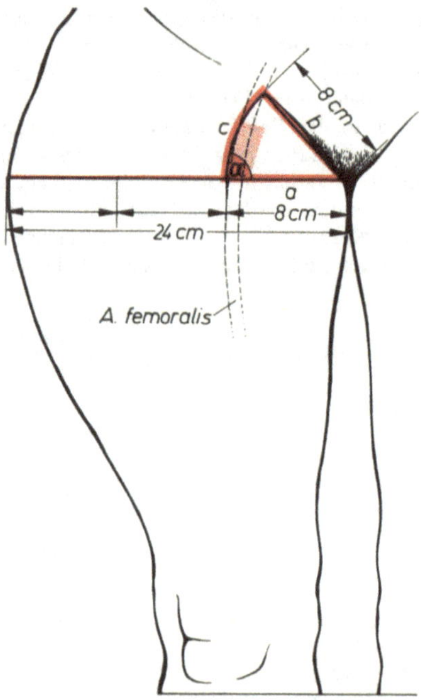

Abb. 72. Schematische Darstellung einer indirekten Punktion der A. femoralis bei adipösen Frauen mittels Breitenbestimmung des Oberschenkels und der Einzeichnung eines daraus resultierenden Dreiecks. So läßt sich die ungefähre Lage der A. femoralis bestimmen.

guinalpunkt 8 cm direkt auf dem Leistenband abgemessen und angezeichnet. Diese beiden Linien werden nun verbunden, so daß ein Dreieck resultiert, dessen Kathete c bogenförmig verläuft. In dem lateral-kaudalen Winkel dieses Dreiecks, hier als Winkel α bezeichnet, befindet man sich über der Gefäßloge, so daß bei adipösen Frauen hier die indirekte Punktion der A. femoralis vorgenommen werden kann. Auch hier achtet man darauf, daß die jetzt verwendete längere Kanüle sich möglichst von lateral oder ventral der Arterie nähert, so daß die Pulsation der Kanüle mitgeteilt wird. Erst nachdem die Kanüle rhythmisch pulsiert, wird die Injektionskanüle in die Arterie eingeführt.

Auf ein Phänomen, das insbesondere bei adipösen Frauen den injizierenden Arzt verwirren kann, wollen wir noch aufmerksam machen. Es kann beispielsweise nach einer lege artis durchgeführten Punktion der A. femoralis, also bei richtig liegender Kanüle im Gefäßlumen der Aspirationsversuch anfangs negativ sein. Wir haben bei unseren einleitenden Bemerkungen über die Biologie der Venenwand schon darauf hingewiesen, daß es hier zu erheblichen Kontraktionen kommen kann, wenn ein Reiz ausgelöst wird, wie ihn die Berührung mit der Nadelspitze hervorruft. Um wieviel mehr ist allein schon auf Grund des anatomischen Baues die Arterie in der Lage, sich zu kontrahieren. Auf diese Weise kommt es manchmal vor, daß anfangs trotz richtig liegender Kanüle kein Blut aus der Injektionsnadel fließt, der Aspirationsversuch negativ ist. In solchen Fällen, in denen man das Gefühl hat, bei der Punktion richtig vorgegangen zu sein, soll man daher warten. In den meisten Fällen löst sich der Spasmus schon nach wenigen Sekunden und der Aspirationsversuch wird positiv.

Die Punktion der A. carotis bzw. die chirurgische Freilegung unterscheidet sich nicht von dem vorher geschilderten Vorgehen.

3. Die intraarterielle Injektionstechnik bei Kindern

Die intraarterielle Technik ist insbesondere bei Kindern für die Diagnostik angeborener und erworbener Herzfehler von entscheidender Bedeutung. Es ist daher kein Wunder, daß gerade die Kardiologen und Anästhesisten diese Technik ausgezeichnet beherrschen. Wesentliche Unterschiede zu der oben bereits geschilderten Technik bestehen jedoch nicht. Es sind aber zwei Punkte, die hier besonders hervorgehoben werden müssen. Während wir erfahren haben, daß bei adipösen Frauen die Gefäßlogen relativ schwer zu erreichen sind, und von starken Fettpolstern geschützt sind, ist es bei einer Vielzahl von Kindern genau umgekehrt. Hier finden wir die A. femoralis manchmal direkt unter der Haut liegend. Wir dürfen also nicht den Maßstab des gesunden, normalen Mannes auf die Kinder übertragen. Daraus resultiert auch eine völlig andere Kanülenführung. Während bei Männern und Frauen die Injektionsnadel in einem Winkel von über 45 Grad die Haut punktiert, wird bei Kindern die Kanüle sehr flach, also in einem Winkel zwischen 15 und 20 Grad in die Haut eingestochen, um bei anormal oberflächlicher Lage der Arterie diese nicht zu verfehlen.

Der zweite Punkt betrifft die Schmerzbekämpfung unter der Punktion. Meist gelingt die Punktion ohne Narkose, bei empfindlichen Kindern manchmal in Lokalanästhesie der Haut. Eine tiefe Lokalanästhesie im Bereich der A. femoralis macht man schon deshalb nicht gern, weil die Injektionsflüssigkeit die Konturen der Gefäßloge verwischen kann, also die Arterienpunktion selbst erheblich erschwert. Außerdem muß der Patient bei einer Lokalanästhesie, die rhombenförmig angelegt werden müßte, wenigstens 2 Einstiche hinnehmen, wohingegen die Punktion der A. femoralis, eine gewisse Übung vorausgesetzt, mit einer Hautpunktion durchgeführt wird. In seltenen Fällen ist es jedoch erforderlich, bei unruhigen Kindern eine Kurznarkose durchzuführen.

D. Komplikationen und ihre Behandlung

Komplikationen nach einer intraarteriellen Injektion sind relativ selten. Wenn es aber zu schädlichen Folgen kommt, können diese erheblich sein.

Mortensen berichtet in *„Klinische Folgen von arteriellen Injektionen, Transfusionen und Inzisionen"* über die Untersuchungen von 3193 arteriellen Punktionen der verschiedensten Typen. Bei diesen Punktionen sah er 66 große Komplikationen und 321 geringere bei einer Gesamtkomplikationsrate von 13%.

Die Seldingertechnik der perkutanen Arterienpunktion war begleitet von der höchsten Zahl der Zwischenfälle, die perkutane Nadelpunktionsmethode folgte mit einer mittleren Komplikationsrate, und die Inzision der Arterien mit anschließender Naht zeigte die wenigsten Zwischenfälle. Die Punktion der A. brachialis zeigte eine bedeutend höhere Komplikationsrate als die Punktion anderer Arterienstämme. Eine bedeutende Zunahme des Risikos einer Arterienpunktion stellten folgende Faktoren dar: Aortenklappeninsuffizienz, Antikoagulantienbehandlung in der Zeit der Punktion und das Vorliegen einer Arteriosklerose oder Hypertension bei den Patienten.

1. Das Durchstechen des Gefäßes

Infolge des anatomischen Baues der Arterie und ihrer Kontraktionsfähigkeit gilt das Durchstechen des Gefäßes als harmlose Komplikation. Das Durchstechen einer Arterie ist auch wesentlich schwieriger als das einer Vene, weil der Gefäßwiderstand erheblich größer ist und man nach Durchdringen einer Gefäßwand, also einem Eindringen in die Arterie das Gefühl hat, mit der Kanüle richtig zu liegen. Kommt es dagegen, wie schon beschrieben, infolge der Kontraktilität der Arterie zu einem negativen Aspirationsversuch, wird der Unerfahrene denken, die Kanüle liegt nicht richtig in der Arterie. Man sollte also zuwarten, denn bei weiteren Manipulationen kommt es sonst leicht zum Durchstechen der Arterie.

Ist infolge einer ausgedehnten Arteriosklerose eine nicht genügende Kontraktilität vorhanden, kann das Durchstechen der Gefäße zu einem erheblichen Bluterguß führen, also zum

2. Haematom

Diese Haematome können im Femoralgebiet eine erhebliche Ausdehnung annehmen. So sind häufig die primären Geschlechtsorgane und fast der ganze Oberschenkel mit ergriffen. Liegt keine pathologische Gerinnungsstörung vor, kommt diese Blutung also nur durch kleine Fehler in der Technik vor, so ist ihre Prognose außerordentlich günstig zu beurteilen. Durch anfangs kühlende Umschläge (Alkohol), die später von wärmenden abgelöst werden sollen, und durch Applikation von *Hepathrombin-*, *Thrombophob-* und ähnlichen Salben, bilden sich die Haematome relativ schnell zurück. Liegt jedoch eine Koagulopathie vor oder steht der Patient unter Antikoagulantien-Behandlung, kann das Haematom groteske Formen annehmen, die insbesondere dadurch zu fürchten sind, daß der Blutaustritt noch anhält. Lokal ist hier unbedingt Kompression der A. femoralis erforderlich, gelegentlich auch chirurgische Intervention mit Gefäßnaht.

Auch nach perkutaner Punktion der A. carotis kann es zu einem erheblichen Haematom kommen, das dann sogar zur Einengung der Trachea führen kann. Eckart berichtet über einen Patienten, bei dem nach Angiographie der A. carotis deshalb die A. carotis freigelegt werden mußte und die Punktionsstelle übernäht werden mußte.

Die Infektion des Haematoms ist ein sehr seltenes Vorkommnis, jedoch sehr gefürchtet, da hier langwierige Eiterungen, Gefäß- und Nervenschädigungen zustandekommen können.

3. Die periarterielle Injektion

Wie sich herausgestellt hat, ist die periarterielle Injektion in den meisten Fällen folgenlos. Es handelt sich zumeist um diagnostische Eingriffe, so daß die Schädigung durch ein Arzneimitteldepot selten auftritt. Kommt es zu einer Injektion eines nicht indifferenten Medikaments, besteht auf Grund der anatomisch-topographischen Situation die Gefahr der Schädigung des N. femoralis. In dem Kapitel „Irrtümliche intraarterielle Injektion bei der intravenösen Injektion“ (S. 67) haben wir uns zu den möglichen Schäden geäußert und einen Teil der bereits bekannt gewordenen Komplikationen zitiert.

Die periarterielle Injektion ist aber in bestimmten Fällen keineswegs als Komplikation zu werten, sondern als gezielter Eingriff. So kann man beispielsweise bei schwerem Kollaps (im Frühstadium des Herzinfarkts) durch Injektion einer Novocain-Lösung in den Carotis-Sinus-Bereich nach dem Vorschlag von HAUSS einen „Entzügelungshochdruck" durch Blockierung der Barorezeptoren therapeutisch nutzen. Die Behandlung von Komplikationen der periarteriellen Injektion bzw. der intraarteriellen Injektion durch ungeeignete Medikamente, die damit zur Unterbrechung der arteriellen Blutversorgung und zur Ischämie und zu Nekrosen führen können, entspricht der vorn ausführlich geschilderten Therapie (S. 84).

E. Arterielle Infusionen mittels Infusionsapparat

Bei Durchblutungsstörungen wird zur Gefäßtherapie intraarteriell Nicotinsäureamid bzw. ATP intraarteriell verabreicht. Auch die Zuführung von Antibiotika in die Arterie ist empfohlen worden (KAISER), um eine möglichst hohe Konzentration des Heilmittels am Krankheitsherd zu erreichen. So werden bei schweren Schockzuständen auch fibrinolytische Substanzen mittels Infusion intraarteriell verabreicht (LASCH).

WIDMER weist besonders auf die Bedeutung des Injektionsortes bei der intraarteriellen Therapie hin, der wichtig ist, um eine möglichst hohe Konzentration der Medikamente im erkrankten Gebiet zu erreichen. Ist die zuführende Arterie nicht zugänglich, wird das Medikament in eine proximale Arterie injiziert, z. B. bei trophischen Läsionen des Fußes in die Arterien der Leistenbeuge. Da es hierbei oft nicht zu einer selektiven Konzentrationserhöhung zu kommen scheint, hat WIDMER bei 6 Patienten systematisch den Konzentrationsverlauf von Na^{24} im Fuß nach intraarterieller Infusion in die Leistenbeuge untersucht. Die Aktivität wurde mit Szintillationsdetektoren über beiden Füßen während und 60 Minuten nach der Infusion in die A. femoralis gemessen. Die Konzentration im infundierten Fuß ist dabei 2,8mal höher als bei intravenöser Infusion. Bei Infusion in die oft versehentlich punktierte A. profunda femoris (bei den 6 Patienten von 64 Punktionen 19mal) läßt sich keine selektive Konzentrationserhöhung nachweisen, da das Präparat den Fuß nicht direkt, sondern erst nach Passage des allgemeinen Kreislaufs erreicht, was etwa der Konzentration bei Applikation des Medikaments in eine Vorderarmvene entspricht.

Da es sich hierbei immer um eine dem Blutdruck entsprechende Überdruckinfusion handelt, kommen hier Infusionsapparate in Frage. Diese Apparate haben wir bereits in dem Kapitel „Intravenöse Infusion" abgehandelt (S. 47).

Ist kein Infusionsapparat zur Stelle, kann eine intraarterielle Infusion auch mittels Schwerkraftprinzips durchgeführt werden. Am Beginn unserer intraarteriellen Zuführung von Zytostatika verfügten wir noch nicht über Infusionsapparaturen, so daß wir durch Kürzen der Bettbeine und durch Verlängerung des Tropfsystems auf eine Höhe von über 2 Metern einen normalen intraarteriellen Dauertropf erzielen konnten. Diese Infusion setzt jedoch ein bestimmtes Instrumentarium und eine Technik voraus, auf die wir hier näher eingehen wollen.

F. Das Einführen eines intraarteriell liegenden Katheters

Die SELDINGERtechnik ist für die Diagnostik und Therapie zu einem Routineeingriff geworden. Wir unterscheiden hier wieder zwischen perkutaner und offener Punktion der Arterie, wobei insbesondere im Bereich der A. femoralis die perkutane Technik vorherrscht, während in der Carotis-Gegend in der Mehrzahl der Fälle offen vorgegangen wird, also nach chirurgischer Darstellung der Arterie.

Bei größeren Operationen im Herz-Lungenbereich ist zur Überwachung der Kreislaufsituation eine intraarterielle Blutdruckkontrolle, eine Blutgasanalyse u. a. erforderlich. Hierbei wird häufig auch die SELDINGERtechnik angewendet.

In seltenen Fällen wird die A. radialis chirurgisch freigelegt. Wie wir weiter oben schon beschrieben haben, kommt es auf Grund des relativ kleinen Kalibers der A. radialis im Laufe der Zeit zu einer Thrombosierung, so daß vor dem Anlegen eines Katheters im Bereich der A. radialis immer kontrolliert werden muß, ob die A. ulnaris normal ausgebildet ist. Wie wir aus der topographischen Anatomie wissen, kommt es in seltenen Fällen vor, daß ein atypischer Gefäßverlauf vorliegt, und die A. radialis einen großen Teil der Hand versorgt und bestimmte Arterienkollateralien fehlen. Beim Vorliegen einer solchen Situation würde das Anlegen eines intraarteriellen Katheters im Radialisbereich absolut kontraindiziert sein, da Ischämien und evtl. sogar Nekrosen im Handbereich die Folge wären.

Demgegenüber wird bei Herzoperationen mit bilateraler Thorakotomie gelegentlich ein Katheter in A. mammaria interna zur Überwachung des Kreislaufs und zur Blutdruckmessung eingeführt.

Die SELDINGERtechnik ist bei allen Arterien die gleiche:

Man punktiert mit der einen Mandrin führenden SELDINGERnadel das Gefäß. Nach richtiger Lage der Nadel wird der Mandrin herausgezogen und die SELDINGERspirale wird in das Gefäß eingeführt. Liegt die Spirale im vorgesehenen Gefäßbereich, wird die Nadel über der Spirale herausgezogen, und nun über die Spirale der ÖDMANNkatheter eingeführt. Den ÖDMANNkatheter gibt es in verschiedenen Farben: Gelb-Grün, die eine verschiedene Elastizität aufweisen. Liegt der ÖDMANNkatheter richtig, wird abschließend die Spirale herausgezogen.

Bei der offenen Darstellung im Bereich der A. carotis externa z. B. zur Infusion von Zytostatika, wird der Katheter mit einer Tabaksbeutelnaht an der Gefäßwand fixiert, damit auch rückläufig bzw. bei einem Verschieben, dieses unverträgliche Medikament auf keinen Fall in die umgebenden Gewebe eindringen kann. Bei der Zytostatika-Behandlung wird die Lage des Katheters mit Fluoreszin kontrolliert.

G. Komplikationen nach intraarteriellen Infusionen

1. Die intramurale Katheterführung

Äußerst selten kommen sogenannte intramurale Katheterführungen vor. Hier ist anfangs richtig punktiert worden. Doch beim Einlegen des Katheters ist dieser in die Adventitia der Arterienwand gedrungen und emporgeschoben worden. Diese Zwischenfälle können sich besonders bei der Linksherzkatheterisierung ereignen. So ist uns ein Fall bekannt geworden, bei dem trotz Kontrolle mit der Bildverstärker-Fernsehkette der Katheter in die Adventitia der A. femoralis geglitten ist und bis in die Aorta vorgedrungen ist. Wird diese Komplikation nicht rechtzeitig bemerkt, die Kontrolle des Bildverstärkers zeigt die intramurale Lage des Katheters nicht an, und wird mit einem Infusionsapparat, der mit etwa zwei atü Druck arbeitet, z. B. eine Kontrastmittelinjektion durchgeführt, kann es hier zu einem Aneurysma dissecans kommen, das je nach Lage eine verschiedene Prognose hat, in jedem Fall aber eine erhebliche Komplikation darstellt.

2. Die arterielle Thrombose

In außerordentlich seltenen Fällen kommt es zu einer arteriellen Thrombose, einer Komplikation, die bei größeren, ernährenden Gefäßen, wie z. B. bei der A. femoralis, sofortiges chirurgisches Eingreifen erfordert. Diese Thrombose wird zumeist durch eine weitgehende Verletzung der Intima des Gefäßes ausgelöst. Sie tritt nicht sofort in Erscheinung, sondern macht sich erst im Verlauf von ca. 1 bis 24 Stunden nach dem Eingriff bemerkbar. Auch hier spielt, wie wir es ausführlich bei der Thrombose und Thrombophlebitis der Venen geschildert haben, die Größe des Gefäßes, die Blutströmungsgeschwindigkeit und Viksosität des Blutes eine sehr große Rolle. So ist es verständlich, daß gerade im Bereich der A. femoralis bzw. der A. carotis außerordentlich selten arterielle Thrombosen auftreten, wohingegen thrombotische Verstopfungen der A. radialis öfter beobachtet werden.

Wir selbst haben noch keinen solchen Fall erlebt, doch zeigt das folgende Beispiel und die dazugehörige Abbildung, welches Ausmaß eine arterielle Thrombose im Bereich der A. femoralis annehmen kann.

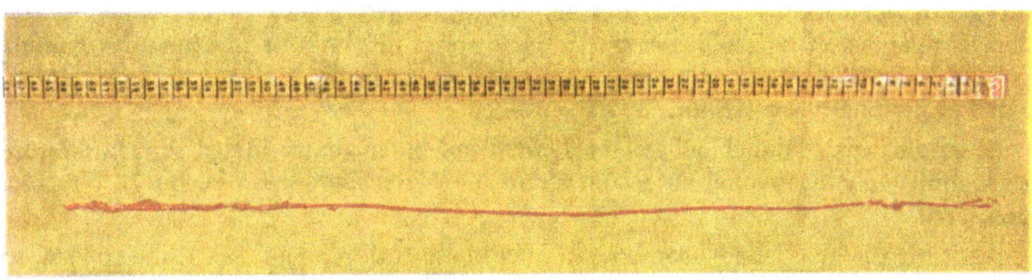

Abb. 73. Zirka 70 cm langer arterieller Thrombus durch Arterektomie (OA Dr. Rücker, Chirurg. Univ.Klinik der Freien Universität Berlin) 4 Stunden nach Punktion der A. femoralis gewonnen.

Fall J. G (26 Jahre).
Aufnahme am 18. 11. 1963.
Der Patient wurde zur Klärung der Diagnose eines angeborenen Herzfehlers in typischer Weise nach SELDINGER katheterisiert. Eineinhalb Stunden nach der Katheterisierung traten die typischen Erscheinungen einer akuten Femoralarterienthrombose auf. Die Extremität war völlig blaß, der Puls der A. dors. ped. war nicht mehr palpabel, so daß der Patient sofort auf die Chirurgische Abteilung verlegt wurde. Der gefäßchirurgische Eingriff wurde dort durchgeführt (OA Dr. RÜCKER), und als Ergebnis zeigte sich, wie aus dem Bild ersichtlich ist, eine beinahe 70 cm lange Thrombosierung. (Abb. 73) *)

Epikritisch muß man also sagen, daß trotz der nach der Punktion durchgeführten normalen Gefäßpalpationen, die prinzipiell durchgeführt werden sollten, erst die Schmerzen und das Blaßwerden des Beines auf diese schwere Komplikation hinweisen.

Das klinische Bild einer voll ausgeprägten arteriellen Thrombose ist durch die typische Blässe und Pulslosigkeit der Extremität charakterisiert, so daß sie gar nicht übersehen werden kann. Therapeutisch kommt u. E. nur ein sofortiger chirurgischer Eingriff in Frage, der in der Lage ist, die Thrombose zu entfernen. Die neuerdings empfohlene intraarterielle Streptokinasebehandlung zur Thrombolyse ist an Erfahrung und an bestimmte labortechnische Voraussetzungen gebunden. Sie verspricht zudem nicht den Erfolg, den der Chirurg garantiert. Bei weniger dramatischen und gefahrvollen Krankheitsbildern sollte man dennoch die konservative Streptokinasebehandlung einleiten, die bei konsequenter Durchführung (S. 160, Tab. 1) sehr wirkungsvoll sein soll. **Akute arterielle Thrombosen sollte man in jedem Falle gefäßchirurgisch angehen.**

3. Die arterielle Embolie

Erfreulicherweise sind, wie wir schon eingangs betonten, die Komplikationen bei der arteriellen Injektionstechnik relativ selten. Das bezieht sich auf die Thrombose wie auch auf die arterielle Embolie. Diese durch Punktion der A. femoralis ausgelöste Embolie kann bei älteren Arteriosklerotikern zustandekommen, bei denen infolge der Punktion ein größeres Kalkplaque aus der Arterienwand herausgebrochen und in den Blutstrom eingeschwemmt wird. Je nach Größe dieses arteriosklerotischen Kalkstückes bleibt es im Bereich der Peripherie hängen und kann nun das Bild einer echten arteriellen Embolie auslösen. Es kann zu Ischämien, und falls keine frühchirurgische Behandlung eingeleitet wird, zu Nekrosen im distalen Abschnitt der Extremität kommen. Diese **Kalkembolie** tritt verständlicherweise nur selten auf, doch ist es keineswegs ausgeschlossen, daß auch hier wieder die Injektionstechnik für die Auslösung einer solchen Komplikation von großem Einfluß ist. Ebenso wie bei einer intramuralen Katheterführung, die trotz moderner Kontrollgeräte nicht immer ausgeschlossen werden kann, kann hier durch die anfangs intramurale Führung der Kanüle im Bereich der Punktionsstelle das Kalkplaque direkt in das Gefäß gestoßen werden, so daß es peripherwärts strömt.

Es empfiehlt sich daher bei älteren Leuten mit einer ausgebildeten Arteriosklerose den Kanülenneigungswinkel zu erhöhen und im Winkel von etwa 60 bis 70 Grad zu punktieren.

Auch für die arterielle Thrombose können diese Kalkplaques eine Rolle spielen, so kann beispielsweise bei einer Punktion des stark arteriosklerotischen Gefäßes ein verkalktes Stück der Intima in das Gefäßlumen hineingedrückt werden, so daß es

*) Wir möchten Herrn Professor Dr. A. G. NEUHAUS, 1. Med. Klinik der FU Berlin, für die freundliche Überlassung der Abbildung danken.

allein durch die Verletzung der Intima und durch das Flottieren im Gefäßlumen einer arteriellen Thrombose Vorschub leistet. Die Behandlung dieser Komplikation sollte prinzipiell auf gefäßchirurgischem Wege erfolgen.

4. Arteriitis

Die Arteriitis kommt nur zustande, wenn gewebsunverträgliche Medikamente, wie beispielsweise die Zytostatika, besser gesagt Antimitotika, verabfolgt werden. Aus diesem Grunde wird ja immer vor Applikation gewebstoxischer Medikamente geprüft, ob der Katheter an der richtigen Stelle liegt. Die intraarterielle Zytostatika-Behandlung beim Zungenkarzinom geht beispielsweise so vor sich, daß nach Darstellung der A. carotis externa der Polyvinylschlauch soweit in die A. lingualis eingeschoben wird, daß er mit Sicherheit im Endarteriengebiet liegt.

Das kann ohne Schwierigkeiten mit Natriumfluoreszin nachgeprüft werden, das vor jeglicher Applikation eines Medikamentes in den Katheter infundiert wird. Durch die typische Gelbfärbung unter der Ultraviolettlampe kann man deutlich das Ausbreitungsgebiet erkennen, wobei es uns selbst schon passiert ist, daß wir glaubten, der Katheter würde mit Sicherheit in der A. lingualis liegen, der Fluoreszintest uns jedoch zeigte, daß der Polyvinylschlauch in der A. facialis lag. In solchen Fällen muß der Katheter zurückgezogen und erneut vorgeschoben werden, bis man sich an Hand dieses ausgezeichneten Testes überzeugt hat, daß nur das zytostatisch zu behandelnde Areal von diesen gewebstoxischen Antimitotika betroffen wird. Wie wir schon beschrieben haben, erfolgt dann eine Tabaksbeutelnaht, um den Katheter fest am Gefäß zu fixieren und rückläufige Blutungen zu vermeiden.

Da die intraarterielle Dauerinfusion über Tage geht, kommt es manchmal vor, daß sich im Laufe der Zeit der Katheter etwas verschiebt; es kommt auch vor, daß von der Infusionslösung, die chemisch absolut gewebstoxisch ist, einige Tropfen entlang des Systems auf die frische Wundnaht kommen, so daß sowohl im Gewebe selbst, wie auch auf der Wunde toxische Schädigungen infolge der Zytostatika auftreten. Auch die venöse Resorption dieser Antimitotika ruft Schädigungen hervor, so daß also die gesamte Anlage genauestens zu überwachen ist. Besonders in den Fällen, in denen ein gewisses Verrutschen des Katheters zustande kam und dadurch rückläufig Zytostatika in die Arterie eindringen, kommt es zu Arteriitiden, die keineswegs ungefährlich sind. Solange sich solche Schädigung im Endstromgebiet ausbreitet und und damit die Nekrose des Tumors beschleunigt, muß diese Komplikation als mit in die Behandlung einbegriffen gesehen werden. Kommt es jedoch zu einem größeren Rückfluß dieser gewebstoxischen Flüssigkeiten, evtl. sogar in größere Gefäße, können schwere Komplikationen erfolgen, so kann beispielsweise aufgrund einer nekrotisierenden Arteriitis eine

5. Arrosionsblutung

erfolgen. Die Arrosionsblutung im Bereich der A. carotis externa ist immer lebensgefährlich. Sie äußert sich in einer massiven Blutung, die auch die noch im Granulationsstadium befindliche Wunde durchdringt und daher unbedingt chirurgisch angegangen werden muß. Die Unterbindung der A. carotis externa ist jedoch infolge der geschädigten Gefäßwand außerordentlich schwierig und benötigt große Übung und Schnelligkeit.

Wir selbst haben durch eine solche Arrosionsblutung trotz aller Sofortmaßnahmen einen Patienten verloren. Aus diesem Grunde ist bei jeder intraarteriellen Zuführung von Zytostatika, wie es schon Sullivan, Espiner, Scheunemann und Schlegel betont haben, eine Arteriitis nach Möglichkeit zu verhindern. Man sollte lieber vorzeitig die Infusion abbrechen, als die Gefahr einer Arrosionsblutung heraufzubeschwören.

Die schon vorhandene Arteriitis wird am günstigsten folgendermaßen behandelt: Liegenlassen des intraarteriellen Tropfes, Infusion von gefäßerweiternden Mitteln, die jedoch die Arterienwand keineswegs reizen dürfen. Hier hat sich das *Panthesin-Hydergin* bewährt. Absolut isotonische Lösungen benutzen, da sonst die Gefahr einer weiteren Schädigung besteht. Zusätzliche intravenöse Tropfinfusion mit roborierenden Mitteln, Vitaminen und hohen Dosen von *Actihaemyl.*

Die Unterbindung der A. carotis externa wird an der Teilungsstelle der A. carotis communis in A. carotis interna und A. carotis externa vorgenommen. Da wir die topographisch-anatomische Situation bei der Freilegung der A. carotis externa (s. S. 145) schon beschrieben haben, soll lediglich der Hinweis genügen, daß bei diesen vorgeschädigten Gefäßen äußerst behutsam vorzugehen ist und daß die Unterbindung (möglichst doppelt) genau an der Teilungsstelle zu erfolgen hat, damit keine Embolie im Bereich der A. carotis interna auftritt. Wird peripherwärts von der Teilungsstelle die A. carotis externa unterbunden, kann sich ein kleiner Thrombus im Anfangsteil dieser großen Arterie bilden, der durch die Strömungsgeschwindigkeit des Blutes in der A. carotis interna herausgerissen und embolisch verschleppt werden kann.

TABELLE 1

Dosierungsschema für die thrombolytische Therapie mit Streptokinase

bei unverletztem Gefäßsystem bzw. ab 4. postoperativen Tag

INITIAL-DOSIS	ERHALTUNGSDOSIS			NACHBEHANDLUNG MIT ANTIKOAGULANTIEN			
250 000 I. E. Strepto-kinase oder nach dem Resistenztest (mindestens 100 000 I.E. Strepto-kinase in 20 ml physiol. NaCl-Lösung in ca. 15 Minuten infundieren) entspricht 30 Tropfen/ Min.	Dauertropf-Infusion für die ersten 4 Stunden 750 000 I.E. Strepto-kinase in 250 ml Haemaccel lösen (ca. 200 000 I.E. pro Stunde) entspricht 20 Tropfen/ Min.	Dauertropf-infusion für weitere 8 Stunden 750 000 I.E. Strepto-kinase in 500 ml Haemaccel lösen (ca. 100 000 I.E. pro Stunde) entspricht 20 Tropfen/ Min.	Fortsetzung der Strepto-kinase-Therapie mit je 100 000 I.E. pro Stunde 3 bis 4 Stun-den über den klinischen Erfolg hin-aus	Curamin-Derivate z. B. Marcumar 4 bis 5 Tabletten		Curamin-Derivate z. B. Marcumar 1 bis 2 Tabletten	Fortsetzung der Anti-koagu-lantien-therapie mit Curamin-Derivaten entsprechend dem Quick-Wert
				10 000 I.E. Heparin z. B. Liquemin als Dauer-tropfinfusion innerhalb der ersten 12 Stunden	Fortsetzung der Heparin-Infusionen entsprechend der Plasma-thrombinzeit	Fortsetzung der Heparin-Infusionen entsprechend der Plasma-thrombinzeit	
Stunden	0	4	12		12	24	48
Plasma-thrombinzeit Ausgangs-wert (soll im Normal-bereich lie-gen)	Plasmathrombinzeit 2- bis 4fach vom Aus-gangswert. Bei höhe-ren Werten ist die Dosierung wie in den ersten 4 Std. beizu-behalten. Dadurch sinkt die Plasma-thrombinzeit weiter ab. Zwischenkontrolle nach der 6. bis 8. Std.	Plasmathrombin-zeit 2- bis 3fach vom Ausgangs-wert gleich-bleibend bis zum Ende der Therapie	Plasma-thrombinzeit 2- bis 3fach vom Aus-gangswert	Plasma-thrombinzeit mindestens 3fach vom Ausgangs-wert			Quick-Wert 15 bis 25 %

VI. STERILISATION UND DESINFEKTION

Aufgabe der Desinfektion (Entseuchung) ist die Beseitigung der Infektionsgefahr, also das Unschädlichmachen von Krankheitserregern. Da ein Krankheitserreger erst sicher unschädlich ist, wenn er abgetötet wurde, bedeutet Desinfektion im allgemeinen die Abtötung von Krankheitserregern.

Aufgabe der Sterilisation (Entkeimung) ist die völlige Befreiung von Lebewesen, auch der widerstandsfähigsten Erdsporen, zu denen Tetanus- und Gasbrandsporen gehören. Durch die Sterilisation wird der Gegenstand frei von vermehrungsfähigen Keimen, er kann aber Leichen von Mikroben und deren Toxine und Pyrogene enthalten. Sterilisiert und weitgehend frei von Mikrobenleichen muß jede Injektionsflüssigkeit sein, weil Leichen von Bakterien als Pyrogene wirken. Dies gilt auch für Infusionsflüssigkeiten, Impfnadeln und chirurgische Instrumente. Nicht zu sterilisierende Materialien (Blut, Frischzellen u. a.) müssen von Haus aus frei von vermehrungsfähigen Keimen sein. (LAMMERS.)

Das Kriterium der Sterilisation ist die Abtötung von Erdsporen. Als sichere Sterilisationsverfahren gelten bis heute ausschließlich die Anwendung von gespanntem und gesättigtem Wasserdampf bei mindestens 120 Grad C und die von bewegter Heißluft bei 180 bis 200 Grad C.

Der *Autoklav* arbeitet mit gespanntem, gesättigtem, strömendem Wasserdampf bei 1—2 atü Druck und entsprechender Temperatur. Diese beträgt bei 1 atü 120° C und bei 2 atü Druck 134° C. Die Betriebszeit des Autoklaven setzt sich zusammen aus der Anheizzeit, der Steigzeit und der eigentlichen Sterilisierzeit. Diese muß bei 1 atü, also 120° C, mindestens 20 Minuten betragen, bei 2 atü bzw. 134° C genügen 5 Minuten.

Der Autoklav ist das ideale Sterilisiergerät, weil man mit ihm praktisch alles, was in der medizinischen Praxis gebraucht wird, sterilisieren kann. Nur ist seine Handhabung etwas komplizierter als die des Heißluftsterilisators, und das Sterilisiergut kommt, besonders beim Kleinautoklaven, nicht immer ganz trocken heraus.

Der *Heißluftsterilisator* arbeitet mit trockener, erhitzter Luft von 180° bis 200° C, die in dieser Höhe etwa 20 bis 30 Minuten auf das Sterilisiergut einwirken muß.

Recordspritzen können nur dann mit Heißluft sterilisiert werden, wenn sie hart gelötet sind und die Aufschrift „200° C" tragen.

Mit dem weithin noch gebräuchlichen Auskochen der Spritzen ist eine völlige Keimfreiheit nicht unbedingt zu erreichen. Es werden zwar sicher alle vegetativen Bakterienformen und wahrscheinlich auch alle Viren vernichtet, nicht aber die Sporen bestimmter, ganz besonders gefährlicher Erreger, z. B. der Gasbrandgruppe und das Clostridium tetani. Diese Methode muß also verschwinden und einem der obengenannten sicheren Verfahren Platz machen.

In der Praxis verwendet man in der Hauptsache zerlegbare Spritzen, deren Glaszylinder ausgetauscht werden kann und die eine Temperatur von 200° C aushalten.

Vor jeder Sterilisation sind Spritzen und Kanülen gründlich mechanisch zu reinigen.

Durch eine vorherige Desinfektion soll die Infektionsgefährdung beim Reinigen vermieden werden. Es ist empfehlenswert, diese Desinfektion nach jeder Punktion und Blutentnahme vorzunehmen. Unerläßlich ist sie nach Blutentnahmen an ikterischen oder mit einer Infektion behafteten Patienten sowie bei Punktionen nach Eiterungen oder mit keimhaltigem Material.

Spritzen, mit denen Medikamente injiziert wurden, sollen lediglich mit kaltem Wasser durchgespült werden. Blut- und Eiweißreste lassen sich, wenn sie einmal eingetrocknet sind, nur sehr schwer wieder entfernen. Darum sollen die Spritzen nach jedem Gebrauch mit kaltem Wasser oder mit einem Desinfektionsmittel gereinigt werden, das gleiche gilt für die Kanülen.

Nach gründlicher Desinfektion, die Einwirkungszeit soll mindestens 2 Stunden betragen, werden die Spritzen auseinandergenommen und ebenso wie die Kanülen unter fließendem Wasser gut durchgespült. Um Kalkniederschläge während des Trocknens zu vermeiden, wird mit destilliertem oder enthärtetem Wasser nachgespült und gut trockengerieben.

Die Sterilisation erfolgt am besten im Heißluftschrank bei 180° C.

Gerade bei den Antibiotika hat sich die Kunststoffspritze zum Einmalgebrauch bewährt. Rechnet man den Aufwand für Reinigung, Sterilisation, Anschaffung und Glasbruch, so dürften die Spritzen aus Kunststoff zum Einmalgebrauch den klassischen Injektionsspritzen preislich etwa die Waage halten. Diese Kunststoffspritzen werden einzeln steril verpackt geliefert. Nach Gebrauch werden sie weggeworfen.

Für jede Injektion oder Punktion ist eine trockene, sterile Spritze mit steriler Nadel zu verwenden. Da sehr geringe Mengen Gewebsflüssigkeit für die Übertragung einer Serumhepatitis genügen, ist es absolut kontraindiziert, verschiedene Patienten dasselbe Medikament mit derselben Spritze zu injizieren, selbst wenn zwischen zwei Injektionen die Nadel gewechselt wird. Nur bei Reiheninjektionen (z. B. Tuberkulinprobe, Tetanusschutzimpfung u. a.) wird die Durchführung mehrerer Injektionen aus derselben Spritze toleriert, doch nur unter der Voraussetzung, daß für jede Injektion eine frische, sterile Nadel aufgesetzt und die Spritze vor jeder Füllung neu sterilisiert wird.

VII. DIE HEUTIGE RECHTSPRECHUNG
bei irrtümlicher intraarterieller Injektion anläßlich intravenöser Einspritzungen in der Ellenbeuge

A. Allgemeines

Das Ereignis einer intraarteriellen Fehlinjektion beim Versuch, ein differentes Arzneimittel intravenös zu injizieren, trifft den Patienten wie den Arzt gleichermaßen völlig unvorbereitet.

Die fast regelmäßig auftretenden Sofortsymptome, vor allem der überwältigende, in die Peripherie ausstrahlende Schmerz und die augenblickliche heftigste Schmerzäußerung des Patienten sind dramatische Erlebnisse.

Wie schon oben betont, hat jedoch PERRET mit Recht darauf hingewiesen, daß es in vielen Fällen nicht zu den typischen Sofortsymptomen kommt. Das gilt besonders für die intravenös anzuwendenden Narkotika, bei denen trotz der irrtümlichen intraarteriellen Injektion die Narkose so schnell eintritt, daß Schmerzsensationen von seiten der Patienten nicht mehr geäußert werden können.

> In der nun folgenden vordringlichen Phase der möglichen Gegenmaßnahmen und des Abtransportes des Patienten in eine Klinik oder, wenn das Ereignis dort stattfand, auf eine chirurgische oder angiologische Abteilung wird oft vergessen, das außergewöhnliche Ereignis frühzeitig zu protokollieren.

„Die Deutsche Ärzteordnung“, § 4, schreibt für den Fall des plötzlichen Todes oder eines anderen außergewöhnlichen Zwischenfalles in der Praxis vor, daß unmittelbar danach ein detailliertes Protokoll über den Hergang des Ereignisses angefertigt werden soll. Dabei sollen auch Zeugenwahrnehmungen, z. B. der Schwester bzw. Sprechstundenhilfe, notiert, benutzte Recordspritzen und anderes Instrumentarium, geöffnete Ampullen mit und ohne Restinhalt sichergestellt werden.

Werden Patienten mit akuten arteriellen Durchblutungsstörungen nach intraarteriellen Fehlinjektionen unmittelbar nach dem Ereignis zur Beobachtung nach Hause entlassen, so ist dringend zu empfehlen, noch am selben Tage und in den darauffolgenden die Patienten zu Hause aufzusuchen. Die Erfahrung zeigt, daß viele Patienten trotz heftigster Schmerzen die dubiöse Weiterentwicklung der Durchblutungsstörung fehlbeurteilen, so daß der Arzt sie bei einem Besuch nach erst mehreren Tagen bereits mit gangränösen Erscheinungen antreffen kann.

Wir möchten weiter jedem Kollegen, dem das Mißgeschick einer intraarteriellen Fehlinjektion vorkommen, raten, den Fall unverzüglich seinem Haftpflichtversicherer anzuzeigen, solange die prekären Ereignisse noch in allen Einzelheiten im Gedächtnis sind.

Die *Schadensersatzprozesse* von Patienten gegen ihre behandelnden Ärzte wegen Behandlungsfehlern haben in den letzten Jahren auch in der Bundesrepublik zugenommen. In diesem Zusammenhang dürfte ein Erfahrungsbericht über Kunstfehlerprozesse in den USA auch für uns von Bedeutung sein. Aus diesem Bericht, dem die Verhältnisse des Jahres 1959 zugrunde liegen, ergibt sich, daß in den Vereinigten Staaten in jenem Jahr mehr als 50 Millionen Dollar den klagenden Patienten als Schadensersatz von den Gerichten zugesprochen worden sind. Etwa 6000 Ärzte waren dabei verklagt worden. Für die Jahre ab 1960 liegen keine zahlenmäßigen Gesamtübersichten vor, aber die in Betracht kommenden Summen sind jedes Jahr erheblich angestiegen. Es wird heute geschätzt, daß 12,5 % aller Ärzte im Laufe der Zeit eine Kunstfehlerklage über sich ergehen lassen müssen. Für Sondergebiete, wie New York, wird diese Ziffer auf 25 % geschätzt, und in Kalifornien ist sie fast ebenso groß. Wie das *„Deutsche Ärzteblatt"* 63, 1:30 (1960) dazu ausführt, sind insbesondere 5 ärztliche Kunstfehler immer wieder festzustellen:

1. Verletzung des N. ischiadicus durch intramuskuläre Injektionen bei kleinen Kindern,
2. Entlassung des Patienten aus dem Krankenhaus ohne persönliche Untersuchung durch den behandelnden Arzt,
3. Fall des Patienten vom Untersuchungstisch,
4. Zwischenfälle bei Narkose und Anästhesie,
5. Behandlung von Frakturen, die der Arzt nur kurz sah.

B. Juristische Vorbemerkungen

Ist ein Körperschaden Folge einer intraarteriellen Fehlinjektion, zumeist der Verlust des Unterarmes, der Hand, eines oder mehrerer Finger oder Gebrauchsunfähigkeit einer Extremität infolge Teilnekrose der Unterarmmuskulatur oder sind es die Symptome der SUDECKschen Dystrophie, wird der Geschädigte häufig einen Straf- oder Zivilprozeß anstrengen. Der beklagte Personenkreis ergibt sich aus den Umständen des Schadensereignisses. Es ist entweder nur der behandelnde Arzt beklagt oder mit ihm zusammen die Sprechstundenhilfe, die Krankenschwester oder der Pfleger und andere Erfüllungsgehilfen. Aufgrund seiner vertraglichen Beziehungen zum Patienten (totaler oder gespaltener Krankenhausaufnahmevertrag) kann die Klage unter Umständen auch auf das Krankenhaus oder dessen Kostenträger ausgedehnt werden. Bei einer fehlerhaften Injektion durch eine Krankenschwester haftet in der Regel der Träger der betreffenden Krankenanstalt und der verantwortliche Arzt für den entstandenen Schaden (BGH VI ZR 54/66).

Bei Strafanzeigen ist — vorsätzliche Straftaten dürfen wegen ihrer exzeptionellen Natur außer Betracht bleiben — für die Abgrenzung der strafrechtlichen Verantwortung das Vergehen der fahrlässigen Körperverletzung (§ 230 StGB), ein Verletzungsdelikt, in Betracht zu ziehen.

Im Gegensatz zum Zivilrecht, das die Haftung für das Verschulden Dritter kennt, kann strafrechtlich immer nur derjenige zur Verantwortung gezogen werden, der durch sein eigenes rechtswidriges und schuldhaftes Verhalten den Tatbestand einer strafbaren Handlung erfüllt.

Nach der im Strafrecht üblichen Definition handelt fahrlässig, *„wer die Sorgfalt außer acht läßt, zu der er nach den Umständen und seinen persönlichen Verhältnissen verpflichtet und fähig ist, und deshalb nicht erkennt, daß sich der Tatbestand der strafbaren Handlung verwirklichen kann, oder, obwohl er dies für möglich hält, darauf vertraut, daß es nicht geschehen werde."*

Eine Verletzung der Sorgfaltspflichten des Arztes liegt vor, wenn sie das Risiko für den Patienten durch eine unsachgemäße Handlungsweise über das den Umständen nach unvermeidliche Maß hinaus erhöht haben. Wichtigste Anhaltspunkte für die Bemessung der objektiv gebotenen Sorgfalt geben die allgemeinen Regeln und Erfahrungssätze, die sich im ärztlichen Beruf herausgebildet haben. Bei der Prüfung, ob der Patient lege artis behandelt worden ist, sind die Anforderungen an die ärztliche Sorgfalt bei der Behandlung durch Fachärzte häufig strenger bemessen, als bei einer Behandlung durch den Allgemeinpraktiker.

Ist die objektiv gebotene Sorgfalt außer acht gelassen worden, so ist weiter zu prüfen, ob der nachgewiesene Verstoß gegen die Sorgfaltspflichten ursächlich für den Tod oder die Verletzung des Patienten war. Nicht jede Verletzung der Sorgfaltspflichten führt über die Gefährdung des Patienten hinaus zu einer Verletzung. Nach der im Strafrecht herrschenden Bedingungstheorie ist ein menschliches Verhalten dann ursächlich für den Erfolg, wenn es nicht hinweggedacht werden kann, ohne daß der Erfolg (hier die Verletzung des Patienten) in seiner konkreten Gestalt entfällt. Fehlt der Kausalzusammenhang zwischen dem Verstoß gegen die Sorgfaltspflicht und der Verletzung des Patienten, so reicht, wie oben erwähnt, die Gefährdung des Patienten nicht aus, um eine strafrechtliche Verantwortlichkeit aufgrund der §§ 222, 230 StGB zu begründen.

Aus diesen *strafrechtlichen Gründen* haben in den letzten Jahren die Staatsanwaltschaften deutscher Gerichte auch ausnahmslos die gegen Ärzte oder ihre Erfüllungsgehilfen eingeleiteten Strafermittlungsverfahren wegen fahrlässiger Körperverletzung (Amputationen nach intraarteriellen Fehlinjektionen differenter Injektionsmittel) eingestellt.

Anders sind die Haftungsgrundlagen für Ärzte und Hilfspersonal im *Zivilrecht.* Die Zulassung zum ärztlichen Beruf und die besonderen Pflichten, die dem Arzt bei der Ausübung seines Berufes obliegen, sind in der Bundesärzteordnung, den Kammergesetzen der Länder, den von den ärztlichen Berufsvertretungen erlassenen Berufsordnungen und in zahlreichen spezialgesetzlichen Bestimmungen geregelt. Trotz dieser öffentlich rechtlichen Regelung der ärztlichen Berufsausübung bestimmt sich die Haftung des Arztes gegenüber dem Patienten für Fehler bei seiner Berufsausübung nach den Vorschriften des bürgerlichen Rechtes. Es kommen danach in Betracht die Haftung aus Vertrag (§ 276 BGB), aus unerlaubter Handlung (§ 823 f. BGB) und aus Geschäftsführung ohne Auftrag (§ 677 f. BGB).

Voraussetzung der zivilrechtlichen Haftung ist, daß dem Patienten durch ein rechtswidriges und schuldhaftes Handeln des Arztes ein Schaden (regelmäßig handelt es sich um einen Körperschaden) entstanden ist. **Gegenüber der strafrechtlichen Verantwortlichkeit bestehen wesentliche Unterschiede:**

a) **in dem abweichenden Kausalbegriff.** Zivilrechtlich bedeutsame Ursache für den Schaden ist nur diejenige Handlung des Arztes, die mit dem eingetretenen Schaden in adäquatem Zusammenhang steht. Ein adäquater Kausalzusammenhang ist zu verneinen, wenn der Eintritt des Schadens außerhalb aller menschlichen Erfahrungen lag. Im Strafrecht herrscht dagegen die strengere Bedingungstheorie, die jedes menschliche Verhalten als ursächlich für den schädlichen Erfolg betrachtet, das nicht hinweggedacht werden kann, ohne daß der Erfolg entfiele.

b) In einem abweichenden Begriff der Fahrlässigkeit. Fahrlässig handelt nach § 276 BGB, wer die im Verkehr erforderliche Sorgfalt außer acht läßt. *Es genügt, daß ein schädlicher Erfolg (die Körperverletzung) vorausgesehen werden konnte.* Zu prüfen ist also auch hier, wie ein besonnener und gewissenhafter Arzt sich unter den gegebenen Umständen — unter Zugrundelegung der Beurteilung ex ante — verhalten hätte; dabei geben, wie bereits oben erwähnt, die allgemeinen Regeln der medizinischen Wissenschaft, die sich unablässig wandeln und weiterentwickeln, wichtige Anhaltspunkte. Hat sich innerhalb der Ärzteschaft noch keine einheitliche Meinung gebildet, ist insbesondere strittig, welches Maß an Sorgfalt anzuwenden ist, so hat der Arzt das höhere Maß an Sorgfalt anzuwenden.

Im Gegensatz zum Strafrecht, das die individuellen Kenntnisse und Fähigkeiten des Täters bei der Schuldfrage voll berücksichtigt, bleiben diese individuellen Eigenschaften im Zivilrecht jedoch außer Betracht. Entscheidend ist hier also allein, ob der Arzt die Sorgfalt seines Berufskreises beachtet hat. An einen Facharzt sind dabei in der Regel höhere Anforderungen zu stellen als an einen Praktiker (Liertz-Paffarth).

Eine rechtliche Verantwortung für fremdes Verschulden kennt das Zivilrecht — im Gegensatz zum Strafrecht — im Rahmen des § 278 BGB in der Haftung des Schuldners für die Personen, deren er sich zur Erfüllung seiner Verbindlichkeit bedient. Außerhalb des Schuldverhältnisses haftet der Arzt für seine Hilfspersonen (Verrichtungsgehilfen) nach § 831 BGB. Hier haftet er aber anders als bei § 278 BGB nicht für fremdes, sondern für vermutetes eigenes Verschulden.

Ein Verschulden des Verrichtungsgehilfen ist nicht erforderlich, Widerrechtlichkeit genügt, so z. B. in den Fällen, in denen der Verrichtungsgehilfe für Arbeiten bestellt wird, denen er, ohne daß er dies selbst zu erkennen vermöchte, nicht gewachsen ist (Famulus, Krankenschwester). Trifft den Verrichtungsgehilfen selbst ein Verschuldene, so haftet er neben dem Arzt nach den §§ 823, 840 BGB.

Nach diesen, für den Mediziner schwer verständlichen allgemeinen juristischen Vorbemerkungen soll die zivilrechtliche Situation für den konkreten Fall des „Körperschadens nach versehentlicher intraarterieller Injektion differenter Arzneimittel" erörtert werden.

Die Rechtsprechung ist genau wie die Medizin oder technische Disziplinen einem ständigen Wandel unterworfen. Früher und noch bis in die Mitte unseres Jahrhunderts war der Arzt eine absolut integre Person. Er genoß die größte Hochachtung, alle seine Handlungen hatten den Nimbus des Unfehlbaren. Aber genau wie der Mensch immer weniger gewillt ist, Krankheiten als unabänderliches Schicksal hinzunehmen, änderte sich auch seine persönliche Beziehung zum Arzt. Der Patient ist in den letzten 50 Jahren durch medizinische Laienpublikationen, jetzt vor allem durch Radio, Fernsehen, Illustrierte „aufgeklärt" worden. Er glaubt, die Zusammenhänge der Krankheiten zu erkennen, er nimmt aktiven Anteil nicht nur an seiner Krankheit, sondern auch an seiner Behandlung. Mehr und mehr wird die ärztliche Behandlung für ihn zu einer ganz gewöhnlichen Dienstleistung. Wurden früher Behandlungsmißerfolge als unabwendbar und keineswegs verschuldet hingenommen, so wird der Patient, der sich geschädigt fühlt, heute den Arzt auf Schadensersatz verklagen. Diese Entwicklung wurde durch die „*Contergan*-Affäre" ganz besonders gefördert.

Die Rechtsprechung ist immer ein Spiegelbild der Volksmeinung gewesen, freilich, ohne sich von Emotionen leiten zu lassen. So ist nicht verwunderlich, daß sich auch seit etwa 1962 die Rechtsprechung in Ärzteschadensersatzprozessen wegen Körperschäden durch intraarterielle Fehlinjektionen grundsätzlich geändert hat. Noch 1962 hatte PERRET über zwei den Arzt freisprechende Urteile berichten können (Schäden bei versehentlicher intraarterieller Injektion anläßlich intravenöser Einspritzungen in die Ellenbeuge):

Das *OLG Frankfurt* führte im Urteil vom 12. 12. 1935 u. a. aus:

„Wie die Gutachten einhellig ergeben, hat der beklagte Arzt bei Vornahme der Injektion kunstgerecht gehandelt...

... Er durfte mit Recht annehmen, daß die Injektion in die Vene des linken Armes normal verlaufen würde, zumal bis jetzt alle Injektionen auch gut verlaufen waren und die Venen ja auch gut sichtbar waren. Daß er dann entgegen der berechtigten Annahme die Vene durchstochen hat, kann ihm nicht als *Kunstfehler* angerechnet werden."

Das *OLG Celle* gelangte im Beschluß vom 14. 6. 1960 zu dem Ergebnis,

„daß der Verlauf der Gefäße im Arm der Klägerin (hohe Teilung der A. brachialis) ‚sehr selten' und ‚ungewöhnlich' gewesen sei. Der Arm sei außerdem sehr fettreich gewesen, und die Gefahr, bei der Klägerin versehentlich in die arteriellen Blutbahnen zu gelangen, durch die ungünstigen anatomischen Verhältnisse erhöht worden. In Übereinstimmung mit den Sachverständigen sei also weder die Anwendung von *Presuren* zu beanstanden *noch liege ein Kunstfehler vor,* der als Verschulden gewertet werden könne."

Abschließend stellt PERRET dann fest:

„Man wird aber auch dann, wenn eine solche anatomische Variante nicht objektivierbar ist (weil z. B. keine Sektion des amputierten Armes erfolgte oder dieser erhalten werden konnte) oder sogar ausgeschlossen werden kann, trotz alledem einen *‚Kunstfehler' nicht unterstellen können* und dürfen. Damit entfällt für alle bisherigen Komplikationen als Folge einer versehentlichen intraarteriellen Injektion ein zivilrechtlicher Anspruch und eine Entschädigung."

In den letzten Jahren — insbesondere durch das erhebliche Anwachsen der Literatur über irrtümliche Injektionen in eine Arterie bei intravenösen Einspritzungen — ist jedoch ein grundlegender Wandel der Rechtsprechung festzustellen.

Arzthaftpflichtprozesse sind naturgemäß Gutachterprozesse. Jeder Richter muß zur Rechtsfindung in erster Linie mit seinem eigenen Wissen und seiner eigenen Erfahrung beitragen. Wenn zur Entscheidung eines Rechtsstreites Spezialkenntnisse erforderlich sind — was zweifellos bei den Fällen von intraarteriellen Fehlinjektionen zutrifft —, kann er sich diese mit Hilfe eines (ärztlichen) Gutachters aneignen, **jedoch steht die Beweiswürdigung nicht unter dem Grundsatz, daß der Richter in jedem Fall dem gerichtlichen Gutachter folgen müsse.** Die von den Gerichten bestellten Gutachter sind fast ausschließlich Ärzte. Es ist selbstverständlich, daß in einem ärztlichen Haftpflichtprozeß ihre Auffassung vom Tatbestand und die gutachtliche Würdigung mit der z. Z. gültigen ärztlichen Kunst übereinstimmt. Leider wird den ärztlichen Gutachtern gerade in der letzten Zeit immer häufiger unterstellt, daß ihre Gutachten mit der Handlung des beklagten Arztes fast immer sympathisieren.

Um es vorweg zu nehmen:

Fast alle Gutachter verneinen nach wie vor ein Verschulden der beklagten Ärzte bei Fällen, in denen durch irrtümliche intraarterielle Injektionen Körperschäden hervorgerufen wurden. Die Urteile lauten aber übereinstimmend seit einigen Jahren genau entgegengesetzt: **schuldig.**

Auf diese Diskrepanz zwischen ärztlichen Gutachten und Urteilen wollen wir eingehen. Im folgenden sollen zunächst typische Passagen aus Gutachten und sodann solche aus Urteilen zitiert werden.

C. Auszüge aus Gutachten

1. *Intraarterielle Fehlinjektion in die Ellenbeuge.*

Amputation von drei Fingern.

R. Frey, Mainz, Gutachten. — *LG Darmstadt,* AZ: 1 0 227/62.

„... Die Folgen einer irgendwie mißglückten intravenösen Injektion sind im wesentlichen davon abhängig, welche Substanz oder welches Mittel fehlinjiziert wurde ..."

„... Irrtümliche intraarterielle Injektionen bei der Anwendung intravenöser Narkosemittel erhielten ihre besondere Aktualität, als die intravenösen Barbiturate entwickelt und in die tägliche Anästhesiepraxis eingeführt wurden ..."

„... Dabei wurde klar, daß trotz einwandfreier Injektionstechnik, mit Kontrolle der scheinbar richtigen Lage der Kanüle in der punktierten Vene, intraarterielle Injektionen zustande kommen können ..."

„... Ist jedoch außer in der Kubitalgegend keine andere Vene zu finden, so kann weder die intravenöse Injektion in eine Vene der Ellenbeuge noch eine dabei versehentlich erfolgte intraarterielle Injektion im Sinne **eines Kunstfehlers** gewertet werden ..."

„... Es ergaben sich keinerlei Hinweise dafür, daß Herr Dr. H. trotz der Folgen, die bei Herrn T. eintraten, eine nicht ordnungsgemäße intravenöse Einspritzung vorgenommen hat und sich somit **eines Kunstfehlers** schuldig machte ..."

2. *Intraarterielle Fehlinjektion in die Ellenbeuge*

Amputation des rechten Unterarmes.

R. Frey, Mainz, Gutachten. — *LG Wuppertal,* AZ: 5 0 259/63.

„... Herr Dr. K. war der Meinung, ‚*Estil*' in eine Vene injiziert zu haben ..."

„... Da für Injektionen die oberflächlich liegenden Venen benützt werden, besteht die Möglichkeit, eine in der unmittelbaren Nachbarschaft anormal verlaufende Arterie zu punktieren. Diese Gefahr ist — bedingt durch die Anatomie —, am größten im Bereich der Ellenbeuge. Die Venenwandung kann, ohne daß dies bemerkt wird, zweimal durchstochen werden, so daß die Kanülenspitze im Lumen der Arterie und nicht in dem der Vene liegt ..."

„... Die Beurteilung der Kanülenlage wird deshalb so erschwert, weil es keine einfache und sichere Methode gibt, die zuverlässig zwischen dem Sitz der Kanüle in der Arterie oder in der Vene unterscheiden läßt ..."

„... Frau G. verlor ihren rechten Arm nach Injektion des Kurznarkosemittels *Estil.* Nach der Erfahrung mit diesem und anderen intravenösen Narkotika erfolgte die Injektion nicht ausschließlich intravenös, sondern höchstwahrscheinlich intraarteriell. Dabei handelt es sich jedoch **nicht um einen ärztlichen Kunstfehler, sondern um einen Unglücksfall ...**"

„... Die Injektion in der rechten Ellenbeuge kann durchaus sachgemäß erfolgt sein, da es nicht möglich ist, mit einfachen Mitteln zu entscheiden, ob eine Vene oder versehentlich eine Arterie punktiert wurde. Zum Zeitpunkt der Injektion (26. 1. 1962) war nur wenigen Ärzten diese Art der Komplikation bei intravenöser Injektion im Bereich der Ellenbeuge bekannt..."

Zu diesem Prozeß wurde *noch ein weiteres Gutachten* angefordert.

H. MAJOR, Solingen, Gutachten:

„... Meiner Auffassung nach ist Herrn Dr. K. nicht der Vorwurf einer fahrlässigen Handlung bzw. **schon gar nicht der eines Kunstfehlers** zu machen. Er hat die Injektion in gehöriger Weise am Ort der Wahl durchgeführt. Leider gibt es jedoch in der Ellenbeugengegend anatomische Varianten im Gefäßverlauf: Infolge hoher Gabelung der Oberarmarterie kann ein Ast hautwärts des sogenannten Lacertus fibrosus in der Ellenbeuge verlaufen und hier irrtümlicherweise als Vene punktiert werden. Es ist dies eine anatomische Variation, die dem Praktiker im allgemeinen kaum bekannt ist. Der Kliniker kennt sie, und vor allem der Fachanästhesist wird darauf achten und deswegen im allgemeinen nicht in der Ellenbeuge punktieren, sondern weiter handwärts im Bereich des Unterarmes..."

3. Intraarterielle Fehlinjektion in die Ellenbeuge durch die Operationsschwester.

Amputation des linken Unterarmes.

K. HORATZ, Hamburg, Gutachten. — *LG Göttingen,* AZ: 4 O 254/64.

„... daß bei der Injizierung des Kurznarkosemittels *Estil* am 17. 11. 1961 **ein Kunstfehler bei der Injektion nicht unterlaufen ist...**"

„... Selbstverständlich besteht die Grundregel, daß eine Schwester keinerlei intravenöse Injektionen durchführen darf. Medikamente, gleich welcher Art, dürfen nur vom approbierten Arzt appliziert werden. Andererseits steht aber fest, daß diese theoretische Idealforderung in der klinischen Praxis nicht immer erfüllbar ist. Es darf unterstellt werden, daß zumindest in der Bundesrepublik — entscheidend bedingt durch den großen Mangel an Narkoseärzten — sogar die Mehrzahl der intravenösen Narkosemittel nicht von Ärzten, sondern von Schwestern appliziert wird. Das ist eine gewohnheitsrechtliche Gepflogenheit, die sich einfach aus der klinischen Alltagssituation im Zusammenhang mit der Narkose ergibt..."

4. Intraarterielle Fehlinjektion in die Ellenbeuge durch eine Krankenschwester.

Amputation des linken Unterarmes.

G. HEBERER, Köln, Gutachten. — *LG Braunschweig,* AZ: 3 O 187/62.

„... Hinsichtlich der Möglichkeit der versehentlichen intraarteriellen Injektion ist in der Fachliteratur festgestellt worden, daß eine intraarterielle Injektion nicht in jedem Einzelfalle mit Sicherheit vermieden werden kann..."

„... Gegen die Übertragung von intravenösen Injektionen von erprobten, weniger differenten Medikamenten an besonders geeignete und besonders ausgebildete Schwestern ist nichts einzuwenden. Es muß aber bemerkt werden, daß:

a) Die Verantwortung und direkte Aufsicht stets beim Arzt bleibt,

b) eine Schwester, die 94 intravenöse Injektionen gegeben hat, kann wohl kaum als in dieser Technik besonders erfahren gelten..."

„... Das Injizieren von Medikamenten, die keinesfalls intraarteriell gegeben werden dürfen, an andere Stellen als der Ellenbeuge bringt keine völlige Sicherheit..."

„... Und an diesem Punkt muß der Gutachter zum konkreten Fall zurückkehren. Er kann nicht umhin, die Anwendung von *Estil* — neues Präparat — von einer Schwester gespritzt — als zumindest leichtfertig zu bezeichnen. **Andererseits erscheint es dem Gutachter nicht unlogisch, selbst unter der Anerkennung einer fahrlässigen Verhaltensweise des Dr. V. eine regelrechte Verletzung der Regeln der ärztlichen Kunst unter den obwaltenden Umständen auszuschließen.** Diese niemals fest zu umreißenden ‚Regeln' sind ganz allgemein in einem weiten Rahmen gehalten, der einen großen Spielraum dessen, was vom ärztlichen Standpunkt als noch erlaubt gilt, läßt und auch lassen muß. Selbstverständlich gibt es Grenzen, deren Überschreitung dann den *ärztlichen Kunstfehler* ausmacht. Diese müssen für jeden Fall sorgfältig neu geprüft und festgelegt werden. Der Gutachter ist der Meinung, daß im vorliegenden Fall Herr Dr. V. zwar fahrlässig gehandelt hat, aber die genannte Grenze zur Definition des **‚ärztlichen Kunstfehlers'** noch nicht überschritten hat ..."

5. Intraarterielle Fehlinjektion in die Ellenbeuge.

Amputation des rechten Unterarmes.

SCHWAIGER, Marburg/Lahn, Gutachten. — *LG Dortmund*, AZ: 8 O 167/63.

„... Große Venen verlaufen häufig in unmittelbarer Nachbarschaft von Arterien. Dies ist besonders in der Ellenbeuge der Fall. Aber auch an anderen Stellen des Armes kann es vorkommen, daß sich unmittelbar unter einer Vene eine Arterie befindet. Häufig jedoch entzieht sich diese Arterie der Beobachtung, sei es infolge niedrigen Blutdruckes, sehr fettreichen Unterhautgewebes oder anormalen Verlaufes. Sollte unglücklicherweise beim Versuch einer Venenpunktion der oben geschilderte Mechanismus vorliegen, so ist es leicht verständlich, daß, völlig unbeabsichtigt, die Nadelspitze in die unmittelbar darunterliegende Arterie eindringt. Ein absolut sicheres Zeichen für die intraarterielle Lage einer Injektionskanüle gibt es nicht, obwohl schon viele diesbezügliche diagnostische Verfahren versucht worden sind. Keines von ihnen hat bisher eine unbeabsichtigte arterielle Punktion ausschließen können. Es kann also auch in diesem Punkt nicht von einem schuldhaften Verhalten gesprochen werden ..."

„... Es ist darin **kein vorwerfbarer Kunstfehler** zu erblicken, daß die Injektion trotz Schmerzäußerung nicht als intraarterielle Injektion erkannt wurde ..."

„... Es kommt also darauf an, jedes Mittel an den günstigsten Ort zu spritzen ..."

„... Nach gründlicher Prüfung wird festgestellt, daß dem beklagten Arzt kein schuldhaftes Verhalten gegen die Regeln der ärztlichen Kunst vorgeworfen noch ihm **ein vorwerfbarer Kunstfehler** nachgewiesen werden kann ..."

Es folgen nun Ausschnitte aus Urteilsbegründungen, und zwar aus Urteilen derselben Arzthaftpflichtprozesse, zu denen vorstehende Gutachten zitiert wurden.

D. Auszüge aus Urteilen

1. *Urteil des OLG Frankfurt*, AZ: 13 U 119/64. *Zivilsenat Darmstadt* (AZ: 1 O 227/62).

„... Der Beklagte hat widerrechtlich und schuldhaft in die körperliche Unversehrtheit des Klägers eingegriffen und ist ihm zum Ersatz des daraus entstehenden Schadens verpflichtet (§ 823 Abs. 1 BGB) ..."

„... Der Beklagte hat die Einspritzung im Bereich der rechten Ellenbeuge vorgenommen ..."

„... In diesem Bereich ist die Gefahr einer versehentlich intraarteriellen Injektion besonders groß. Es ist eine in der Medizin bekannte Tatsache, daß gerade in der Ellenbeugengegend häufig anatomische Variationen im Gefäßverlauf auftreten. So liegen nach Angaben des Gutachtens bei etwa 25 % der Bevölkerung Abweichungen im Verlauf der Armarterien vor, und zwar derart, daß infolge hoher Teilung der Armarterien ein Ast oberflächlich und in unmittelbarer Nachbarschaft der Venen verläuft. Aufgrund dessen kann leicht die Venenwandung zweimal durchstochen werden und dann die Kanülenspitze im Lumen einer Arterie und nicht in der Vene zu liegen kommen, ohne daß dies bemerkt werden könnte. Über diese Tatsache hätte der Beklagte als erfahrener Narkosearzt unbedingt unterrichtet sein und die nie auszuschließende Möglichkeit einer Fehlinjektion hätte ihm vor Augen stehen müssen. Bei sorgfältiger Überlegung mußte er dann aber auch die Möglichkeit des Eintritts eines Gesundheitsschadens im Falle einer versehentlichen intraarteriellen Injektion des *Estils* erkennen ..."

„... Wenn auch von dem Beklagten nicht verlangt werden kann, daß er die gesamte in- und ausländische Fachliteratur kennt und die darin enthaltenen Warnungen berücksichtigt, so mußte er doch anhand des einschlägigen Schrifttums über grundlegende Probleme in der medizinischen Wissenschaft unterrichtet sein. Dies folgt schon aus der beruflichen Fortbildungspflicht, die es jedem Arzt im Interesse des sich ihm anvertrauenden Patienten gebietet, sich über wissenschaftliche Erkenntnisse zu informieren und sie zu seinem eigenen Erfahrungsgut zu machen. Die häufig genug im ärztlichen Schrifttum erörterten Folgen intraarterieller Fehlinjektionen anläßlich intravenöser Einspritzungen konnten also auch dem Beklagten nicht ohne Fahrlässigkeit unbekannt sein ..."

„... Diese bekannten Gefahren zu berücksichtigen, hatte der Beklagte um so mehr Veranlassung, als von der Streithelferin in den *Estil*-Packungsbeilagen noch besonders hervorgehoben war, daß eine intraarterielle Injektion mit Sicherheit vermieden werden müsse. Damit ist für dieses Mittel vor einer versehentlichen arteriellen *Estil*-Einspritzung in unmißverständlicher Weise noch besonders gewarnt worden ..." Die Revision des Beklagten gegen dieses Urteil wurde am 12. 12. 1967 vom Bundesgerichtshof zurückgewiesen (BGH VI ZR 71/66).

2. *LG-Urteil Wuppertal*, AZ: 5 0 259/63.

„... Die Klage ist hinsichtlich der Ersatzansprüche aus den Gesichtspunkten der positiven Verletzung des zwischen den Parteien bestehenden Arztvertrages (§§ 631, 276, 280, 286, 325, 326 BGB in entsprechender Anwendung) und der unerlaubten Handlung (§§ 823, Abs. 1, 2 BGB, 223, 224 StGB) dem Grunde nach gerechtfertigt ..."

„... Der vom Beklagten bei der Klägerin vorgenommene Eingriff — nämlich die Einspritzung von etwa 1,5 ml ‚*Estil*' in die rechte Ellenbeuge und von etwa 3,5 ml desselben Mittels in den linken Handrücken — stellt sich als eine rechtswidrige Körperverletzung dar, weil die schlüssig erklärte Einwilligung der Klägerin in diese Behandlung mangels einer hinreichenden vorherigen Aufklärung über die Art der Behandlung und das damit verbundene Risiko nicht wirksam war ..."

„... Für den eingetretenen Schaden — Verlust des Armes und die damit verbundenen Schmerzen — war die Einspritzung des ‚*Estil*' in die rechte Ellenbeuge ursächlich. Die Einspritzung desselben Mittels in den linken Handrücken ist ohne erkennbare schädliche Folgen geblieben ..."

„... Der Beklagte hat die im Verkehr erforderliche Sorgfalt (§ 276 Abs. 1 BGB) bei der Narkosebehandlung der Klägerin in zwei Punkten außer acht gelassen. Er hat einmal zu der Behandlung ein Mittel benutzt, dessen Gefährlichkeit — wie die Klägerin mit Recht ausführt — zu der beabsichtigten Erleichterung der Gebärmutteruntersuchung in keinem vertretbaren Verhältnis stand. Zum anderen hat er nicht die erforderliche Sorgfalt beobachtet, um das ‚*Estil*' mit Genauigkeit in eine Vene und nicht in das Zwischengewebe oder gar in eine Arterie zu spritzen. Der Umstand, daß er die Gefährlichkeit des Mittels nicht kannte, entlastet ihn nicht. Wer als Facharzt ein Mittel anwenden will, auf dessen Gebrauchsanweisung steht, eine bestimmte Anwendungsart sei ‚mit Sicherheit' zu vermeiden, muß insbesondere dann, wenn er davon ausgeht, eine versehentliche Anwendung dieser Art sei bei ihm nicht ausgeschlossen, vor der Anwendung alle ihm zugänglichen Erkenntnisquellen ausschöpfen, um die Folgen kennenzulernen, die bei der verbotenen Anwendungsart eintreten. Es ist ihm zuzumuten, zu diesem Zweck einen Arztkollegen um Rat zu fragen oder gar eine Zeitschrift einzusehen, die nicht zu seiner Fachrichtung gehört. Nach Kenntnisnahme von den Folgen, die bei der verbotenen Anwendungsart eintreten, muß sich der Arzt entscheiden, ob er das Mittel trotz des damit verbundenen Risikos anwenden will, und er muß vor jeder Anwendung den betreffenden Patienten über das Risiko aufklären ..."

„... Er hat weiterhin dadurch fahrlässig gehandelt, daß er das Mittel in die Ellenbeuge der Klägerin spritzte, obwohl an dieser Stelle eine erhöhte Verwechslungsgefahr zwischen Vene und Arterie besteht und obwohl die Klägerin an der linken Hand eine deutlich sichtbare Vene trägt, die einer Einspritzung keine Schwierigkeiten bereitet hätte ..."

„... Der Beklagte ist nach den eingangs genannten Vorschriften aus Vertrag und unerlaubter Handlung in Verbindung mit den §§ 249 ff. BGB zum vollen Ersatz des materiellen Schadens verpflichtet ..."

3. LG-Urteil Göttingen, AZ: 4 O 254/64.

„... Die Klage ist im wesentlichen begründet. Die Beklagten sind als Gesamtschuldner verpflichtet, dem Kläger allen Schaden zu ersetzen, den er durch den Verlust seines linken Armes erlitten hat; sie müssen ihm ferner ein angemessenes Schmerzensgeld gewähren ..."

„... Die Haftung des Chefarztes.

Der Beklagte zu 1. haftet dem Kläger für allen Schaden, der diesem durch den Verlust des linken Armes entstanden ist und in Zukunft noch entsteht sowohl nach den Vorschriften des Vertragsrechtes als auch nach den Vorschriften der unerlaubten Handlung ..."

„... Der Beklagte hat seine Pflicht zur Sorgfalt nach den Vorschriften des Dienstvertragsrechtes (§§ 611 ff. BGB) — als solcher ist das Rechtsverhältnis zwischen einem Arzt und seinem Patienten anzusehen — verletzt. Die Sorgfaltspflichtverletzung des Beklagten zu 1. besteht darin, daß er ein Narkosemittel, wie *‚Estil'*, überhaupt von einer Krankenschwester in die Ellenbogenvene des Klägers hat einspritzen lassen. Es kann zwar nicht verlangt werden, daß Injektionen nur von Ärzten ausgeführt werden. Die Durchführung von Heilmaßnahmen muß aber auf Ärzte beschränkt bleiben, wenn sich daraus Komplikationen ergeben können. Besteht wie bei der Applikation von *‚Estil'* in die Ellenbogenvene die ernsthaft in Betracht zu ziehende Möglichkeit, daß eine Injektion zu nachfolgenden Komplikationen führt, so muß der Eingriff von einem Arzt ausgeführt werden, der aufgrund seiner Vorbildung und beruflichen Kenntnisse gegenüber der Krankenschwester die größere Gewähr für einen ordnungsgemäßen Verlauf der Heilbehandlung bietet. Gerade bei intravenösen Injektionen im Bereich der Ellenbeuge des Armes kann es zu Fehlinjektionen kommen ..."

„... Das hätte auch der Beklagte als Facharzt für Chirurgie und als Chefarzt eines Krankenhauses wissen müssen. Wenn er aber damit rechnen muß, daß im Bereich einer Vene, in die injiziert werden soll, eine Arterie nicht normal verläuft, besteht für ihn, wie für jeden Arzt, Grund zu besonderer Vorsicht. Er darf sich auch nicht über die von der Bundesärztekammer vertretene Auffassung hinwegsetzen, wie er es getan hat. Die Bundesärztekammer hat in einer Stellungnahme vom 30. Juni 1961 ausdrücklich den Standpunkt vertreten, intravenöse Injektionen und Blutentnahmen seien ausschließlich ärztliche Maßnahmen, deren Vornahme durch nichtärztliche Kräfte grundsätzlich und unter allen Umständen abzulehnen sei ..."

„... Darüber hinaus haftet der Beklagte gemäß § 278 BGB für das Verschulden der Krankenschwester, deren er sich bei der Behandlung des Klägers bedient hat. Der Krankenschwester ist bei der Injektion des Narkotikums in die Ellenbeugenvene des Klägers ein Kunstfehler unterlaufen. Sie hat es in die Arterie gespritzt. Dafür spricht der Beweis des ersten Anscheins, der immer dann Platz greift, wenn aus dem Geschehensablauf eines bestimmten Lebensvorganges nach der Erfahrung des täglichen Lebens auf eine typische Ursache zu schließen ist. (Vgl. *Palandt,* Komm. z. BGB, 24. Aufl., Vorbem. v. § 249 Anm. 8). Das ist hier der Fall. Denn nach der Injektion ist beim Kläger eine Narkosewirkung nicht eingetreten; kurz nach der Injektion ist es zu einer Verfärbung des linken Unterarmes gekommen; die Hand hat eine Krallenstellung aufgewiesen und der Kläger hat bei diesem Eingriff stärkere Schmerzen als bei der ersten Narkose am 24. Oktober 1961 verspürt. Wenn er auch nicht über heftige Schmerzen geklagt hat, so mag das mit der Konstitution des Klägers, einem 24jährigen Tischlergesellen, zusammenhängen. Aus den angeführten Symptomen ergibt sich nach den Gutachten der Sachverständigen Dr. F. und Prof. Dr. H., daß das Narkotikum in irgendeiner Weise in die Arterie gelangt ist und zu dem Arterienschluß geführt hat. Dabei genügen nach dem Gutachten des Prof. H. schon geringe Mengen dieses Narkotikums für einen völlig arteriellen Gefäßverschluß.

Das Mittel kann nur dadurch in die Arterie gelangt sein, daß es dorthin injiziert worden ist. Eine andere Möglichkeit ist nicht bewiesen ..."

„... Die Haftung des Assistenzarztes.

Der Beklagte haftet dem Kläger für die Verletzungsfolgen nach § 823 Abs. 1 BGB. Er hat dadurch rechtswidrig und schuldhaft eine Körperverletzung des Klägers herbeigeführt, daß er es überhaupt zugelassen hat, daß die Krankenschwester beim Kläger eine Injektion mit dem Kurznarkotikum ‚*Estil*' in die Ellenbogenvene vornahm ..."

„... Die Haftung der Krankenschwester.

Die Beklagte haftet dem Kläger ebenfalls aus § 823 Abs. 1 BGB. Sie hat die Körperverletzung des Klägers dadurch hervorgerufen, daß sie das Narkosemittel ‚*Estil*' statt in die Ellenbeugenvene in die Arterie gespritzt hat ..."

„... Die Fehlinjektion ist für den Armverlust des Klägers ursächlich gewesen ..."

Die Beklagte hat darum fahrlässig gehandelt. Sie hat bei der Injektion die im Verkehr erforderliche Sorgfalt außer acht gelassen (§ 276 Abs. 1 Satz 2 BGB). Auf der Gebrauchsanweisung für ‚*Estil*' der Charge 8117 stand deutlich zu lesen, es dürfe keinesfalls intraarteriell injiziert werden. Diese Warnung war auf der Lasche der Schachtel durch Fettdruck und eine rote Umrandung noch einmal deutlich hervorgehoben ..."

4. OLG-Urteil Braunschweig, AZ: 5 U 74/65 (LG Braunschweig, AZ 3 O 187/62).

„... Im Ergebnis zu Recht hat das Landgericht die Schadensersatzpflicht des beklagten Arztes aus § 823 BGB bejaht. Auf seine Anordnung und unter seiner Leitung, Aufsicht und Verantwortung erfolgte die Narkose, die zum Verlust des linken Armes des Klägers geführt hat. Die Haftung des Arztes setzt nicht in jedem Falle einen sogenannten ‚Kunstfehler' voraus. Denn die Begriffe Kunstfehler und Verschulden decken sich nicht (RGHRR 1931 Nr. 1748; Roloff VersR. 1965, 420).

Als Kunstfehler wird ein Verstoß gegen bestimmte, in der ärztlichen Wissenschaft allgemein anerkannte Regeln angesehen. *Eine haftungsbegründende Fahrlässigkeit des Arztes kann im Einzelfalle jedoch auch dann zu bejahen sein, wenn ihm kein ärztlicher Kunstfehler unterlaufen* ist (RG JW 1935, 115; Roloff a.a.O.). Entscheidend ist, ob der Arzt bei seiner Tätigkeit die erforderliche Sorgfalt beobachtet hat und die Möglichkeit des Eintritts des schädigenden Erfolges seines Tuns hat erkennen können ..."

„... Bezüglich der Anwendung des Medikaments befand sich auf der Gebrauchsanweisung und in den Prospekten der Herstellerfirma in Fettdruck der Satz: ‚Eine intraarterielle Injektion muß mit Sicherheit vermieden werden' ..."

„... Die Anästhesie ist ihrer Natur nach eine ärztliche Tätigkeit. Jede Narkose stellt einen schwerwiegenden Eingriff in die körperlichen Funktionen des Patienten dar, der sowohl das theoretische Wissen als auch die praktischen Erfahrungen des Arztes erfordert (Perret a.a.O., S. 110, das dort zitierte *Urteil des OLG Celle*; Weissauer in ‚Der Anästhesist' 12,5, 156—161 (157) (1963). Eine Unterscheidung zwischen großer und kleiner Narkose in Analogie zu dieser Unterscheidung bei der Chirurgie ist nicht möglich. Jede Narkose, auch eine Kurznarkose, birgt das Risiko für den Patienten in sich. Gerade bei Kurznarkosen sind statistisch die häufigsten Komplikationsfälle festgestellt worden (Weissauer a.a.O., S. 157; Roloff VersR. 1965, 420). Die Tatsache, daß jede Narkose ihrer Natur nach eine ärztliche Tätigkeit ist, schließt zwar nicht in jedem Falle die Übertragung einzelner Verrichtungen im Rahmen des Narkoseverfahrens auf eine dafür ausgebildete und erfahrene Krankenschwester aus. Doch ist die Übertragung der technischen Durchführung der Narkose auf eine Krankenschwester dann als unzulässig anzusehen, wenn sich entweder aus der Wahl des Narkosemittels besondere Gefahren für den Patienten ergeben können oder wenn die Narkosetechnik ärztliche Kenntnisse und Erfahrungen erfordert. Hierzu zählt auch eine intravenöse Narkose ..."

„... die Forderung, eine intravenöse Narkose dürfe nur vom Arzt gemacht werden, ist in der Praxis wegen des derzeitigen Mangels an Narkoseärzten nicht durchführbar. In der Tat werden in Deutschland, wie dem Senat bekannt ist, intravenöse Narkosen unter der Aufsicht des Arztes weitgehend durch Krankenschwestern gegeben. Auch am Städt. Krankenhaus S. wurde und wird so seit Jahren verfahren, wie sich aus der Aussage des früheren dortigen Chefarztes Dr. H. vom 16. 4. 1964 (Bl. 113 f. Strafakte) ergibt. Das vermag jedoch den Arzt von seiner grundsätzlichen Haftung für Schäden, die durch die Übertragung intravenöser Narkosen auf die Krankenschwester entstehen, nicht zu befreien. Denn der Arzt hat nicht für die Beobachtung der üblichen, sondern der erforderlichen Sorgfalt einzustehen (SOERGEL-SIEBERT BGB 9. Aufl. § 823 Anm. 153)..."

„... Trotzdem verstieß im vorliegenden Fall der Arzt mit der Übertragung der intravenösen Injektion auf die Krankenschwester gegen die ihm als Arzt dem Patienten gegenüber obliegende Sorgfaltspflicht..."

„... Trotzdem gab der fettgedruckte Hinweis, daß eine intraarterielle Injektion mit Sicherheit vermieden werden müsse, Anlaß zu äußerster Vorsicht. Der Beklagte hätte aufgrund dieses Hinweises mit der Möglichkeit rechnen müssen, daß bei einer versehentlichen intraarteriellen Injektion von *Estil* ähnliche Komplikationen eintreten könnten, wie sie von versehentlichen intraarteriellen Injektionen anderer differenter Mittel bekannt waren. Wie ROLOFF in seinem o. a. Aufsatz in VersR. 1965, 419 ff. unter Anführung zahlreicher Veröffentlichungen und Lehrbücher ausführt, sind in der medizinischen Literatur des In- und Auslandes seit etwa 30 Jahren Veröffentlichungen über die Folgen intraarterieller Fehlinjektionen anläßlich intravenöser Einspritzungen zu finden. Es war daher in der ärztlichen Wissenschaft bekannt, daß die intraarterielle Injektion differenter Mittel Folgen zeitigen kann, die von vorübergehender Gefäßkontraktion bis zur Gangrän und Amputation reichen können. Seit 1957 waren auch Fälle bekannt, bei denen es aufgrund versehentlicher intraarterieller Injektion von *Presuren* zu schweren Komplikationen, die von Gewebsschäden bis zum Absterben von Extremitäten reichten, gekommen war..." Die Revision der Beklagten gegen dieses Urteil ist am 5. 12. 1967 durch den Bundesgerichtshof (VI ZR 54/66) zurückgewiesen worden.

5. *OLG-Urteil Hamm*, AZ: 3 U 267/63 (LG Dortmund, AZ: 8 O 167/63).

„... Es kann dahingestellt bleiben, ob der übereinstimmenden Ansicht der medizinischen Gutachter, es sei kein Kunstfehler, wenn ein Arzt bei einer beabsichtigten intravenösen Injektion versehentlich die Vene durchstößt, mit der Kanüle in eine Arterie eindringt und das Medikament in dieses Gefäß einspritzt, in vollem Umfang und nicht nur in den Fällen gefolgt werden kann, bei denen bei dem Patienten anatomische Varianten im Verlauf des venösen und arteriellen Gefäßnetzes vorhanden sind; denn weder die Kläger noch die Kammer des Landgerichts legen dem Beklagten generell zur Last, daß ihm ein solches Versehen unterlaufen ist. Sie stützen ihren Schuldvorwurf vielmehr darauf, daß der Beklagte die Ellenbeuge als Injektionsort für das stark gefäßtoxische Präparat ‚*Estil*' gewählt hat. Diesen Vorwurf hält auch der Senat für berechtigt.

Wie den medizinischen Gutachten zu entnehmen ist, sind gerade in der Ellenbeuge auch bei normalem anatomischem Verlauf venöse und arterielle Gefäße eng benachbart, so daß es hier einen absoluten Schutz vor einer versehentlichen intraarteriellen Injektion nicht gibt. Diese Kenntnis mußte jeder Arzt, also auch der Beklagte als Gynäkologe, der seine Patienten nicht nur in seiner Praxis, sondern auch als Belegarzt im St.-R.-Hospital in C. R. stationär behandelt und Narkose selbst gibt, besitzen, andernfalls müßte er sich die Unkenntnis als Verschulden anrechnen lassen.

Wie die medizinischen Sachverständigen weiter ausgeführt haben, gab es schon vor dem Erscheinen des Kurznarkosemittels *Estil* zahlreiche zur intravenösen Applikation bestimmte Lösungen, insbesondere auch Kurznarkosemittel, die bei versehentlicher intraarterieller Injektion schwere Schäden bis zum Verlust der Extremität verursacht hatten. Der Beklagte hat bei seiner Anhörung vor dem Senat zugegeben, daß ihm intravenös zu spritzende Medikamente bekannt waren, die bei versehentlicher intraarterieller Injektion schwere Folgen auslösen konnten. Er will nur nicht gewußt haben, daß solche Mittel sogar zur Gangrän geführt, also irreparable Nebenwirkungen gehabt hatten. Diese Unkenntnis vermag indessen den Beklagten nicht von seinem Verschulden freizusprechen. Wenn von einem Arzt auch nicht gefordert werden kann, zu seiner Weiterbildung sämtliche medizinischen Fachzeitschriften zu halten und zu lesen, muß doch von ihm verlangt werden, daß er jedenfalls von dem Inhalt der Fachzeitschriften Kenntnis nimmt, die er selbst für so wichtig ansieht, daß er sie hält. Das hat der Beklagte jedoch nicht getan..."

„... Muß der Beklagte sich hiernach aber so behandeln lassen, als ob ihm nicht nur die besonders enge Nachbarschaft von Venen und Arterien in der Ellenbeuge und damit das große Risiko einer versehentlichen intraarteriellen Injektion bei der Wahl dieses Injektionsortes, sondern auch die nachteiligen Folgen einer irrtümlichen intraarteriellen Injektion bekannt waren, dann hätte er auch Überlegungen darüber anstellen müssen, ob es mit seiner ärztlichen Sorgfaltspflicht vereinbar war, das Kurznarkosemittel *Estil* in die Ellenbeuge der Klägerin zu injizieren, zumal es in der Gebrauchsanweisung in etwas dicker gedruckter, also hervorgehobener Schrift hieß: ‚Eine intraarterielle Injektion muß mit Sicherheit vermieden werden', ob es unter diesen Umständen nicht ärztliche Pflicht gebot, einen anderen Injektionsort, an dem es keine gefährlich enge Nachbarschaft von Venen und Arterien gibt, wie z. B. den Handrücken, für die intravenöse Injektion zu wählen.

Der Beklagte hat solche Überlegungen nach seiner eigenen Einlassung nicht angestellt. Bereits diese Unterlassung rechtfertigt den von den Klägern gegen den Beklagten erhobenen Schuldvorwurf. Denn jeder Arzt ist verpflichtet, wo immer möglich, eine Gefährdung seines Patienten zu vermeiden. Hierzu gehört auch die Pflicht, einen Injektionsort zu meiden, an dem die Komplikationsquote höher als an einer anderen Stelle des Körpers ist (BGH in VersR 1962, 250) ..."

„... Nach alledem hat das Landgericht die Haftung des Beklagten für den den Klägern durch die Amputation des rechten Armes der Klägerin entstandenen und noch entstehenden Schaden mit Recht für begründet erachtet ..."

E. Fazit

Die Diskrepanz zwischen pro-ärztlichen Gutachten und kontra-ärztlichen Urteilen ergibt sich aus der Verschiedenheit der (ärztlichen bzw. juristischen) Standpunkte zum (Tat)-Vorgang einer Körperverletzung durch bestimmungswidrige intraarterielle Injektion differenter intravenöser Injektionsmittel.

Das *OLG Frankfurt* führte im Urteil vom 12. 12. 1935 u. a. aus:

„Wie die Gutachten einhellig ergeben, hat der beklagte Arzt bei Vornahme der Injektion kunstgerecht gehandelt ..."

„... Er durfte mit Recht annehmen, daß die Injektion in die Vene des linken Armes normal verlaufen würde, zumal bis jetzt alle Injektionen auch gut verlaufen waren und die Vene ja auch gut sichtbar war. Daß er dann entgegen der berechtigten Annahme die Vene durchstochen hat, kann ihm nicht als Kunstfehler angerechnet werden."

„Das *OLG Celle* gelangte im Beschluß vom 14. 6. 1960 zu dem Ergebnis,
daß der Verlauf der Gefäße im Arm der Klägerin (hohe Teilung der A. brachialis) ‚sehr selten' und ‚ungewöhnlich' gewesen sei. Der Arm sei außerdem sehr fettreich gewesen und die Gefahr, bei der Klägerin versehentlich in die arteriellen Blutbahnen zu gelangen, durch die ungünstigen anatomischen Verhältnisse erhöht worden. In Übereinstimmung mit den Sachverständigen sei also weder die Anwendung von *Presuren* zu beanstanden noch liege ein Kunstfehler vor, der als Verschulden bewertet werden könne." Abschließend stellt PERRET — wie oben schon zitiert — dann fest: „Man wird aber auch dann, wenn eine solche anatomische Variante nicht objektivierbar ist (weil z. B. keine Sektion des amputierten Armes erfolgte oder dieser erhalten werden konnte) oder sogar ausgeschlossen werden kann, trotz alledem einen ‚Kunstfehler' nicht unterstellen können und dürfen. Damit entfällt für alle bisherigen Komplikationen als Folge einer versehentlichen intraarteriellen Injektion ein zivilrechtlicher Anspruch und eine Entschädigung."

Die hier vertretenen Ansichten sind jedoch, wie wir gesehen haben, durch die *Estil*-Prozesse nicht mehr bindend — Gutachten und Urteil stimmen nicht mehr überein. Aus diesem Grunde muß jeder Arzt über die Grundlagen und Folgen der intraarteriellen Fehlinjektion — insbesondere auch über die Therapie dieser Komplikationen — orientiert sein. Man kann tatsächlich heute schon von einem „intravenösen Risiko" sprechen, denn die ärztliche Meinung — also die Gutachten, die aufgrund der heute geltenden ärztlichen Kunst erstellt werden — werden von den Gerichten nicht mehr akzeptiert. Das liegt zum großen Teil an den im BGB enthaltenen Gesetzmäßigkeiten, die den Medizinern größtenteils unbekannt sind.

Werden nämlich gegen einen Arzt von einem Patienten Schadensersatzansprüche erhoben, wird von Ärzten und medizinischen Sachverständigen stets nur geprüft, ob ein sogenannter „Kunstfehler" vorliegt. Dadurch wird die Frage, ob ein Arzt fahrlässig, also schuldhaft gehandelt hat, aber nicht entschieden; denn **die Begriffe „Verschulden und Kunstfehler" decken sich nicht.** Ein „Kunstfehler" ist ein Verstoß gegen bestimmte, in der ärztlichen Wissenschaft allgemein anerkannte Regeln. Ein „Kunstfehler" wird sich vielfach mit einer Fahrlässigkeit überschneiden. Aber nicht jeder „Kunstfehler" bedingt ein Verschulden und nicht jedes „Verschulden" einen „Kunstfehler". (*OLG Hamm* VersR 55,235; BGHZ 8, 138.) Dies wurde aber früher kaum beobachtet, und die Richter folgten dem Gutachten des Sachverständigen, vielfach einer bekannten Kapazität, der prüfte, ob aus medizinischer Sicht ein „Kunstfehler" vorlag. Sie ließen hier — wie heute beteuert wird — außer acht, daß die Frage, ob ein „Kunstfehler" vorliegt, eine medizinische ist, daß aber die rechtliche Prüfung und damit die Frage nach dem Verschulden der juristischen Beurteilung obliegt (BGH VersR 55,374).

In Deutschland war es allgemein üblich, intravenöse Injektionen in die Venen der Ellenbeuge zu verabfolgen. Diese Art der Injektionstechnik entsprach bisher der ärztlichen Wissenschaft und war damit kunstgerecht. Ereignete es sich bei einer derartigen Injektion, daß das Injektionspräparat nach Durchstoßen der Vene in die Arterie injiziert wurde, so änderte dies aus medizinischer Sicht nichts an der kunstgerechten Ausführung der Injektion. Daß der Arm als Folge der Fehlinjektion möglicherweise amputiert werden mußte, wurde als „Unglücksfall" angesehen, womit die Angelegenheit abgeschlossen war.

Juristisch betrachtet sieht ein derartiger Fall heute aber anders aus.

Der Begriff der Fahrlässigkeit in den §§ 276 und 823 BGB ist bekanntlich derselbe, nämlich Außerachtlassung der erforderlichen Sorgfalt. Dabei kommt es nicht darauf an, daß sich der Schädiger den Verlauf in allen Einzelheiten als möglich vorgestellt hat. Es genügt vielmehr, daß er bei Anwendung der erforderlichen Sorgfalt die Möglichkeit des Eintritts eines schädigenden Erfolges seiner Handlung hätte erkennen können (BGH VersR 1960, 160). Vom Richter zu prüfen ist also nicht die Frage, ob ein Kunstfehler vorliegt, sondern, ob der Arzt bei versehentlicher intraarterieller Injektion anläßlich einer intravenösen Einspritzung in die Ellenbeuge bei Anwendung der erforderlichen Sorgfalt die Möglichkeit des Eintritts eines schädigenden Erfolges hätte erkennen können.

In der medizinischen Literatur des In- und Auslandes sind seit 30 Jahren Veröffentlichungen über die Folgen versehentlicher intraarterieller Fehlinjektionen anläßlich intravenöser Einspritzungen in die Ellenbeuge zu finden.

Es ist daher allgemein und auch den Juristen bekannt, daß die intraarterielle Injektion differenter Mittel Folgen zeitigt, die von vorübergehender Gefäßkontraktion bis Gangrän und Amputation reichen. Außerdem befaßten sich aber auch Anästhesiologielehrbücher mit diesen Fragen und wiesen auf die Gefahren versehentlicher intraarterieller Injektionen differenter Mittel hin. (z. B. *Lehrbuch der Anästhesiologie* von FREY, HÜGIN, MAYRHOFER), so daß der Medizinstudent über das Problem bereits unterrichtet war.

Während STÖR (1933), PERRET (1947) und COHEN (1948) bereits über insgesamt 49 versehentliche intraarterielle Injektionen, die zum Teil zu Amputationen führten, berichtet hatten, führten SCHWARZKOPF 11, LÜBKE jedoch 18 Narkosezwischenfälle mit *Presuren* auf. KEUTHER führte etwa 100 aus dem Schrifttum gesammelte Schadensfälle auf. PERRET hatte darüber hinaus 24 zum Teil noch heute im Handel befindliche Präparate angeführt, nach deren intraarterieller Injektion es zu schweren Durchblutungsstörungen, Gangrän und Amputationen gekommen war.

Darüber hinaus ist bekannt — und WACHSMUT-LANZ, PERRET u. a. haben darauf hingewiesen, daß bei etwa 25 % der Bevölkerung Anomalien im Verlauf der Armarterien vorliegen, d. h., daß infolge hoher Teilung der Armarterien ein Ast oberflächlich und möglicherweise in unmittelbarer Nähe der Venen verläuft.

Jeder Arzt muß also über die Folgen einer intraarteriellen Injektion im Kubitalbereich unterrichtet sein; denn die einschlägige Literatur muß er kennen (BGH VersR 55, 1573,62,250).

Die Frage, ob ein Arzt bei Anwendung der erforderlichen Sorgfalt die Möglichkeit eines schädigenden Erfolges hätte erkennen können, muß nach dem oben Ausgeführten wenigstens von dem Zeitpunkt ab bejaht werden, seit dem in den Anästhesiologielehrbüchern die wissenschaftlichen Erkenntnisse über die Folgen versehentlicher intraarterieller Injektion differenter Mittel ihren Niederschlag gefunden hatten. Das war etwa seit Mitte der fünfziger Jahre.

So hat sich — wie oben schon betont — ein grundlegender Wandel in der Rechtsprechung der ärztlichen Haftpflichtprozesse infolge intraarterieller Fehlinjektionen vollzogen, den wir — zum großen Teil als Betroffene — zur Kenntnis nehmen müssen. In den letzten sechs Jahren hatten sich aufgrund von Narkosezwischenfällen eine Reihe von Land- und Oberlandesgerichten in Deutschland mit der Neuordnung der Rechtsprechung bei Körperverletzung durch intraarterielle Fehlinjektionen zu beschäftigen. Soweit uns bekannt ist, haben bisher 15 Landgerichte und sieben Oberlandesgerichte ein Verschulden der beteiligten Ärzte bzw. ihrer Erfüllungsgehilfen bejaht, während nur in einem Fall die Klage abgewiesen wurde.

Diese Entwicklung der Rechtsprechung gibt zu bedenken, und sie wird sicher nicht von allen Ärzten als richtig empfunden. Da wir kaum damit rechnen können, daß sich künftig die Rechtsprechung wieder zum alten wandeln wird, ist es besser, sich damit abzufinden und die Konsequenzen zu ziehen. Das bedeutet, Beachtung der richtigen Applikationsorte sowie sorgfältige Injektion — eventuell unter Verabfolgung einer Probedosis. Kein Arzt soll, und das war der Sinn dieses Buches, seine verantwortungsvolle Tätigkeit unter dem Damoklesschwert möglicher straf- und zivilrechtlicher Folgen durchführen müssen. Wer immer seine ärztliche Tätigkeit nicht nur mit Routine, sondern stets unter dem Gesichtspunkt der für eine bestimmte Handlung erforderlichen Sorgfalt verrichtet, braucht keine Befürchtungen zu haben! Vor allem gilt:

Das Wissen um eine Gefahr verringert oder schaltet sie aus. Die ständige Fortbildung auf allen medizinischen Wissensgebieten wird so zur vornehmsten Pflicht des Arztes.

Gohrbandt sagte in diesem Zusammenhang:

„Es muß gelingen, jeden Arzt mit Nachdruck auf seine Sorgfaltspflicht und Verantwortung aufmerksam zu machen und ihm schon während seiner Ausbildungszeit das technische Rüstzeug für seine spätere Arbeit zu vermitteln."

Nihil nocere!

LITERATUR

A

ADAMS, E., zit. bei COHEN, M.: Versehentliche intraarterielle Injektion von Medikamenten. Lancet II, 362 (1948).

AHNEFELD, F. W. & R. FREY: Fortschritte der Anaesthesie und Wiederbelebung. Wehrmedizinische Mitteilungen *1,* 4 (1963).

ALEXANDER, K.: Die intraarterielle Pharmkotherapie. C. F. Boheringer & Söhne, Mannheim (1967).

APPAIX, A., R. DEVIN, A. PECH & M. GARCIN: La chimiotherapie regionale des cancers de la tete et du cou. (A propos de 24 infusions et 19 perfusions arterielles regionales). Presse med. Paris *71,* 1803 (1963).

ARNETH, J.: Nekrosen bei intramuskulärer Eubasinum- (sulfapyridin Anwendung). München. med. Wschr. *89,* 888 (1942).

ARTUSBERG, J., zit. nach PERRET.

B

BAKEY, DE M. & A. OCHSNER: Significance of phlebography in phlebothrombosis. J. Amer. med. Ass. *123,* 738 1943).

BAUER, G.: Thrombosis. Lancet I, 447 (1946).

BAUER, J.: Geschichte der Aderlässe. München (1870) (Neudruck: W. Fritsch, München 1966).

BAUMANN, E.: Sterilisation und sterile Aufbewahrung von Spritzen und Hohlnadeln. Karger, Basel (1948).

BAUMANN, E.: Infektion und andere Schäden infolge von Einspritzungen. Hft. Unfallhk. *47,* 147 (1954).

BEER, R., G. C. LOESCHKE, G. FRANK & C. HECHT: Zur Gefäßverträglichkeit von Propanidid. In: Die intravenöse Kurznarkose mit dem neuen Phenoxyessigsäurederivat Propanidid (Epontol). Herausgegeben von HORATZ, K., R. FREY & M. ZINDLE. Springer, Berlin — Heidelberg — New York (1965).

BENTLEY, T. & E. SCHLAPP, zit. bei COHEN, M.: Versehentliche intraarterielle Injektion von Medikamenten. Lancet II, 362 (1948).

BERGMANN, G. v., W. FREY & SCHWIEGK: Handbuch der inneren Medizin. Springer, Berlin — Göttingen — Heidelberg (1960).

BERNATZIK, F. J.: Injektion. In: Eulenburgs Realencyclopaedie der gesamten Heilkunde. Urban & Schwarzenberg, Wien & Leipzig (1887).

BILLROTH, T.: Die allgemeine chirurgische Pathologie und Therapie. G. Reimer, Berlin (1866).

BICHAT, M. F.: Anatomie générale, appliquée à la physiologie et la médicine. Paris (1801).

—, Recherches expérimental sur la vie et la mort. Paris (1805).

BISCHOFF, F.: Erste Ausführung der Kochsalzinfusion beim Menschen. Zbl. f. Gynaek. *8,* 27 (1883).

BISCHOFF, L.: Gleichzeitige Bestimmung zweier Kreislaufzeiten. Schweiz, med. Wschr. *78,* 293 (1948).

BLANDIN, Ph. F.: Traite d'anatomie topographique ou Anatomie des Régions du corps humain. Etablissement Encyclographique, Brüssel (1897).

BLUM, E.: Infarktähnliche Nekrosen nach intramuskulären Injektionen von Antibiotika. Kinderärztl. Prax. *33,* 309 (1965).

BLUNDELL, M.: Researches physiological and pathological on transfusion of blood. London (1824).

BOBA, A.: Intravenöse Flüssigkeitstherapie. 52. Jahresvers. des Clinical Congress of the American College of Surgeons, San Francisco (Oktober 1966).

BODECHTEL, G.: Iatrogene Schäden des Nervensystems. In: Differentialdiagnose neurologischer Krankheitsbilder. G. Thieme, Stuttgart (1958).

BOCK, H. E.: Über die Bedeutung der Kreislaufzeit für die Diagnose des Kreislaufversagens und ihre Beziehungen zu Venendruck, Vitalkapazität und Blutmenge. Verh. dtsch. Ges. inn. Med. *50*, 138 (1938).

BONOMO, I.: Sobre o emprego do preparado G 15.903 em doencas reumáticas. Rev. bras. Med. *9*, 462 (1952).

BORENZSTEIN: Sterilisation von Spritzen. Krankenhausarzt *26*, 257 (1953).

BÖHMER, D. & E. RÜGHEIMER: Die Folgen der intraarteriellen Injektion von Barbituraten und deren Therapie. Anaesthesist *11*, 112 (1962).

BÖSCH, H.: Grundlagen intraarterieller Injektionen und Infusionen und ihre Auswirkung auf die periphere Durchblutung. Langenbecks Arch. klin. Chir. *308*, 835 (1964).

BOSCHANN: pers. Mitteilung.

BOWERS, zit. bei COHEN, M.: Versehentliche intraarterielle Injektion von Medikamenten. Lancet II, 362 (1948).

BOYLE, R.: Verwandtschaftslehre (1656).

BRAUN, H. & F. STEIGERWALDT: Münchener klinisches Rezepttaschenbuch. Wissenschaftliche Verlagsgesellschaft, Stuttgart (1962).

BRAUN, W., M. LOTZE & A. TÄNZER: Vertebralisangiographie mit Hilfe des Femoraliskatheters. Fortschr. Röntgenstr. *104*, 839 (1966).

BREUNING, J.: Ein Beitrag zur Technik intraarterieller Infusionen mit Ronicol. Med. Welt *17*, 2257 (1966).

BRODY, D. A.: Diskussionsbemerkung. South med. J. *42*, 303, Birmingham (1949).

BROWN-SEQUARDT: Exposé sur la curabilité des plaies de la moelle épiniere. Compt. rend. de la Soc. de Biol. *17*, 137 (1849).

BROWN-SEQUARDT, C. E.: Archives de physiologie normale et pathologique *1*, 1 (1868).

BROUSTET, L., zit. bei LERICHE.

BÜCHSEL, B.: Impletolbehandlung bei versehentlicher paravenöser Injektion. Ther. d. Gegenw. *30*, 112 (1954).

BYK-GULDEN-LOMBERG: Die Kontrastmittelanwendung in forensischer Sicht. Symposion Heidelberg (1964).

—, Konstanz (1964).

C

CARDANUS, H.: lib. I contradicta med. tract. 2 contradicta 8.

CELSUS: C. Ch. Krause, Leipzig (1766).

CID DOS SANTOS, R.: Artériographie des membres et de l'aorte abdominale. Masson & Cie., Paris (1931).

CLARK, E. R.: Arterio-venous anastomoses. Physiol. Rev. *18*, 229 (1938).

CLARK, T.: Philosophical transactions. Oxford (1664).

COHEN, M.: Accidental Intra-Arterial Injection of Drugs. Lancet II, 362 (1948).

COLLE, J.: Methodus facilis parandi jucunda tuta et nova medicamenta. De vita et senectute longius protahenda. Padua (1628).

CORNIL, L., J. MOSINGER & E. AUDIER: Les interrelations artério-veineuses pathologiques des membres. La Presse Médicale *22*, 17 (1937).

COXE, T.: Philosophical transactions. Oxford (1657).

D

DEACON, W. W.: Gangrene following the use of Promazine. Anaesthesia *16*, 479 (1961).

DAHLGREN, A., zit. bei COHEN, M.: Versehentliche intraarterielle Injektion von Medikamenten. Lancet II, 362 (1948).

DAMMANN, F.: Intravenöse, barbituratfreie Kurznarkose mit Estil in der chirurgischen Ambulanz. Therapie der Gegenwart *100*, 593 (1961).

DANN, T. C.: Routine skin preparation before injection: an unnecessary procedure. Practitioner *196*, 1174 (1966).

DAVIS, zit. bei COHEN, M.: Versehentliche intraarterielle Injektion von Medikamenten. Lancet II, 362 (1948).

DEDERICH, R.: Schwerwiegende Komplikationen intraartikulärer Injektionen. Chirurg *37*, 178 (1966).

DEMME, H.: In: Das ärztliche Gutachten im Versicherungswesen von FISCHER-MOLINEUS. J. A. Barth, Leipzig (1939).

DEMMER, F.: Zur Technik der Injektion. Wien. Med. Wchschr. *113*, 17 (1963).

DENIS, J.: Prozeßakte bei ORÉ, P. C.: Etudes historiques et physiologiques sur la transfusion du sang. Paris (1867).

DERBLICH, R.: Der Aderlaß. Wiener Medizinalhalle *46*, 444 (1863).

DEUBZER, W. & M. KIA-NOURY: Praktische Bedeutung der Vena anonyma für Injektionen und Punktionen. Münch. med. Wschr. *107*, 1054 (1965).

DIEFFENBACH, J. F.: Die Transfusion des Blutes und die Infusion der Arzneien in die Blutgefäße. Berlin (1828).
DIENST, C.: Traumatischer Gefäßkrampf? Med. Welt *14*, 812 (1940).
Documenta Geigy. Wissenschaftliche Tabellen, 6. Auflage (1960).
DOST, F. H.: Der Blutspiegel. Kinetik der Konzentrationsabläufe in der Kreislaufflüssigkeit. G. Thieme, Leipzig (1953).
DOENICKE, A., W. SPIESS & Th. GÜRTNER: Komplikationen nach Estil-Narkosen. Anaesthesist *11*, 293 (1962).
DREADORFF, H.: Ambulante Behandlung peripherer arterieller Durchblutungsstörungen mit intraarteriellen Injektionen. Med. Mschr. *17*, 734 (1963).

E

ECK, H.: Nil nocere! Pneumothorax durch die Injektionsnadel. Münch. med. Wschr. *106*, 243 (1964).
ECKART, I.: pers. Mitteilung.
ESPINER, H. J.: Intra-arterial Methotrexate Therapy. In: Methotrexate in the treatment of cancer. Edited by Porter, R. & Wiltshaw, E. John Wright & Sons, Bristol (1962).
ELSHOLZ, J. S.: Clysmatica nova. Colon, Brandenburg (1667).
ELSNER, J. G.: De nova et inaudita chirurgica operatione sanguinem transfundente ab individuo ad inviduum, prius in brutis et deinde in hominae Romae experta. Rom (1668).
EYER: Über die Sterilisation von Spritzen und anderem ärztlichem Instrumentarium. Zahnärztl. Welt, Konstanz *9*, 495 (1954).

F

FEUERSTEIN, V.: Anaesthesist *6*, 177 (1957). Die intraarterielle Narkose. In: Lehrbuch der Anaesthesiologie. Springer, Berlin — Heidelberg (1955).
FIGGE, F. H. & D. J. BARNETT: Am. Practit. *3*, 197 (1948).
FINCH, C. A.: Iron Deficiency. J. Amer. Med. Ass. *174*, 2001 (1960).
FISCHER, A. W.: Serumhepatitis. Hefte Unfallhk. *47*, 185 (1954).
FISHER, T. L.: Intravenous Promazine: A cautionary note. Canad. med. Ass. *195*, 367 (1966).
FREUDENTHAL: Arch. f. Dermat. *147*.
FRIEDRICH, H.: Homologe Serumhepatitis. Dtsch. med. Wschr. *74*, 573 (1949).
FRITSCHE, E.: Schweiz. med. Wschr. *75*, 45 (1945).
FONTAINE, R.: Les infiltration autour de l'artere temporale dans la traitement de la migraine. Presse méd. Paris *16*, 10 (1943).
FOURMESTRAUX, R., zit. bei LERICHE.
FÖRSTER, O., zit. nach PERRET.
FRANK, J.: Intravenöse Injektion und ärztliche Haftpflicht. Ärztl. Sachverst. Zschr. *21*, 292 (1936).
FUCHS, E.: Illustrierte Sittengeschichte. Langen, München (1909).
FUHRMANN, W. & G. GRUENWALDT: Über die Beurteilung von Nervenschäden nach intramuskulären Injektionen. Chirurg *26*, 210 (1955).
FÜLÖP-MILLER, R.: Kulturgeschichte der Heilkunde. Promonta, Hamburg (1937).

G

GABETS, R. DES, berichtet bei DENIS.
GARDNER, W. D.: Diagnostic anatomy. Mosby, Comp., S. Louis (1958).
GEISENDORF, W.: Résultats de l'infiltration stellaire dans une phlébite du bras. Progr. méd. Paris *24*, 379 (1941).
GERBEAUX, J.: Sur deux cas d'Ischemie etendue transiteire apres Injection intramusculaire de Benzathine-Penicilline chez l'Entfant. Presse méd. *74*, 299 (1966).
GOLDHAHN, R.: Fehler und Gefahren bei Einspritzungen. G. Thieme, Stuttgart (1948).
GOHRBANDT, E.: pers. Mitteilung.
GOHRBANDT, E.: Allgemeine Operationslehre. In: BIER, A., H. BRAUN & H. KÜMMELL: Chirurgische Operationslehre. Herausgegeben von FISCHER, A. W., E. GOHRBANDT & F. SAUERBRUCH. J. A. Barth, Leipzig (1952).
GOHRBANDT, E. & E. BAUERS: Kurznarkosen mit Estil. Zbl. Chir. *86*, 879 (1961).
GOLDMANN, L., H. O'HARA & J. BASKETT: Science *116*, 17 (1952).
GÖTT, H.: Infusionen. In: Handbuch der Kinderheilkunde, Bd. II. Springer, Berlin — Heidelberg — New York (1967).
GOTTLOB, R. & G. ZINNER: Die Bestimmung der endothelschädigenden Wirkung injizierbarer Lösungen. Der Einfluß des

osmotischen Druckes und des Ph. Wien. klin. Wschr. *77*, 149 (1965).

Goetz, R. H. & F. Ames: Reflex vasodilitation by body heating in diagnosis of periphal vascular disorders. A critism of methods. Arrh. intern. Med. *84*, 396 (1949).

Goetz, R. H.: The surgical physiology of the sympathetic nervous system with special consideration of clinical plethysmography and the surgical physiology of the autonomic nervous system. Brit. J. Surg. *37*, 146 (1949).

Goetze, E.: Lehrbuch der pathologischen Physiologie. VEB Gustav Fischer, Jena (1962).

Graaf, R. de, zit. bei Helfreich.

Gresser, A.: Die Gefahren im Operationssaal. Vortr. aus der prakt. Chir. *61*, 42 (1961).

Grünhag, M.: pers. Mitteilung.

Guarinonius, H.: Die Grewel der Verwüstung Menschlichen Geschlechts. Ingolstadt (1610).

Guattani, zit. bei Hyrtl.

H

Haeser, H.: Lehrbuch der Geschichte der Medicin und der epidemischen Krankheiten. Gustav Fischer, Jena (1881).

Hafferl, A.: Lehrbuch der topographischen Anatomie. Springer, Berlin — Göttingen — Heidelberg (1957).

Hallermann, W.: Zwischenfälle und Kunstfehler im Krankenhaus. Internist *6*, 301 (1965).

Hamperl, H. & H. Ribbert: Lehrbuch der Allgemeinen Pathologie und der Pathologischen Anatomie. Springer, Berlin (1944).

Hanebeck, H.: Zur Einwilligung in ärztliche Eingriffe. Umfang der ärztlichen Aufklärungspflicht. Dt. med. Wschr. *84*, 1038 (1959).

Harden, R. M.: A method for intravenous administration of heparin in myocardial infarction. Brit. Med. J. II 1106 (1963).

Harnisch, H., J. Gabka & H. Braun: Handlexikon der zahnärztlichen Praxis, 3. Aufl. Medica, Stuttgart — Wien — Zürich (1966).

Harnisch, H.: Schilddrüsenanschwellungen nach Novokain-Corbasilinjektion. Zahnärztliche Rdsch. *47*, 278 (1938).

Harrer, G. & W. Laubichler: Injektionsschädigung des N. iliohypogastricus. Med. Welt *35*, 1856 (1964).

Hartmann, H., W. Ständer & C. Morgenster: Tierexperimentelle Untersuchungen zur Frage der irrtümlichen intraarteriellen Injektion von Narkotika. Anaesthesist *14*, 215 (1965).

Harvey, W.: Exercitatio anatomica de motu cordis et sanguinis in animabilus. Frankfurt (1628).

Haschejeminad, A. N.: Über Arterienwandveränderungen nach irrtümlicher intraarterieller Injektion von Estil. Chirurg *33*, 132 (1962).

Haase, W.: Der chirurgische Stationsarzt. Georg Thieme, Leipzig (1944).

Hasse, H. M.: Periphere Durchblutungsstörungen. Dtsch. med. J. *21/22*, 527 (1952).

Hansen, G. & H. Vetterlein: Ärztliches Handeln — rechtliche Pflichten. Edition Leipzig (1963).

Hauss: Novocainlösung in den Karotis-Sinusbereich. „Entzügelungshochdruck durch Blockierung der Barorezeptoren".

Hegglin, R., W. Rutishauser & G. Kaufmann, E. Lüthx, H. Scheu: Kreislaufdiagnostik mit der Farbstoffverdünnungsmethode. Georg Thieme, Stuttgart (1962).

Helfreich, F.: Geschichte der Chirurgie. In: Handbuch der Geschichte der Medizin. Herausgegeben von Neuburger, M. & J. Pagel. Fischer, Jena (1905).

Hemmer, D.: Das intravenöse Wagnis. Berliner Ärzteblatt 77, 70 (1964).

Henshaw, T.: Journal des savans. Oxford (1664).

Heyn, in Kurtzhahn - Heyn.

Heymann, E.: Diskussionsbemerkung. Zbl. Chir. *57*, 2130 (1930). Münchn. med. Wschr. *81*, 317 (1934).

Herold, G.: Zur Haftung des Arztes bei Injektionsschäden. Ärztl. Praxis, München *12*, 1334 (1960).

Herold, G.: Rechtsfragen bei Injektionen. Ärztl. Praxis, München *12*, 1290 (1960).

Herold, G.: Unterlassung als ärztlicher Kunstfehler. Ärztl. Praxis, München *11*, 1298 (1959).

Herold, G.: Besondere Haftpflichtgefahren bei kosmetischen Operationen. Ärztl. Praxis, München *11*, 1543 (1959).

Herold, G.: Injektionen durch die Sprechstundenhilfe. Ärztl. Praxis, München *8*, 13 (1956).

HEROLD, G.: Die Aufklärungspflicht des Arztes in der kosmetischen Medizin. Ärztl. Praxis, München *11*, 1343 (1959).

HERRMANN, M.: Forensische Folgen nach lokaler Betäubung. Zahnärztl. Praxis, München *10*, 63 (1959).

HERGET, R.: Früh- und Spätergebnisse nach Grenzstrangresektion bei Endangiitis obliterans und Arteriosklerose. Langenbecks Arch. klin. Chir. *268*, 394 (1951).

HESS, A.: Ärztliche Sorgfaltspflicht. Dtsch. Ärztebl. *64*, 430 (1967).

HILBER, H.: Technik der Blutentnahme bei Neugeborenen. Med. Klin. *62*, 38 (1967).

HIRSCH, H. L., H. WELCH, B. MILLOFF & A. KATZ: J. Lab. clin. Med. *33*, 105 (1948).

HIRSCHER, H.: Gefahren der Bluttransfusion und der Infusionstherapie. Ther. Gegenwart *102*, 424 (1963).

HITZIG,? M. W.: Measurement of circulation time from antecubital veins to pulmonary capillaries. Proc. Soc. exp. Biol. N. Y. *31*, 935 (1934).

HOCHENEGG, G., zit. bei DEMMER, F.: Zur Technik der Injektion. Wien. Med. Wschr. *113*, 17 (1963).

HOCHSTETTER, v. A.: über die intraglutäale Injektion, ihre Komplikationen und deren Verhütung. Schweiz. med. Wschr. *84*, 1226 (1954).

HÖFLER, M.: Volksmedizin und Aberglaube in Oberbayerns Gegenwart und Vergangenheit. Langen, München (1888).

HOFFMEISTER, F., E. GRÜNVOGEL & W. WIRTH: Tierexperimentelle Untersuchungen zur intraarteriellen Verträglichkeit von Narkotika. In: Die intravenöse Kurznarkose mit dem neuen Phenoxyessigsäurederivat Propanidid (Epontol). Herausgegeben von HORATZ, K., R. FREY & M. ZINDLER. Springer, Berlin — Heidelberg — New York (1965).

HOFFMANN, E.: Die Behandlung der Haut- und Geschlechtskrankheiten mit kurzer Diagnostik. Markus & E. Weber, Berlin (1943).

HOLLÄNDER, E.: Medizin in der klassischen Malerei. Enke, Stuttgart (1923).

HOLMS, H. J., zit. bei COHEN, M.: Versehentliche intraarterielle Injektion von Medikamenten. Lancet II, 362 (1948).

HORNE, J. VAN, zit. bei HELFREICH.

HUBBARD, J. & MITARB.: Untersuchungen über Blutzirkulationsgeschwindigkeit. J. clin. Invest. *21*, 613 (1942).

HÜBNER, A.: Gasbrandinfektion nach Injektion. Zschr. ärztl. Fortbild. *38*, 29 (1941).

HÜGIN, W.: Wie weit können Schwestern oder Pfleger an Narkosen beteiligt werden? Chirurg *31*, 200 (1960).

HÜGIN, W., W. EGER: Ballistographische Untersuchungen zur Frage der Widerstandsveränderungen im peripheren Kreislauf durch Thiopental- oder Cyclopropannarkose. Anaesthesist *10*, 46 (1961).

HUGHES, J. G., R. G. JORDAN & F. S. HILL: Memphis med. J. *23*, 116 (1948).

HUGHES, W. T.: Technik der Blutentnahme bei Neugeborenen. In: Kinderärztliche Untersuchungs- und Behandlungstechnik. G. Thieme, Stuttgart (1966).

HUGHES, W. T. JR.: Kinderärztliche Untersuchungs- und Behandlungstechnik. G. Thieme, Stuttgart (1966).

HUNECKE, F.: Das Sekundenphänomen. In: HARNISCH - GABKA: Handlexikon der zahnärztlichen Praxis. Medica, Stuttgart (1967).

HUNTER, A.: Some clinical aspects of thrombophlebitis. Practitioner *166*, 251 (1951).

HUREAU DE VILLENEUVE: L. Accouch. dans la Race jaune. Paris (1846).

HYRTL, J.: Handbuch der topographischen Anatomie. Braumüller, Wien (1860).

I

ILLCHMANN-CHRIST, A.: Hefte Unfallheilk. Verh. Dtsch. Ges. Unfallheilk. *47*, 124 (1953).

IMPALLOMENI, G., zit. bei LERICHE.

INGRAM, T. S., zit. nach COHEN, M.: Versehentliche intraarterielle Injektion von Medikamenten. Lancet II, 362 (1948).

J

JENSEN, W.: Venöse Stauungszustände am Oberarm und in der Achselhöhle. Zbl. Chir. *67*, 1198 (1940).

JOHNSEN, U. J., zit. bei COHEN, M.: Versehentliche intraarterielle Injektion von Medikamenten. Lancet II, 362 (1948).

JORNS, G.: Arterielle Therapie. Walter de Gruyter & Co., Berlin (1950).

JORNS, G. & K. BROSIG: Zur Methodik der intraarteriellen Therapie. Zschr. ärztl. Fortbild. *59*, 242 (1965).

JUNG, H. D. & E. GLOECKNER: Multiple lokalisierte Hautknochenbildungen und -verkalkungen an Insulin-Injektionsstellen. Dtsch. med. Wschr. *91,* 1974 (1966).

JUNGMICHEL, G.: Über die Gasbrandinfektion nach Injektion. Münchn. med. Wschr. *125* (1938).

K

KANZ, E.: Spritzensterilisation. Münch. med. Wschr. *108,* 1737 (1966).

KAISER, H.: Injektionstechnik bei Notfällen. E. Merck AG, Darmstadt (1961).

KAUFMANN, B., zit. bei HAESER und HELFREICH.

KAUFMANN, A.: Die eigenmächtige Heilkunde. Zschr. ges. Strafrechtswiss. *73,* 341 (1961).

KAPPERT, A.: Leitfaden und Atlas der Angiologie. Hans Huber, Bern & Stuttgart (1966).

KEMNITZ, P. & H. VINZ: Über ein durch paraversale Injektion von Thorotrast am Applikationsort entstandenes Sarkom. Zbl. allg. Path., path. Anat. *106,* 502 (1964).

KEUTNER, H.: Örtliche Schäden bei intravenöser Injektion in der Ellenbeuge. Chirurg *17/18,* 78 (1947).

KING, E.: Philosophical transactions. Oxford (1657).

KOHLHAAS, M.: Ärztliche Pflichten bei Verabreichung neuer Arzneimittel. Münch. med. Wschr. *106,* 2281 (1964).

KOHLHAAS, M.: Zur Fahrlässigkeit des operierenden Arztes, der Fehler des Operationspersonals nicht beachtet. Dt. med. Wschr. *84,* 1491 (1959).

KOHLHAAS, M.: Fortbildungspflicht des Arztes. Ärztl. Praxis *17,* 1940 (1965).

KOHLHAAS, M.: Die Einstufung des ärztlichen Eingriffs im künftigen Strafrecht. Berl. Ärztebl. *79,* 692 (1966).

KOHLHAAS, M.: Die Haftung für Arzneimittelschäden. Ärztl. Praxis *17,* 2544 (1965).

KÖHLER, W.: Die Praxis der Resistenz- und Spiegelbestimmungen zur antibiotischen Therapie. VEB Gustav Fischer, Jena (1958).

KOLÁR, J. & R. VRABEC: Ein ungewöhnlicher Thorotrast-Spätschaden. Med. Klin. *61,* 2070 (1966).

KOLB, E.: pers. Mitteilung.

KOCH, H.: Anaesthesist *12,* 120 (1963).

KONNO, S. & S. SAKAKIBARA: Intracardiae heart biopsy. Jap. Circul. J. *30,* 1582 (1966).

KRESS, H. v.: Therapeutisch technische Hinweise. In: Lehrbuch der inneren Medizin. Herausgegeben von SCHWIEGK, H. & A. JORES. Springer, Berlin — Göttingen — Heidelberg (1949).

KREUSCHER, H.: Eine selbstschließende Injektionskanüle für Narkosezwecke. Anaesthesist *8,* 327 (1959).

KRIEG, E.: Die Behandlung der sogenannten Beinleiden in der Praxis. F. K. Schattauer, Stuttgart (1963).

KROH, zit. PERRET.

KUHN, F.: Perorale Intubation. Zbl. Chir. *28,* 1281 (1901).

KUHN, R. F. & F. REGLI: Die Schädigung des N. glutaeus cranialis durch intraglutäale Injektionen. Schweiz. Med. Wschr. *95,* 520 (1965).

KUSCHINSKY, G.: Pharmakologische Behandlung der Durchblutungsstörungen. In: Angiologie. Herausgegeben von M. RATSCHOW. G. Thieme, Stuttgart (1959).

KURTZHAHN - HEYN: Kleine Chirurgie. 12. Aufl., Urban & Schwarzenberg, Berlin — München (1948).

KÜCHMEISTER, H.: Kapillaren und Interstitium. G. Thieme, Stuttgart (1954).

KÜGELGEN, A. v.: Über den Wandbau der großen Venen. Gegenbaurs morphol. Jb., *91,* 447 (1951).

L

LAMBERT, C. & H. LECLERC, zit. bei COHEN, M.: Versehentliche intraarterielle Injektion von Medikamenten. Lancet II, 362 (1948).

LAMMERS, T.: Desinfektion und Sterilisation. In: Handbuch der plastischen Chirurgie. Herausgegeben von GOHRBRANDT, E., J. GABKA & A. BERNDORFER. Bd. I. Walter de Gruyter & Co., Berlin (1965).

LAMY, zit. bei HELFREICH.

LANDOIS, L.: Die Transfusion des Blutes. Leipzig (1875).

LANDSTEINER, K.: Bemerkungen über Isoagglutination. Med. Klin. *17,* 728 (1921).

—, Über den praktischen Wert der Blutgruppenbestimmung (Landsteiner'sche Reaktion). Med. Klin. *24,* 188 (1928).

LANGE, M.: Periphere Nervenlähmungen nach Injektionen und deren orthopädische

Behandlung. Schweiz. med. Wschr. *84*, 1008 (1954).

LANZ, T. v. — W. WACHSMUTH: Praktische Anatomie. Springer, Berlin — Heidelberg — New York (1955).

LEMAIRE, F., zit. bei LERICHE.

LARRICK, L. E. & R. G. THOMPSON: Oberflächenanaesthesie mit dem Dermojet. J. Invest. Derm. *13*, 361 (1949).

LASCH, E., in KAISER H.: Injektionstechnik bei Notfällen. E. Merck, Darmstadt (1963).

LEARMONTH, J.: Collateral circulation, natural and artifical. Surg. Gynec. Obstet. *90*, 385 (1950).

LENZEN, G., zit. bei WIETHOFF.

LERICHE, R.: Grundlagen einer physiologischen Chirurgie. Hippokrates, Stuttgart (1958).

—, Physiologie pathologique et chirurgies de arteres. Masson & Cie., Paris (1943).

—, Chirurgie des Schmerzes. J. A. Barth, Leipzig (1958).

—, Physiologie pathologique et traitement de embolies. Masson & Cie., Paris (1947).

—, Physiologie pathologique et traitement maladies artérielles de la vasomotritice. Masson & Cie., Paris (1948).

—, Physiologie pathologique et traitement des thromboses veineuses des membres. Masson & Cie., Paris (1949—1950).

—, La vie tissulaire des veines. La Presse médicale *16*, 243 (1944).

LERICHE, R. & J. KUNLIN: Constation opératoire d'un réflex veino-artériel. Presse méd. Paris *20*, 301 (1944).

LEVEUF, E. M., zit. bei COHEN, M.: Versehentliche intraarterielle Injektion von Medikamenten. Lancet II, 362 (1948).

LEWIS, T.: Clinical observations and experiments relating to burning, pain in the extremities and so called "erythromelagia" in particular. Clin. Sci. *1*, 175 (1933).

LIBAVIUS, A.: Appendix necessaria syntagmatis arcanorum chymicorum contra Heningum Scheunemannum. Frankfurt (1615).

LIEBEGOTT, G.: Pathologisch-anatomische Befunde nach Anwendung von Kurznarkotika. In: „Die i. v. Kurznarkose mit dem neuen Phenoxyessigsäurederivat Propanidid (Epontol). Herausgegeben von HORATZ FREY, ZINDLER. Springer, Heidelberg — Berlin — New York (1965).

LINIGER, H., O. WEICHBRODT & S. FISCHER: Handbuch der ärztlichen Begutachtung. J. A. Barth, Leipzig (1931).

LINSER, F.: Therapie bei paravenöser Injektion. Münchn. med. Wschr. *79*, 631 (1932).

LINKE, H.: Die Bedeutung der Hyaluronidase für die Injektionsbehandlung. Ther. d. Gegenw. *94*, 13 (1955).

LISFRANC, zit. bei HYRTL.

LOCKHART, W., zit. bei SPIESS, H. & D. LÜDERS: Injektion ohne Nadel. Mschr. Kinderheilkd. *112*, 194 (1964).

LOCH, E. G.: Kasuistischer Beitrag zur lokalen Trenimon-Unverträglichkeit. Med. Welt *51*, 2877 (1965).

LOCK, F., D. VERNINO & M. SADOVE: Mepivacaine HCI (Cabocaine): a preliminary clincial study. (Mepivacain HCI [Carbocain]: eine vorläufige klinische Studie.) J. Oral. Surg., Anesth. & Sosp. D. Serv. *19*, 16 (1961).

LONICERUS: Hebammenordnung Frankfurt/Main (1573).

LÖHR, W. & R. TÖLLE: Über die Blutströmung in gesunden und kranken Blutadern. Langenbeck's Arch. klin. Chir. *189*, 321 (1937).

LOESCHKE, G. C., D. SOGA & R. BEER: Untersuchungen über das Ausmaß der Gewebsschäden nach intraarterieller Injektion verschiedener Narkotika. Münch. med. Wschr. *105*, 421 (1963).

LOESCHKE, G. C., D. SOGA, O. ZIERL & R. BEER: Vergleichende Untersuchungen über die gefäßwandschädigenden Eigenschaften verschiedener intravenöser Narkosemittel. Erster Europ. Kongreß f. Anesthesiologie, Wien (1962).

LOOSE, K. & E. J. HARMS: Schäden der peripheren Blutgefäße. In: Das ärztliche Gutachten im Versicherungswesen. Urban & Schwarzenberg, München (1955).

LOOSE, K. E.: Beitrag zum Krankheitsbild des Achselvenenstaus. Medizinische 220 (1952).

—, Die intraarterielle Therapie bei peripheren Verschlußkrankheiten. Med. Welt 1486 (1964).

LOWER, R.: History of the Royal Society 1656. Tractatus de corde (1657).

LOUIS, A. E., zit. bei COHEN, M.: Versehentliche intraarterielle Injektion von Medikamenten. Lancet II, 362 (1948).

LÜBKE, F.: Über Erfahrungen mit der Steroidnarkose. Münchn. med. Wschr. *103,* 2319 (1961).

M

MAASSEN, W.: Zur zweckmäßigen Sterilisation von Instrumenten, Spritzen und Kanülen in der freien Arztpraxis. Landarzt, Stuttgart *29,* 734 (1953).

MAASSEN, W.: Sterilisation von Spritzen. Ärztl. Praxis *5,* 9 (1953).

MACINTOSH, R. & F. B. BANNISTER: Essentials of general anaesthesia. Deutsche Ausgabe von H. F. Poppelbaum. VEB Volk und Gesundheit, Berlin (1960).

MAGENDI, F.: Précis élémentaire de physiologie. Paris (1816). Deutsche Übersetzung von Heusinger, Eisenach (1820).

MAGNANI, I.: Transfusion an Tieren. Rom (1667).

MAJOR, J. D.: Prodomus inventae a se chirurgiae infusoriae sive, quo pacto agonizantes quidam, pro deploratis habiti servari aliquamdiu possint, infuso in venam sectam liquore peculiari. Leipzig (1664).

MALAN, G. P. PUGLIONISI, zit. bei LERICHE.

MALGAIGNE, J. F.: Traitéd anatomie chirurgicale et de chirurgie expérimentale. Paris (1838).

MANFREDI, P., zit. bei HAESER.

MARQUARDT, H.: Der variköse Symptomenkomplex, seine konservative und Injektionsbehandlung. Verh. dt. orthop. Ges. 42. Kongreß. Beilageheft D. Zschr. Orthop. *86,* 118 (1955).

MARTI, W. K.: Intraarterielle Langzeitinfusionen mit Vasodilatatoren und niedrigmolekularem Dextran in der Behandlung peripherer arterieller Durchblutungsstörungen. Schweiz. med. Wschr. *93,* 1746 (1963).

MARTINIÈRE, M. DE LA, zit. bei HELFREICH.

MEHLHORN G.: Zur i. v. Injektionstechnik. Landarzt *41,* 1577 (1965).

MERKEL, K.: Handbuch der topographischen Anatomie, Bd. 3. Viehweg & Sohn, Braunschweig (1907).

MEYER-STEINEG, Th. & K. SUDHOFF: Geschichte der Medizin im Überblick. Gustav Fischer, Jena (1950).

MIEHLKE, A.: Chirurgie der Fazialislähmungen. In: Handbuch der plastischen Chirurgie. Herausgegeben von E. GOHRBANDT, J. GABKA, A. BERNDORFER. Bd. II. Walter de Gruyter & Co., Berlin (1966).

—, Die Chirurgie des Nervus facialis. Urban & Schwarzenberg, München (1960).

MÖLLER, M. L.: Der drohende Zwischenfall bei der intravenösen Injektion: Die irrtümliche intraartielle Injektion am Arm. Therapie d. Gegenw. *103,* 1480 (1964).

MOELLER, M. L.: Die irrtümliche intraarterielle Injektion am Arm. Therap. Gegenw. *103,* 1480 (1964).

MORTENSEN, J. D.: Clinical Sequale from Arterial Needle Puncture Cannulation, and Incision. Circulation *35,* 1118 (1967).

MÜLLER, E. & K. HUTSCHENREUTER: Aktuelle Gesichtspunkte zur intravenösen Narkoseführung. Anaesthesist *11,* 105 (1962).

MÜLLER, J.: Handbuch der Physiologie des Menschen. Koblenz (1833—44).

MÜLLER, F. & O. SEIFERT: Taschenbuch der medizinisch. klinischen Diagnostik. Herausgegeben von KRESS, H. v. J. F. Bergmann, München (1966).

MÜLLER, W.: 100 Jahre Injektionsspritze. Zahnärztl. Reform (ehem. Dentistische Reform) *54,* 317 (1953).

MUELLER, K.: Tierexperimente über die Beeinflussung von Hämatomen durch eine synthetische Heparinoidsalbe. Med. Klin. *62,* 107 (1967).

MÜNNICH, K.: Die intramuskuläre Injektion. Ihre Technik und Gefahren. Medizinische *38,* 1497 (1958).

MUSHON, zit. bei COHEN, M.: Die versehentliche intraarterielle Injektion von Medikamenten. Lancet II, 362 (1948).

N

NACHTWEY, W.: Die praktische Organisation der klinischen Infusionstherapie mit Zukker- und Elektrolytlösungen. Med. Welt *34,* 1247 (1963).

NASSERI, M., G. A. NEUHAUS, E. FIEDLER & G. SEKI: Die Wirkung peroraler Langzeitbehandlung mit Persantin beim Hunde auf die koronare Durchblutung in Ruhe, nach Nor-Adrenalin und auf die Überlebenszeit des Herzens nach totaler Aortenabklemmung. Zschr. ges. exper. Med. *137,* 574 (1963).

NAUJOKS, H.: Ärztliche Aufklärung der Patienten unter juristischer Kontrolle. Medizinische, Stuttgart 2203 (1959).

NAKAMURA, T., S. NAKAMURA & T. KANEKO: Flow of portal and hepatic blood in normal and cirrhosis liver. Natur *190,* 812 (1961).

NEUHAUS, G. A. & D. LERCHE: Ergebnisse einer kontrollierten Verlaufsbeobachtung unter oraler Langzeitbehandlung mit Persantin. Zschr. Kreislauf *52,* 164 (1963).

NEUHAUS, G. A. & M. NASSERI: Development of coronary anastomosis following coronary constriction unter long-term oral administration of 2,6 — be (2-hydroserthyl) amino- 4,8 — (1-piperidyl) pyrimido-(5,4 — d) pyrimidine. Verh. IV. Weltkongreß für Cardiologie, Mexiko (1962).

NEUMANN, R.: Üble Zufälle in der täglichen Praxis. Berlinische Verlagsanstalt, Berlin (1963).

NOLTE, H.: Lokalanaesthesie. Springer Verlag (1967).

O

OCHSNER, A.: Venous thrombosis. J. Amer. med. Ass. *132,* 827 (1946).

OMBREDANNE, P.: Résultats éloignés d'une opération exécutée dans les premiers jours de la vie, par la méthode de Lane. Soc. chir. *45,* 1135 (1919).

OSTEN, W.: Prophylaxe der Phlebothrombose. Ärztl. Wschr. *11,* 152 (1956).

—, Die Blutgerinnung. Berl. Med. *7,* 47 & 67 (1956).

OSTADAL, J.: Biopsie und Punktion. J. A. Barth, München (1966).

ÖDMANN, P.: Perktane selektive Angiographie der Hauptäste der Aorta. Acta radiol. *45,* 1 (1956). Ref.: Zbl. Radiol. *51,* 215 (1956).

OEHLECKER, F.: Beitrag zur Entstehung des Sudeck'schen Syndroms durch versehentliche Strophanthininjektion in die Arteria cubitalis. Medizinische *33,* 1673 (1953).

OLIVIER, C.: Gangrän nach intravenöser Injektion. Presse méd. Paris *70,* 1503 (1962).

OMBREDANNE, L.: De l'influence de l'anaesthesique employe dans la genèse des accidents post-opératoires de apleur-hyperthermie observés chez les nourission. Rev. méd. frc. 617 (1929).

OSTROWSKI, S.: Erfahrungen mit dem Ultrakurznarkotikum Estil. Med. Welt *18,* 1026 (1963).

P

PANUM: Virchow's Archiv, Bd. 27, 29, 63 & 66.

PATEL, J., J. BOUSSER, G. BILSKI-PASQUIER, J. M. CORMIER, M. ABASTADO, G. GOGLIN & G. VEBE: Le traitement des oblitérations artérielles aigues par la Streptokinase. Presse méd. *75,* 589 (1967).

PELLNITZ, D.: Anästhesie in der Hals-Nasen-Ohren-Heilkunde unter besonderer Berücksichtigung der Zwischenfälle. In: Hals-Nasen-Ohren-Heilkunde. Herausgegeben von J. BERENDES, R. LINK & F. ZÖLLNER. G. Thieme, Stuttgart (1964).

PEGELIUS, M.: Thesaurus rerum selectaru, magnarum, dignarum, utilium pro generis humani salute oblatus. (1604)

PEGG, D. E., R. E. TROTMAN & N. H. PIERCE: Apparatus for continuous Infusion Chemotherapy. Brit. Med. J. *2,* 1207 (1963).

PERRET, W.: Arzthaftpflicht. Urban & Schwarzenberg, München — Berlin — Wien (1956).

PERNKOPF, E.: Topographische Anatomie des Menschen. Urban & Schwarzenberg, München — Berlin — Wien (1952).

PERRET, W.: Die Bedeutung des Injektionsortes zur Verhinderung versehentlicher intraarterieller Injektion am Arm. Med. Klin. *57,* 230 (1962).

PERRET, W.: Die versehentliche intraarterielle Injektion anläßlich intravenöser Injektion in der Ellenbeuge. Med. Klin. *54,* 403 (1959).

PERRET, W.: Die Rechtsprechung bei versehentlicher intraarterieller Injektion anläßlich einer intravenösen Einspritzung in der Ellenbeuge. Med. Klin. *57,* 487 (1962).

PERRET, W.: Neue Gesichtspunkte zur Vermeidung versehentlicher intraarterieller Injektionen. Anaesthesist *12,* 22 (1963).

PERRET, W.: Ist der Handrücken ein gefahrloser Injektionsort für intravenöse Einspritzungen? Med. Klin. *58,* 1207 (1963).

PERRET, W.: Die versehentliche intra- oder periarterielle Injektion bei intravenöser Injektion in der Ellenbeuge. Chirurg *21,* 458 (1949).

PETROW, W.: Leichenblut für schnelle Hilfe. Medical Tribune *1,* 47 (1966).

PFLÜGER, H.: Simultaninfusion und Druckinfusion. In WIETHOFF, E. O.: Infusionstechnik. Med. Klin. *61,* 1552 (1966).

PIERER, H.: Infusionstechnik. Wien. Med. Wschr. *113*, 89 (1963).

PILZ, E.: Zwischenfälle bei intraarteriellen Injektionen. Med. Klin. *60*, 2018 (1965).

PILZ, E.: Zwischenfälle bei intraarteriellen Injektionen. Med. Klin. *60*, 2018 (1965).

PLINIUS d. Ä.: Plinius lib. VIII c. 56 XXV c. 1. Nat. Hist. edit. Sillig, Hamburg & Gotha (1852).

PLOSS, H. & N. BARTELS: Das Weib in der Natur- und Völkerkunde. Grieben, Leipzig (1905).

PLOTNIKOV, L. M.: Behandlung von Infiltraten nach Aminazin-Injektionen. Zurn. nevropatolog. Psychiatr. *61*, 254, Moskva (1961).

POTTER, zit. nach HAESER.

PORTER, R. & E. WILTSHAW: Methotrexate in the treatment of Cancer. John Wright & Sons, Bristol (1962).

PRAVAZ, F.: Des Injectiones. Compt. Rend de L-Acad. Science (1853).

PRESTON, R. H., L. GOLDMAN & R. G. THOMPSON: Oberflächenanaesthesien ohne Injektionsnadel. Arch. derm. Syph. Chicago *64*, 327 (1951).

PREVOST & DUMAS: Annales de chimie et de Physique, XVIII, Paris (1821).

PRIBILLA, O.: Narkosezwischenfälle. Dtsch. med. Wschr. *89*, 2203 (1964).

PURMANN, M. G.: Der rechte und warhafftige Feldscher. Halberstadt (1680).

PUSCHMANN, TH., M. NEUBURGER & J. PAGEL: Handbuch der Geschichte der Medizin. G. Fischer, Jena (1905).

PHILLIPIDES, D.: Klinische Untersuchungsmethode bei peripheren Gefäßstörungen. Chirurg *13*, 129 (1941).

R

RATSCHOW, M., A. HALPERN & D. HAAN: Fortschritte der Angiologie. Steinkopf-Verlag, Darmstadt (1963).

RATSCHOW, M.: Angiologie. G. Thieme, Stuttgart (1959).

REDISCH, H., G. TANGCO & B. SAUNDERS, in KUSCHINSKI, G.: Pharmakologische Behandlung der Durchblutungsstörungen. In: Angiologie. Herausgegeben von M. RATSCHOW. G. Thieme, Stuttgart (1959).

REGENBRECHT, J.: Zur Kontrolle der Infusionsmenge bei Neugeborenen und Säuglingen. Mschr. Kinderheilk. *111*, 68 (1963).

REGAMEY, R.: Schweiz. med. Wschr. *69*, 874 (1939).

REISSIGL, H.: Indikationen und Kontraindikationen der Bluttransfusion. Ärztl. Praxis *51*, 2671, 2687—2693 (1965).

RHAZES: cont. lib. I. x.

RIBBERT, H., in HAMPERL, H. & H. RIBBERT: Lehrbuch der Allgemeinen Pathologie und der Pathologischen Anatomie. Springer Verlag, Berlin (1944).

RETTIG, H. & J. EICHLER: Konstruktive und rekonstruktive Chirurgie der oberen Extremitäten. In: Handbuch der plastischen Chirurgie. Herausgegeben von GOHRBANDT, E., J. GABKA, A. BERNDORFER, Bd. II. Walter de Gruyter & Co., Berlin (1966).

RITTER, L.: Grenzen und Möglichkeiten der zystostatischen Behandlung. Med. Mschr. *20*, 79 (1966).

RIVA, G. G., zit. bei HAESER.

ROLOFF, H. W.: Zur Haftpflicht des Arztes bei Narkose-Schäden. Versicherungsrecht *16*, 419 (1965).

ROLOFF, W.: Die Rechtsprechung bei versehentlicher intraarterieller Injektion anläßlich einer intravenösen Einspritzung in der Ellenbeuge. Med. Klin. *60*, 2067 (1965).

RONA, F.: Nil nocere! Zur Frage der Farbstoffinjektionen in den Liquorraum. Münch. med. Wschr. *105*, 2549 (1963).

ROTH, O.: Injektionstherapie und Haftpflicht. Schweiz. Med. Wschr. *93*, 786 (1963).

ROEMER, G. B.: Sterilisation von Instrumenten und Medikamenten. Medizinische *97*, 859 (1955).

—, Ätiologie, Epidemiologie und Prophylaxe der Virushepatitis. Dtsch. med. Wschr. *79*, 719 (1954).

S

SCHADE, H.: Über Quellungsphysiologie und Ödementstehung. Ergebn. inn. Med. *32*, 425 (1927).

SCHEEL, P.: Die Transfusion des Blutes und Einspritzung der Arzneien in die Adern, historisch. Kopenhagen (1802).

SCHEIDT, O.: Novocaintherapie bei paravenöser Injektion. Ärztl. Praxis *31*, 427 (1953).

SCHEUNEMANN, H. & J. SCHRUDDE: Zur Methodik der Angiographie der A. carotis externa. Dtsch. Zahn-Mund-Kieferhk. *28*, 414 (1958).

SCHLEYER, F.: Über Operationsrecht und Aufklärungspflicht. Ärztl. Wschr. *15*, 12 (1960).

SCHMELCHER, R.: Injektionen durch die Sprechstundenhilfe. Ärztl. Praxis, München *8*, 14 (1956).

SCHMELCHER, R.: Intravenöse Injektionen durch Medizinalassistenten. Krankenhausarzt *35*, 43 (1962).

SCHMIDT, B., K. GROSSGEBAUER & DR. HARMANN: Erfahrungen bei der Ultraschallreinigung chirurgischer Instrumente und Spritzen. Münch. med. Wschr. *104*, 274 (1962).

SCHNEIDER, W.: Venolenkrämpfe bei Bluttransfusionen. Dtsch. med. Wschr. *77*, 508 (1952).

SCHOEBELEN, R., P. TRAUMANN & E. FORSTER: Nécroses cutanées après amploi de perfusions de Noradrénaline. Anaesth. et analg., Paris *17*, 476 (1960).

SCHÖNFELDER, M.: Über die Häufigkeit von Komplikationen bei intrakardialen Injektionen. Z. ged. inn. Med. *22*, 122 (1967).

SCHWARZKOPF, H.: Vermeidbare Gefäßschäden bei Presuren-Injektionen. Dtsch. med. Wschr. *83*, 1089 (1958).

SCHUBERT, J.: Topographische Anatomie. J. B. Barth, Leipzig (1942).

SCHWIEGK, H. & A. JORES: Lehrbuch der inneren Medizin. Springer Verlag, Berlin — Göttingen — Heidelberg (1949).

SCHWIEGK, H. & A. JORES: Lehrbuch der inneren Medizin. Springer Verlag, Berlin — Göttingen — Heidelberg (1949).

SCHULTEN: Homologe Serumhepatitis. Dtsch. med. Wschr. *76*, 250 (1951).

SEIFERT, O. & F. MÜLLER: Taschenbuch der Medizinisch-klinischen Diagnostik, 69. Auflage. Herausgegeben von H. v. KRESS. Bergmann, München (1966).

SEYFFERT, W. & D. WILBRANDT: Wirksame intralumbale Prednisolon-Behandlung des Wundstarrkrampfes. Dtsch. med. Wschr. *89*, 1218 (1964).

SELDINGER, S. I.: Catheter replacement of the needle in percutaneous arteriography. Acta radial. *39*, 368 (1953).

SIEDE, W.: Aktuelle Gesichtspunkte in der Klinik der Virushepatitis. Hefte Unfallhk. *47*, 167 (1954).

SMITH, G. & J. QUIMBY: Zirkulationsgeschwindigkeit des Blutes. Surg. gynaec. Obstet. *79*, 142 (1944). Radiology *45*, 335 (1945).

SHIMITZU, T., in G. JORNS: Arterielle Therapie. Walter de Gruyter & Co., Berlin (1950).

SPERLING, M. & H. GIESELER: Nil nocere! Aneurysma der A. glutaea caudallis als Komplikation nach intraglutäaler Injektion. Münch. Med. Wschr. *106*, 163 (1964).

SPIESS, H. & D. LÜDERS: Injektion ohne Nadel. Mschr. Kinderheilk. *112*, 194 (1964).

SPIESS, H.: Verunreinigung von Spritzen infolge Temperaturschwankungen in der Injektionsflüssigkeit. Dtsch. med. Wschr. *83*, 815 (1958).

STAMMLER, A.: Die Injektionsschädigung des Ramus profundus nervi radialis. Med. Welt *17*, 724 (1966).

STANG, H. & H. TRIBOLD: Die Prophylaxe postoperativer und postpartualer Komplikationen mit Butazolidin. Schweiz. med. Wschr. *87*, 759 (1957).

STAUBESAND, J.: Funktionelle Morphologie der Arterien, Venen und arterio-venösen Anastomosen. In: M. RATSCHOW, Angiologie. G. Thieme, Stuttgart (1959).

STERNBERG, T. H., F. L. ASHLEY WINER & L. H. R. LEHMAN: Gewebereaktionen auf injizierte flüssige Siliciumverbindungen. Hautarzt *15*, 281 (1964).

STÖR, O.: Fehler und Gefahren bei subcutanen, intramuskulären und intravenösen Einspritzungen. Chirurg *5*, 171 (1933).

SOGA, A.: Intravenöse Flüssigkeitstherapie. Referat des ??? Praxiskurier *4*, 26, Selecta-Verlag (1966).

SAUERBRUCH, F. & H. WENKE: Wesen und Bedeutung des Schmerzes. Junkert & Dünnhaupt, Berlin (1937).

SAUNDERS, R. C. O. & A. C. FORRESTER: Intraarterial thiopentone. Brit. J. Anaesth. *27*, 594 (1955).

SULLIVAN, R. D.: The Dose, Duration and Route auf Administration Studies of Methotrexate in Clinical Cancer Chemotherapy. In: Methotrexate in the Treatment of Cancer. Edited by R. PORTER & E. WILTSHAW. John Wright & Sons, Bristol (1962).

SOLMAN, zit. nach COHEN, M.: Versehentliche intraarterielle Injektion von Medikamenten. Lancet II, 362 (1948).

SUNDER-PLASSMANN, P., A. ISFORT, R. ESCH & G. FORCK: Pathogenese und Therapie akuter Arterienverschlüsse. Med. Klin. *62,* 87 (1967).

SUNDER-PLASSMANN, P., A. ISFORT, R. ESCH & G. FORCK: Durchblutungsstörungen und ihre Behandlung. Ferd. Enke, Stuttgart (1943).

SUNDER-PLASSMANN, P.: Sympathikuschirurgie. G. Thieme, Stuttgart (1953).

SUSRUTA, bei WILSON, G.: Oriental Mag. Calcutta Febr. & March (1823).

T

TAGARIELLO, P.: Das Syndrom des behinderten Venenrückflusses an der oberen Extremität. Phlebographische Studien über den Venenrückfluß unter normalen und pathologischen Bedingungen. Casa Editrice Cappelli, Bologna (1954).

TALBERT, J. L., R. H. A. HASLAM & J. A. HALLER: Gangrene of the foot following intramuscular injection in the lateral thigh: A case report with recommendations for prevention. J. Pediat *70,* 110 (1967).

TARASSOW, M. N.: Leichenblut für schnelle Hilfe. Medical Tribune *1,* 47 (1966).

TISLOWITZ, C., zit bei ILLCHMANN-CHRIST, D.: Hefte Unfallheilk. *47,* 124 (1953).

TÖLLNER, D.: Bestimmung von Kreislaufzeiten (Arm—Ohr, Lunge—Ohr) mit der Farbstoffverdünnungsmethode in Ruhe und unter dosierter körperlicher Arbeit bei 50 kreislaufgesunden Patienten. Med. Diss. FU Berlin (1967).

U

University of Oregon: Neues Injektionsgerät zur Pneumoradiographie. Medical Tribune *1,* M 43 (1966).

Urteil des OLG, Hamm: Zur Haftpflicht des Arztes bei Narkoseschäden. Versicherungsrecht *16,* 1107 (1965).

V

VAILLANT: Complications locales de cathétérismes veineux. Presse méd., Paris *68,* 1114 (1960).

VIRCHOW, R.: Die Cellularpathologie. August Hirschwald, Berlin (1871). Gesammelte Abhandlungen zur Wissenschaftlichen Medicin. Meidinger Sohn & Comp., Frankfurt/M. (1856).

VIVELL, V. & H. J. HENNEWIG: In BLUM, E.: Infarktähnliche Nekrosen nach intramuskulären Injektionen von Antibiotika. Kinderärztl. Prax. *33,* 309 (1965).

W

WALDEYER, A.: Anatomie des Menschen. Walter de Gruyter & Co., Berlin (1967).

WAGNER, B., E. RÜGHEIMER & D. BÖHMER: Zum Problem der irrtümlichen intraarteriellen Injektion von Narkosemitteln. Langenbecks Arch. klin. Chir. *301m,* 790 (1962).

WAHRENDORFF, v.: Erste Anregung zur Transfusion 1638. In: HAESER, H.: Lehrbuch der Geschichte der Medicin. G. Fischer, Jena (1881).

WEESE, K.: Folgen nach versehentlicher intraarterieller Injektion. Dtsch. Gesundheitswesen *14,* 1510 (1959).

WEESE, K. & M. HENTSCHEL: Nil nocere! Gangrän nach Injektion in die Arteria cubitalis. Münch. med. Wschr. *103,* 1259 (1961).

WEIS, K. H. & F. FISCHER: Über Wirkungsunterschiede nach Injektion von Barbituraten und eines Phenoxyessigsäureamids in die Arteria femoralis der Ratte. Anaesthesist *11,* 114 (1962).

WEIS, K. H. & F. FISCHER: Über den Einfluß vegetativ wirksamer Pharmaka auf die Folgen der Injektion von Thiopental in die A. femoralis der Ratte. Klin. Wschr. *40,* 1158 (1962).

WEIS, K. H. & J. RUCKES: Funktionelle und morphologische Veränderungen nach Injektion des Kurznarkotikums Propanidid in die A. femoralis der Ratte. In: Die iöv. Kurznarkose mit dem neuen Phenoxyessigsäurederivat Propanidid (Epontol). Herausgegeben von HORATZ, FREY, ZINDLER. Springer Verlag, Heidelberg — Berlin — New York (1965).

WEIS, K. H. & F. FISCHER: Wirkungsunterschiede von Barbituraten und Thiobarbituraten nach intraartieller Injektion bei der mit Reserpin vorbehandelten Ratte. Klin. Wschr. *40,* 205 (1962).

WIDMER, L. K.: Cardiologica, *40,* 223 Basel (1962).

WIDMER, L. K., L. DETTLI, P. WAIBEL & M. SCHALLER: Zur Indikation intraarterieller Infusionen. Verh. dtsch. Ges. Kreislaufforsch. *30,* 376 (1964).

WIDMER, L. K.: Zur intraarteriellen Injektionstechnik. Med. Welt *15,* 805 (1966).

WILDER, zit. bei STÖR, O.: Fehler und Gefahren bei subcutanen, intramuskulären und intravenösen Einspritzungen. Chirurg *5*, 171 (1933).

WILKINS, zit. bei COHEN, M.: Versehentliche intraarterielle Injektion von Medikamenten. Lancet II, 362 (1948).

WIETHOFF, E. O.: Infusionstechnik. Med. Kin. *61*, 1552 (1966).

WINTERNITZ, M., J. DEUTSCH & Z. BRÜLL: Eine klinisch brauchbare Bestimmungsmethode der Blutumlaufzeit mittels Decholininjektion. Med. Klin. *27*, 986 (1931).

WOLLHEIM, E. & J. ZISSLER: Krankheiten der Gefäße. In: Handbuch der inneren Medizin, herausgegeben von G. v. BERGMANN, W. FREY, H. SCHWIEGK. Springer Verlag, Berlin — Göttingen — Heidelberg (1960).

WOLF, C. F., zit. nach PERRET.

WOLF, O. & V. BURKHARDT: Über die Folgen einer versehentlichen intraarteriellen Injektion von Basinarkon an der oberen Extremität. Zbl. Chir. *85*, 1332 (1960).

WREN, CH., zit. nach HAESER.

Z

ZENKER, R. & R. BEER: Nil nocere. Dtsch. med. Wschr. *87*, 468 (1962).

AUTORENVERZEICHNIS

SACHREGISTER

Intraarterielle Therapie

von Prof. Dr. med. Gerhart Jorns und Dr. med. Dr. rer. nat. Fritz Moser

2. Auflage. Groß-Oktav. Etwa 250 Seiten. 1969.
In Vorbereitung

Die Neubearbeitung der „Intraarteriellen Therapie" soll auf Grund ihrer umfassenderen und die praktischen Gesichtspunkte noch stärker berücksichtigenden Ausführungen dazu beitragen, daß dem intraarteriellen Behandlungswege die ihm gewordene Anerkennung erhalten bleibt und neue Anhänger dazu gewonnen werden. Die monographische Bearbeitung der bis 1950 wenig bekannten Therapieform stützte sich mehr auf historische Belege und therapeutische Ansätze als auf umfangreiche klinische Erfahrungen, die noch ausstanden.

Heute hat sich die vor zehn Jahren noch weitgehend abgelehnte intraarterielle Injektions- und Infusionsbehandlung in überraschendem Maße durchgesetzt. Neue theoretische Grundlagen sind erarbeitet, große klinische Erfahrungen gewonnen worden. Es war daher Aufgabe der Neubearbeitung, das zerstreute Wissensgut zu sammeln und die mitgeteilten Behandlungsergebnisse kritisch zu würdigen. Besonderer Wert wurde auf die Darstellung der intraarteriellen Technik und Methodik gelegt. Die möglichen Fehler und Gefahren der Methode fanden dabei den ihnen gebührenden Platz.

Die neuen Erkenntnisse und Erfolge beziehen sich vor allem auf die Behandlung der peripheren arteriellen Durchblutungsstörungen und der Verschlußkrankheiten der größeren arteriellen Gefäße. Für die Bekämpfung schwerer eitriger Infektionen an den Gliedmaßen ist die gezielte Zuführung baktericid wirksamer Heilmittel auf dem Schlagaderwege ebenfalls mehr und mehr in Aufnahme gekommen. Und als nahezu unentbehrlich erweist sich dieser Zuführungsweg für die hochdosierte intraarterielle Zytostatika-Anwendung bei bösartigen Geschwülsten fast aller Körperregionen.

Die im Mittelpunkt des Buches stehenden Probleme und Möglichkeiten der Behandlung arterieller Gefäßerkrankungen durch intraarterielle Injektionen und Infusionen gefäßerweiternder Mittel fallen in das noch junge Spezialgebiet der Angiologie, an dessen Ausbau eine ganze Reihe medizinischer Fachrichtungen, in erster Linie die Innere Medizin, beteiligt ist.
